Pierre-André Fauchère

Somatoformer Schmerz

Die anhaltende somatoforme Schmerzstörung: Diagnostik, Klinik, Behandlung und Begutachtung

Verlag Hans Huber

Aus dem Französischen von Dr. Alexandra Kopp
Bearbeitung: Dr. Annette Thommen
Umschlagillustration: Pascal Meier, Acryl- und Mischtechnik

Anschrift des Autors:
Dr. med. Pierre-André Fauchère
Route de la Muraz 55
CH-1950 Sion

Lektorat: Dr. Klaus Reinhardt
Herstellung: Peter E. Wüthrich
Umschlaggestaltung: Atelier Mühlberg, Basel
Druckvorstufe: Ursi Anna Aeschbacher, Biel/Bienne
Druck und buchbinderische Verarbeitung: Hubert & Co., Göttingen
Printed in Germany

Bibliographische Information der Deutschen Bibliothek
Die Deutsche Bibliothek verzeichnet diese Publikation in der Deutschen Nationalbibliographie;
detaillierte bibliographische Daten sind im Internet über http://dnb.d-nb.de abrufbar.

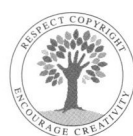
Anregungen und Zuschriften an:
Verlag Hans Huber
Hogrefe AG
Lektorat Medizin
Länggass-Strasse 76, CH-3000 Bern 9
Tel: 0041 (0)31 300 4500, Fax: 0041 (0)31 300 4593
verlag@hanshuber.com, www.verlag-hanshuber.com

Die Originalausgabe erschien 2007 unter dem Titel Douleur somatoforme bei Médecine &
Hygiène, CH-1225 Chêne-Bourg.

1. Auflage 2008
© 2008 by Verlag Hans Huber, Hogrefe AG, Bern
ISBN 978-3-456-84540-1

Inhalt

Teil 2
Somatoforme Schmerzstörung und psychiatrische
Erkrankungen 63

Und weiter sah ich den Sisyphos in gewaltigen Schmerzen: Wie er mit beiden Armen einen Felsblock, einen ungeheuren, befördern wollte. Ja, und mit Händen und Füssen stemmend, stiess er den Block hinauf auf einen Berg. Doch wenn er ihn über die Kuppe werfen wollte, so drehte ihn das Übergewicht zurück: Von Neuem rollte dann der Block, der schamlose, ins Feld hinab. Er aber stiess ihn immer wieder zurück …

Homer: Odyssee, XI 593–600
Übersetzung W. Schadewaldt

Für Béatrice, Nathalie, Camille, Isabelle und Fanny

Geleitwort

Warum soll ein Jurist das Geleitwort zu einem medizinischen Buch schreiben dürfen, welches die *«anhaltende somatoforme Schmerzstörung»* zum Thema hat? Die Antwort liegt auf der Hand, wenn der Jurist ein Sozialversicherungsrechtler ist: Weil Krankenkassen, Invalidenversicherung, berufliche Vorsorgeeinrichtungen, Unfallversicherer und Militärversicherung an Schmerzopfer Leistungen erbringen müssen. Dabei kann es um viel, ja sehr viel Geld gehen, vor allem wenn der Schmerz zu einer Invalidität führen sollte. Bis zu 90 % des letzten Jahreseinkommens sind dann in Form von Renten zu ersetzen, auszuzahlen bis zur Erreichung des AHV-Alters und bei Unfall sogar lebenslänglich. Dazu kommen Behandlungs-, Abklärungs- und allenfalls Anwalts- und Gerichtskosten. So können im Einzelfall, kapitalisiert, ohne weiteres Kosten von einer Million Franken und oft noch erheblich mehr auflaufen.

Das ist richtig so. Die Sozialversicherung ist ja schliesslich zur Hilfe an Menschen geschaffen worden, die durch den Eintritt eines Grossrisikos wirtschaftlich gefährdet werden. Wir können in der Schweiz auf das hervorragende Leistungsniveau auch stolz sein. Doch selbstverständlich müssen und dürfen die Versicherer nur dann leisten, wenn sämtliche rechtlichen Voraussetzungen vorliegen. Und zwar muss dies nicht nur der hohen Kosten wegen so sein, sondern auch – was auf die Dauer noch viel wichtiger ist – zum Schutze des *Vertrauens der Bürgerinnen und Bürger in den Sozialstaat*, nachdem sie es sind, welche schlussendlich die Rechnung begleichen müssen. Und zwar durch gesetzlichen Zwang, weil alle hier in Frage stehenden Sozialversicherungszweige obligatorisch sind und den Versicherten eine strikte Beitragspflicht auferlegen. Die Leistungsberechtigung muss also in jedem einzelnen Fall hieb- und stichfest begründet werden.

Bei der *anhaltenden somatoformen Schmerzstörung* sind nun im Einzelfall genau diese Leistungsvoraussetzungen vielfach umstritten, besonders wenn es um die Frage geht, ob die Dauerschmerzen eine vorübergehende Arbeitsunfähigkeit oder gar eine Invalidität zu verursachen vermögen. Bei Personenschäden müssen kumulativ drei Voraussetzungen erfüllt sein, damit die Versicherer zu leisten haben: klar ausgewiesene Krankheiten oder Unfallfolgen als Ursache, ein wirtschaftlicher Verlust als Wirkung (Heilungskosten, Einkommensausfall, usw.) und ein Kausalzusammenhang zwischen dem medizinischen und dem wirtschaftlichen Element. Die *anhaltende somatoforme Schmerzstörung* gehört nun zu jenen Versicherungsfällen, die sich dadurch auszeichnen, dass das medizinische Element als Ursache eines wirtschaftlichen Schadens medizinisch nicht erklärbar – oder im Jargon der Juristen: nicht objektivierbar – ist. Der Entscheid über Gewährung oder Ablehnung von Leistungen fällt deshalb sehr schwer. Es ist fast unmöglich, die einzelnen Voraussetzungen rechtlich genügend zu beweisen. Zu diesen «Versicherungsfällen unklarer Kausalität» zählen in erster Linie die psychischen Störungen und die Erkrankungen am Bewegungsapparat, aber auch die psychogenen Störungen nach Unfällen sowie (interessanterweise vor allem nur in der deutschen Schweiz) die «Schleudertraumata». Diese Versicherungsfälle, die *anhaltende somatoforme Schmerzstörung* und die mit ihr verwandten Leiden eingeschlossen, sind seit rund 20 Jahren zum Massenphänomen geworden. Sie machen uns das Leben zunehmend schwer. In der Tat sind sie es, die hauptsächlich für die eigentliche «Explosion» der Invalidenrenten der IV, aber auch der beruflichen Vorsorge verantwortlich sind.

Die Sozialversicherer sind hier auf eine besonders enge und intensive Zusammenarbeit mit der Medizin angewiesen. Damit wird aber die *Qualität* zum Angelpunkt: die Qualität der ärztlichen Abklärungen, die Qualität aber auch des Beitrages, den die Mitarbeiterinnen und Mitarbeiter der Versicherer zu leisten haben.

Es ist ein sehr grosses Verdienst, wenn Dr. med. Pierre-André Fauchère beiden Partnern ein so hervorragendes Werk wie das vorliegende zur *anhaltenden somatoformen Schmerzstörung* zur Verfügung stellt: hervorragend in der inhaltlichen Vollständigkeit (Diagnostik, Klinik, Behandlung und Problematik der Kostenübernahme durch die Sozialversicherungen), in der sprachlichen Klarheit und Einfachheit unter Wahrung der Wissenschaftlichkeit, im einfachen und einleuchtenden Aufbau, in den so wichtigen Abgrenzungen zwischen den Schmerzstörungen und ähnlichen Phänomenen wie Entwicklung körperlicher Symptome aus psychischen Gründen und Symptomausweitung, Fibromyalgie, chronisches Fatigue-Syndrom, neue Umweltkrankheiten, artifizielle Störungen und Simulation usw. Eingestreute «klinische Vignetten», «theoretische Vignetten», «Kernpunkte» sowie präzise Zusammenfassungen der einzelnen Kapitel helfen auch dem medizinischen Laien zur Bewältigung der komplexen Materie.

Pierre-André Fauchère verdient unseren Dank und unsere Anerkennung für das vorliegende Werk.

Prof. Dr. iur. Erwin Murer, Universität Freiburg

Vorwort

Dieses Buch ist das Ergebnis einer mehrjährigen Beschäftigung mit «medizinisch nicht erklärbarem Schmerz». Es möchte die Konzepte klären, die somatoforme Störungen, Depression und andere psychische Störungen betreffen, welche bei chronischem Schmerz die Norm darstellen. Es untersucht kontroverse Krankheitseinheiten wie Fibromyalgie, chronisches Fatigue-Syndrom, bestimmte Aspekte der «gewöhnlichen» Lumbalgie, die Spätfolgen nach einem Schleudertrauma der Halswirbelsäule (Whiplash-Verletzung) und das merkwürdige Phänomen soziogener Massenerkrankungen. Es gibt Behandlungsregeln für Situationen, in denen es nicht mehr um Heilung geht, sondern nur noch um Krankheitsbewältigung und die Aufrechterhaltung einer gewissen Lebensqualität. Und schliesslich befasst sich dieses Buch mit dem Problem, welchen Platz der somatoforme Schmerz in den Sozialversicherungen einnimmt, da der Gesetzgeber – wie übrigens jeder – Mühe damit hat, zwischen einer «Krankheit», für die Leistungsansprüche bestehen, und einem «Leiden», auf das dies nicht unbedingt zutrifft, zu unterscheiden.

Das Buch wendet sich in erster Linie an den Grundversorger. Diesem kann es dabei helfen, sich in dem komplexen Gebiet medizinisch unerklärbarer Symptome zurechtzufinden. Es vergegenwärtigt die Grundlagen der Arzt-Patienten-Beziehung und des Behandlungsauftrags. Zwar ist es spezifisch der anhaltenden somatoformen Schmerzstörung gewidmet, befasst sich aber auch mit anderen somatoformen Störungen. Die Kapitel über die Komorbidität lassen die grossen psychiatrischen Erkrankungen Revue passieren, die in der Sprechstunde häufig sind: depressive Störungen, Angststörungen, Substanzmissbrauch und -abhängigkeit sowie Persönlichkeitsstörungen. Die wichtigsten diagnostischen Kategorien werden ausgeführt und in synoptischen Tabellen zusammengefasst, in denen ICD-10 [1] und DSM-IV-TR [2] einander gegenübergestellt werden. Der Autor gibt auch Grundregeln für die Behandlung dieser schwierigen Patienten. Somit kann dieses Buch dem Grundversorger auf einfache und effiziente Art und Weise psychiatrische Kenntnisse vermitteln.

Dieses Buch wendet sich auch an den *Psychiater und Psychotherapeuten*. Diesem kann es dabei helfen, sich über die mit somatoformen Störungen verbundenen Konzepte klar zu werden und die psychologischen, sozialen und kulturellen Elemente zu berücksichtigen, die für das biopsychosoziale Verständnis von chronischem Schmerz notwendig sind. Besondere Betonung wird dabei auf die psychiatrische Komorbidität der anhaltenden somatoformen Schmerzstörung gelegt. Diese Komorbidität wird bekanntlich häufig durch das Vorherrschen der Schmerzbeschwerden verdeckt und daher übersehen, obwohl sie günstig auf eine Behandlung *lege artis* ansprechen kann. Das Buch hebt die wichtigen Punkte bei der Behandlung hervor und stellt die üblichen Medikamente sowie spezielle Behandlungsmöglichkeiten vor. Es vergegenwärtigt die Regeln für Arbeitsunfähigkeitsbescheinigungen und Gutachten. Und schliesslich werden die normalerweise von den Gerichten angewandten Kriterien für Leistungsansprüche bei einer unter Umständen langwierigen Arbeitsunfähigkeit auf den speziellen Fall der somatoformen Störungen bezogen dargelegt.

Das Buch wendet sich auch an den *Juristen, den Verwaltungsfachmann sowie an den Vertrauensarzt oder ärztlichen Gutachter*. Denn angesichts des exponentiellen Anstiegs der Invaliditätskosten infolge von psychischen Störungen und Erkrankungen des Bewegungsapparats ist dieses Thema für Versicherungsgesellschaften und Behörden ein grosses Anliegen. Der Leser findet hier genaue Definitionen, die diagnostischen Kriterien von Referenzmanualen sowie einen Vergleich zwischen ICD-10 und DSM-IV-TR, den beiden in Europa üblichen Klassifikationssystemen. Die Ähnlichkeiten zwischen Fibromyalgie, chronischem Fatigue-Syndrom und anhaltender somatoformer Schmerzstörung werden hervorgehoben. Die psychiatrische Komorbidität von chronischem Schmerz wird erklärt und davon abgegrenzt, was definitionsgemäss die anhaltende somatoforme Schmerzstörung ausmacht. Auf der Grundlage der Erfahrungen des Autors und der Literaturdaten wird für jede Störung die «Frage nach der Henne und dem Ei» besprochen, das heisst die Frage nach dem Kausalzusammenhang zwischen chronischem Schmerz und damit verbundenen psychischen Störungen. Ein Anhang enthält die diagnostischen Kriterien der ICD-10 und des DSM-IV-TR für diejenigen Störungen, die direkt mit somatoformem Schmerz zusammenhängen. Und das Kapitel über Sozialversicherungen schliesslich vergegenwärtigt die Grundregeln für Gutachten und Arztberichte und die Voraussetzungen für deren Beweiswert. Dieses Kapitel geht auch kurz auf die Entwicklung der Position des Eidgenössischen Versicherungsgerichts (der höchsten rechtsprechenden Instanz in der Schweiz auf dem Gebiet des Sozialversicherungsrechts) zu somatoformen Störungen und Invalidität ein und legt den aktuellen Stand der Rechtsprechung in diesem Gebiet dar.

Ohne populärwissenschaftlich zu sein, wendet sich dieses Buch schliesslich auch an *Patienten und die interessierte Öffentlichkeit.* Jedes Kapitel ist in sich abgeschlossen und behandelt sein Thema vollständig, auch wenn sich dadurch notgedrungen einige Wiederholungen ergeben. Fast alle Fachbegriffe werden erklärt. Ein umfangreiches Sachverzeichnis hilft beim Auffinden der meisten Schlüsselbegriffe. Um das Buch leicht lesbar zu machen, wird der Text durch theoretische, historische oder andere Vignetten aufgelockert. Die Kernpunkte werden in Merkkästen hervorgehoben. Zahlreiche synoptische Tabellen ermöglichen eine leichte Orientierung. Und schliesslich stellt der Autor in einigen klinischen Vignetten die Fallgeschichten ihm persönlich bekannter Patienten vor.

Danksagungen

Dieses Buch wäre nicht möglich gewesen ohne Arbeitsgruppen, multidisziplinäre Seminare, Fachgespräche, wissenschaftliche Tagungen, geschweige denn ohne kursorische Notizen nach freundschaftlichen Tischgesprächen.

Dieses Buch wäre nicht möglich gewesen ohne die Mitarbeit, die Kreativität und den kritischen Blick eines ganzen multidisziplinären Teams auf seine klinische Alltagsarbeit.

Dieses Buch wäre nicht möglich gewesen ohne eine gesunde Arbeitsatmosphäre in einem motivierenden Rahmen.

Dieses Buch wäre nicht möglich gewesen ohne das, was mich Patienten und ihre Angehörigen gelehrt haben.

Ich möchte mich bei all jenen bedanken, die mir gestattet haben, mehrjährige gemeinsame Überlegungen zu Papier zu bringen.

Und schliesslich möchte ich mich bei Christine Favre und Antonio Viscomi für die kritische und wohlwollende Durchsicht des Manuskripts bedanken.

Literatur

1   Weltgesundheitsorganisation. ICD-10 Kapitel V (F). Internationale Klassifikation psychischer Störungen. Klinisch-diagnostische Leitlinien. Bern: Hans Huber, 2005
2   DSM-IV-TR. Diagnostisches und Statistisches Manual Psychischer Störungen – Textrevision. Göttingen: Hogrefe, 2003

Teil 1
Das diagnostische Problem

Kapitel 1 behandelt die Geschichte des Begriffs «Schmerz», im Besonderen «chronischer Schmerz». Es führt die derzeit in der Medizin gültigen Definitionen auf. Es betont die Wichtigkeit einer strikten Diagnosestellung im heftig umstrittenen Gebiet des somatoformen Schmerzes.

Kapitel 2 lässt die älteren Bezeichnungen für chronischen Schmerz Revue passieren und geht auf die Konzepte von Unfallneurose (Sinistrose), Renten-, Begehrens-, Versicherungs- und Entschädigungsneurose ein. Es legt die theoretischen Grundlagen der modernen psychiatrischen Klassifikationssysteme dar und stellt Schritt für Schritt die verschiedenen Bezeichnungen für somatoformen Schmerz bis hin zur ICD-10 und zum DSM-IV-TR vor.

In Kapitel 3 werden ausführlich die Kriterien einer anhaltenden somatoformen Schmerzstörung nach ICD-10 und der Diagnoseprzes erklärt. Kapitel 4 stellt die Differenzialdiagnose dar. Kapitel 5 schliesst mit Kritikpunkten an der diagnostischen Kategorie der somatoformen Störungen und Vorschlägen für künftige Klassifikationen.

Die Literatur zu Teil 1 findet sich anschliessend an Kapitel 5.

1 Geschichte des Begriffs «somatoformer Schmerz»

1.1 Einleitung

In der zweiten Hälfte des zwanzigsten Jahrhunderts lotete die moderne Medizin das Problem des Schmerzes, insbesondere des chronischen Schmerzes, erstmals wirklich aus. Damals hatte die Biomedizin entscheidende Fortschritte gemacht, welche – der Kritik [1] zum Trotz – die Lebensqualität und -dauer der Menschen in den Industrieländern erheblich verbessert, beziehungsweise verlängert hatten. Psychologische und soziokulturelle Faktoren brachten sich jedoch bald wieder in die Erinnerung einer Medizin zurück, welche voller Euphorie über ihre immensen technischen Erfolge war. Auch wenn man heute eine Niere oder ein Herz verpflanzen und jemanden künstlich am Leben erhalten kann, gibt es doch immer noch Menschen mit Rücken-, Kopf- oder Bauchweh, ohne dass die medizinische Wissenschaft auch nur in der Lage ist, diese Beschwerden zu verstehen, zu erklären, zu behandeln oder dauerhaft zu lindern.

Diese Grenzen des Biomedizinischen *sensu stricto* waren der Ausgangspunkt für den Aufschwung der «psychosomatischen Medizin» und der «medizinischen Psychologie» sowie des grossen Erfolgs von «Balintgruppen» mit ihrem Schwerpunkt auf der Arzt-Patienten-Beziehung [2]. In dieselbe Epoche fällt auch der wachsende Erfolg der so genannten «Komplementärmedizin» mit ihren ganzheitlichen oder *holistischen* Behandlungsansätzen. Ebenfalls in dieser Zeit entwickelte G. L. Engel [3] das biopsychosoziale Modell, welches im April 1977 in einem Anthologie-Artikel in der Zeitschrift «Science» erschien. Und schliesslich hielt die Psychiatrie auch Einzug in die Allgemeinspitäler, dank der Entwicklung von «Liaisonpsychiatrie»-Diensten, welche psychosoziale Elemente körperlicher

Erkrankungen sowie Aspekte der Beziehung zwischen Behandelnden und Behandelten berücksichtigten [4].

Im speziellen Fall des Schmerzes gelang R. Melzack und P. D. Wall [5] 1965 ein entscheidender Durchbruch mit ihrer «Gate-Control-Theorie». Diese lieferte erstmals eine biologische Erklärung für die klinische Beobachtung, dass die Schmerzwahrnehmung durch psychologische und soziokulturelle Faktoren beeinflusst wird. Eine Art von Begeisterung rund um das Thema Schmerz liess viele Spezialkliniken und Schmerzsprechstunden entstehen. Im Jahr 1974 wurde die internationale Gesellschaft zum Studium des Schmerzes (IASP) gegründet und ein Jahr später erschien die inzwischen zur Referenzpublikation gewordene Zeitschrift «Pain».

Die diagnostischen Manuale schlossen sich mit einer entsprechenden Nosologie an. Das DSM-III [6] führte 1980 die Kategorie «psychogener Schmerz» ein. In der Folge definierte dann das DSM-III-R [7] den Begriff «somatoforme Schmerzstörung» für Schmerzen, die nicht auf organische Ursachen zurückgeführt werden können. Die ICD-10 [8] tat 1989 das Gleiche mit ihrer Kategorie «anhaltende somatoforme Schmerzstörung». Damit nahm der nicht ausreichend durch organische Läsionen erklärbare chronische Schmerz endgültig seinen Platz in der modernen medizinischen Nosologie ein.

1989 führte die IDC-10 die diagnostische Kategorie der anhaltenden somatoformen Schmerzstörung ein, nach dem zahlreiche Arbeiten gezeigt hatten, dass es keine eindeutige Verbindung zwischen peripherem Reiz und Schmerzwahrnehmung gibt und das Bestehen einer kortikalen Modulation bestätigt hatten.

1.2 Definition von Schmerz

Schmerz wird gewöhnlich als ein «in einem Körperteil verspürtes quälendes und unangenehmes Gefühl» definiert [9]. In diesem Sinne ist Schmerz keine eigentliche Krankheit, sondern ein Symptom, dessen Ursache in einer Schädigung oder Funktionsstörung des Organismus zu suchen ist. Für die Spezialisten wurde 1979 von einer Arbeitsgruppe der IASP die Referenzdefinition erstellt, welche in den westlichen Ländern angewandt wird. Diese definiert Schmerz als «unangenehmes Sinnes- und Gefühlserlebnis, das mit tatsächlicher oder potenzieller Gewebeschädigung verknüpft ist oder mit Begriffen einer solchen Schädigung beschrieben wird». Dahinter steckt der Gedanke, vom linearen und eindeutigen

Kausalzusammenhang zwischen Schmerz und peripherem Reiz abzukommen und psychologische und soziale Elemente der Schmerzwahrnehmung zu berücksichtigen. Diese Definition bezieht ausdrücklich die Möglichkeit von Schmerz ohne Läsion mit ein und bestätigt damit eine Reihe von klinischen Beobachtungen.

Schmerz ist ein unangenehmes Sinnes- und Gefühlserlebnis, das mit tatsächlicher oder potenzieller Gewebeschädigung verknüpft ist oder mit Begriffen einer solchen Schädigung beschrieben wird. (IASP, 1979)

1.3 Die zahlreichen diagnostischen Labels für chronischen Schmerz

Nach einer Dauer von drei bis sechs Monaten spricht man üblicherweise von «chronischem Schmerz». Mit der Zeit verliert der Schmerz seinen Zweck als Alarmsignal und wird immer mehr zu einer eigentlichen Krankheit. Die Denominationen dieser «Krankheit» unterscheiden sich je nach dem, welcher Schule der Beobachter angehört und welche Beobachtungsperspektive er einnimmt.

Einige Kliniker richten die Terminologie auf die geklagten Schmerzen hin aus und verwenden Bezeichnungen wie «chronischer Schmerz» oder «chronisches Schmerzsyndrom». Andere legen den Akzent auf das Verhalten. Sie sprechen von «chronischem Schmerzverhalten», «Verstärkung körperlicher Symptome aufgrund von psychischen Gründen» oder auch von «Symptomausweitung/Amplifikation». Damit soll hervorgehoben werden, welche Kontrolle der Betroffene durch seine Schmerzsymptomatik auf sich selbst, auf andere und auf sein Umfeld ausübt. Wieder andere wollen eine bestimmte Gruppe chronischer Schmerzen von den Tumorschmerzen abgrenzen, die in der Onkologie beobachtet werden. Sie verwenden den Begriff «nicht krebsbedingter chronischer Schmerz», und heben so hervor, dass die Schmerzkrankheit nicht organisch bedingt ist. Eine Terminologie, die heute obsolet ist, bezieht sich auf chronischen Schmerz im Kontext eines möglichen sekundären Krankheitsgewinns mit Begriffen wie «Rentenneurose, Versicherungsneurose, Unfallneurose (Sinistrose) und Entschädigungsneurose».

Die Konzepte, die im Kapitel über somatoforme Störungen dargelegt werden, machen die Entität «somatoformer» Schmerz sichtbar, der sich wie eine körperliche Krankheit manifestiert, ohne dass jedoch Intensität und Dauer der Beschwerden durch organische Korrelate erfasst werden können. Chronischer

Schmerz wird daher in die Kategorien «anhaltende somatoforme Schmerzstörung» der ICD-10 und «Schmerzstörung» des DSM-IV [10] eingeordnet. Diese Kategorisierungen des somatoformen Schmerzes sind umstritten. Sie werden von den Patienten nur selten akzeptiert, was zum Teil darauf zurückzuführen ist, dass sie aus psychiatrischen Klassifikationssystemen stammen. Auch ein Teil der Ärzteschaft lässt diese Kategorisierungen nur widerstrebend gelten, da diese Ärzte Krankheitsentitäten vorziehen, die aus der somatischen Medizin stammen, wie z. B. «Fibromyalgie». Die Diagnose einer anhaltenden somatoformen Schmerzstörung nach ICD-10 wird in diesen Fällen häufig nicht gestellt, auch wenn die diagnostischen Kriterien dafür meist erfüllt sein dürften. In anderen Fällen wird das Adjektiv «somatoform» abwertend bis argwöhnend verwendet, im Sinne eines bewussten Überzeichnens von Beschwerden, was die betreffende diagnostische Kategorie jedoch keineswegs beschreiben will.

Dass die anhaltende somatoforme Schmerzstörung heute in einigen Fällen unter- und in anderen Fällen überdiagnostiziert wird, stellt ein Problem dar, insbesondere wenn es um Leistungsansprüche geht. Trotz ihrer Unvollkommenheiten benennt diese Kategorie jedoch klar, was sie beschreiben möchte, und sie ist und bleibt ein gutes Arbeitsinstrument. Die diagnostischen Kriterien müssen jedoch strikte beachtet werden.

Für den Psychiater befindet sich der chronische Schmerz heute in den diagnostischen Kategorien «Schmerzstörung» (DSM-IV-TR), beziehungsweise «Anhaltende somatoforme Schmerzstörung» (ICD-10), wobei diese letztere Klassifikation in diesem Buch weiterhin beibehalten wird.

Auch wenn diese diagnostischen Kategorien klar benennen, was sie beschreiben wollen, sind sie nach wie vor oft nicht gut genug bekannt und werden nicht immer in angemessener Art und Weise verwendet.

Trotz seiner Unvollkommenheiten benennt das Konzept der anhaltenden somatoformen Schmerzstörung jedoch klar, was es beschreiben möchte und ist ein gutes Arbeitsinstrument. Die diagnostischen Kriterien der ICD-10 müssen jedoch strikte beachtet werden; das Missverhältnis zwischen Schmerzbeschwerden und organischen Befunden allein reicht nicht aus, um diese Diagnose stellen zu können.

1.4 Schlussfolgerungen

Paradoxerweise haben die immensen Fortschritte der Biomedizin die Heilpersonen gezwungen, psychologische und soziale Krankheitsaspekte stärker zu berücksichtigen, da sich letztere als limitierende Faktoren für den Erfolg der Hochleistungsmedizin erwiesen haben. Diese Erkenntnis ging mit einer ideengeschichtlichen Entwicklung in der Medizin einher, welche einen theoretischen Bezug im biopsychosozialen Modell fand, welches G. L. Engel im Jahr 1977 vorschlug.

Mit der Gate-Control-Theorie erhielt die klinische Beobachtung, dass die Schmerzwahrnehmung durch psychologische und soziokulturelle Faktoren beeinflusst wird, zudem eine erste biologische Grundlage. Der *psychogene Schmerz* wurde von der Ärzteschaft anerkannt. In der Folge wurde die Erkenntnis der *Komplexität* des Schmerzgeschehens, mit dessen Vielzahl von sich gegenseitig beeinflussender Faktoren, zu einem Referenzmodell für die Schmerzkrankheit. Das Interesse am Schmerz führte zur Entstehung von Spezialkliniken und Schmerzsprechstunden sowie zur Gründung der IASP, in deren Schmerzdefinition die Rolle einer peripheren (Gewebe-)Läsion relativiert wird.

Indem der chronische Schmerz mit einer eigentlichen Krankheit gleichgesetzt wurde, entwickelte sich eine – je nach Standpunkt des Beobachters – sehr heterogene Terminologie. In psychiatrischen Klassifikationen wurde eine eigene diagnostische Kategorie für chronischen Schmerz definiert. In der ICD-10 ist dies die anhaltende somatoforme Schmerzstörung. Die klinische Krankheitsentität, die sie beschreibt, ist und bleibt ein gutes Arbeitsinstrument, sofern die diagnostischen Kriterien strikte beachtet werden.

2 Chronischer Schmerz und psychiatrische Klassifikationen

2.1 Historisches

Nosologische und syndromatologische Klassifikationen

Ebenso wie die anderen medizinischen Disziplinen musste auch die Psychiatrie die klinischen Bilder in ihrem Fachgebiet benennen, beschreiben und in ein Klassifikationssystem bringen. Dem deutschen Psychiater E. Kraepelin sind die Ende des 19. Jahrhunderts erstellten Grundlagen der modernen Klassifikation psychischer Störungen zu verdanken. Dieser erste Ansatz beruhte zwar auf der klinischen Beurteilung, verstand sich aber als strikt «*nosologisch*». E. Kraepelin bemühte sich nämlich, psychische Erkrankungen nicht nur anhand der Gesamtheit ihrer Zeichen und Symptome voneinander abzugrenzen, sondern auch anhand des therapeutischen Ansprechens, des Verlaufs, der Ätiologie und der Pathogenese des Krankheitsprozesses, soweit diese bekannt waren [11].

Dieses nosologische Prinzip der Klassifikation unterscheidet sich von dem *syndromatologischen* Ansatz der modernen psychiatrischen Klassifikationssysteme. So schlagen beispielsweise die verschiedenen diagnostischen und statistischen Manuale für psychische Störungen (DSM) der amerikanischen Fachgesellschaft für Psychiatrie einen theoriefreien Diagnosenkatalog vor, der – unabhängig von den unterschiedlichen psychiatrischen Denkrichtungen – Gültigkeit für sich beansprucht. Die psychopathologischen Bilder werden ohne Berücksichtigung ihrer Ätiologie durch eine kohärente, verifizierbare und reproduzierbare Konstellation von Zeichen und Symptomen beschrieben. Ein und dieselbe Ursache kann daher zu verschiedenen klinischen Bildern führen. Umgekehrt kann ein und dasselbe klinische Bild verschiedene Ursachen haben. Dieser syndromatologische Ansatz war der Wegbereiter für die modernen psychiatrischen Klassifikationen für psychogenen Schmerz und später für somatoforme Störungen.

Entschädigungs- und Unfallneurosen

Vor der Einführung des Konzepts der somatoformen Störungen wurde medizinisch nicht erklärbarer Schmerz mit allen möglichen Etiketten versehen. Deren zuweilen abwertende Konnotation sagt viel darüber aus, was sie vermittelten, und zeigt bis heute die Schwierigkeiten der Arzt-Patienten-Beziehung auf. Die Versicherungs-, Begehrens-, Renten- und Entschädigungsneurose waren solche Etiketten, desgleichen die Unfallneurose/Sinistrose. Bestimmte Bilder bei chronischen Schmerzpatienten wurden zuweilen mit Formen der Hysterie und Hypochondrie in Verbindung gebracht. Und schliesslich wurden gelegentlich weniger gut bekannte Konzepte wie die «*attitudinal pathosis*» nach Kamman und die «*traumatische Hysterie*» (*hystéro-traumatisme de Charcot*) verwendet. Dahinter steckte im Allgemeinen der Gedanke, dass eine solche Neurose nicht durch unbewusste Konflikte aus der Kindheit bedingt sei, sondern durch eine aktuelle Traumatisierung. Dieses Konzept orientierte sich an dem ausgedehnteren Feld der *Aktualneurose* und der *traumatischen Neurose*.

Die meisten dieser diagnostischen Einheiten waren unpräzise und ihre Bedeutung konnte je nach Kontext und Schule variieren. Bei der *Versicherungsneurose*, der *Rentenneurose* und der *Entschädigungsneurose* lag der Akzent auf der Forderung nach einer finanziellen Entschädigung. Wurden diese Diagnosen gestellt, hatte dies häufig eine Leistungsablehnung zur Folge, da die potenziellen Kostenträger in ihnen ein gewisses absichtliches Invalidenverhalten sahen. Die *Unfallneurose* hebt den Prozesscharakter hervor. Auslösend war eine Krankheit oder ein Unfall, dann kam es zu einer im Verhältnis zu diesem Ereignis als übertrieben angesehenen Reaktion, im weiteren Verlauf entwickelte sich eine nicht mit objektiven somatischen Befunden übereinstimmende Symptomatik und schliesslich wurde eine Anspruchshaltung eingenommen [12].

Entschädigungsneurose wird manchmal synonym mit Unfallneurose verwendet. Der Begriff Entschädigung kann sich aber auf mehr als den rein ökonomischen Aspekt beziehen und deutet auf den Beziehungscharakter medizinisch nicht erklärbarer Symptome [13] hin. In diesem Fall orientiert sich das Konzept an einem systemischen therapeutischen Ansatz und eröffnet damit Perspektiven für eine Umgestaltung der Arzt-Patienten-Beziehung. Dies könnte zu einer besseren Betreuung dieser Patienten führen, die zu der sehr speziellen Gruppe der *schwierigen Patienten* gezählt werden [14].

Mit dem Bezug auf den Begriff der Neurose sollte ausgedrückt werden, dass bei diesen diagnostischen Bildern die ursächliche Erkrankung, die Pathogenese und der Verlauf – zumindest theoretisch – bekannt sind. Die modernen psychiatrischen Klassifikationen verzichten auf den Begriff der Neurose, da dieser zu offensichtlich auf die psychoanalytische Theorie zurückgeht. Sowohl die internationale Klassifikation der Krankheiten (ICD) als auch die verschiedenen Versionen des DSM strebten eine Kompilation verifizierbarer, reproduzierbarer und direkt beobachtbarer Syndrome an, unabhängig von den Schulen oder den Kulturen, in denen sie auftreten.

Einführung der modernen Klassifikationen

Der Bedarf an statistischen Gesundheitsdaten und die Erfordernisse der medizinischen Forschung machten ein internationales Klassifikationssystem für psychische Störungen notwendig. Die erste ICD erschien gegen 1900. Aber erst 1948 führte die ICD-6 eine Kategorie für psychische Störungen ein.

Die amerikanische Fachgesellschaft für Psychiatrie (APA = American Psychiatric Association) erstellte ihre eigene Klassifikation, indem sie auf Symptomlisten basierende Kategorien schuf. Diese wurden 1952 im DSM-I, 1968 im DSM-II und 1980 im DSM-III veröffentlicht. Die letztere Version wurde zu einer Referenz für die evidenzbasierte Medizin. Sie führte das Konzept des *psychogenen Schmerzes* ein. In die revidierte Version von 1987, das DSM-III-R, wurde die diagnostische Kategorie der *somatoformen Schmerzstörung* aufgenommen, die sich in der Versicherungsmedizin besser durchgesetzt hat als in der Öffentlichkeit und in der Ärzteschaft allgemein. Im DSM-IV von 1994 wurde zum Konzept der *Schmerzstörung* übergegangen, die je nach der Bedeutung psychologischer Faktoren für die Schmerzbeschwerden in drei Untergruppen aufgeteilt ist. Die Schmerzstörung wurde auch unverändert im 2000 erschienenen DSM-IV-TR beibehalten.

Im Jahr 1989 führte auch die ICD-10 einen Abschnitt über somatoforme Störungen ein. Darin wurden die in älteren Ausgaben enthaltenen Begriffe psychogen und psychosomatisch aufgegeben und die Diagnose der *anhaltenden somatoformen Schmerzstörung* eingeführt, die das Referenzkonzept in diesem Buch ist. Diese diagnostische Einheit beschreibt gut, was sie benennen soll, sofern die diagnostischen Kriterien genauestens beachtet werden.

2.2 Diagnostische Kriterien der anhaltenden somatoformen Schmerzstörung nach ICD-10

Im Jahr 1989 führte die ICD-10 [8] im Abschnitt «Neurotische, Belastungs- und somatoforme Störungen» den Unterabschnitt der somatoformen Störungen mit den Codenummern F40 bis F48 ein. Die anhaltende somatoforme Schmerzstörung (F45.4) steht dort neben der *Somatisierungsstörung*, der *undifferenzierten Somatisierungsstörung*, der *hypochondrischen Störung* und der *somatoformen autonomen Funktionsstörung*. Ausserdem enthält dieser Abschnitt Restkategorien: *sonstige somatoforme Störungen (F45.8)* und *nicht näher bezeichnete somatoforme Störung (F45.9)*.

In den diagnostischen Kriterien für die Forschung [15] der ICD-10 werden für die Diagnosestellung die in **Tabelle 2-1** aufgeführten Schritte A und B vorgeschlagen.

Wie weiter unten gezeigt wird, entfernt sich diese Definition der anhaltenden somatoformen Schmerzstörung erheblich von der somatoformen Schmerzstörung im DSM-III-R, welches zwei Jahre vorher von der amerikanischen psychiatrischen Fachgesellschaft (APA) veröffentlicht wurde.

Nach DSM-IV entspricht die anhaltende somatoforme Schmerzstörung der ICD-10 dagegen der Schmerzstörung in Verbindung mit psychischen Faktoren (307.80) und der Schmerzstörung in Verbindung mit sowohl psychischen Faktoren wie einem medizinischen Krankheitsfaktor (307.89), wobei in diesem Fall die Möglichkeit besteht, den medizinischen Krankheitsfaktor spezifisch auf Achse III zu kodieren.

Tabelle 2-1: Anhaltende somatoforme Schmerzstörung (ICD-10, 1989)*

A. Mindestens sechs Monate kontinuierlicher, an den meisten Tagen anhaltender, schwerer und belastender Schmerz in einem Körperteil, der nicht adäquat durch den Nachweis eines physiologischen Prozesses oder einer körperlichen Störung erklärt werden kann und der anhaltend der Hauptfokus für die Aufmerksamkeit des Patienten ist.

B. **Häufigstes Ausschlusskriterium.** Die Störung tritt nicht während einer Schizophrenie oder einer verwandten Störung (F20-F29) auf oder ausschliesslich während einer affektiven Störung (F30-F39), einer Somatisierungsstörung (F45.0), einer undifferenzierten Somatisierungsstörung (F45.1) oder einer hypochondrischen Störung (F45.2).

---

* Wiedergabe mit freundlicher Genehmigung

Fallvignette

Herr R. entstammt einer Bauernfamilie aus einem kleinen Dorf in Galizien. Als einer von zehn Geschwistern habe er nur eine rudimentäre Schulbildung erhalten, weil er von Kindesbeinen an in dem kleinen Landwirtschaftsbetrieb seiner Familie viel und schwer mitarbeiten musste. Seine Mutter beschreibt er als liebenswert und grosszügig und den Vater als Alkoholiker, der «die ganze Zeit schrie». Ein Bruder ist wegen der Folgeerscheinungen einer operierten «Diskushernie» voll berentet.

Entwicklung, Schulzeit, Militärdienst und Eintritt ins Berufsleben (Mitarbeit auf dem elterlichen Hof, danach Bauarbeiter) waren unauffällig. Als junger Erwachsener kam er in die Schweiz, arbeitete in verschiedenen Gastronomieberufen und fand dann eine feste Stelle in einem grossen Einzelhandelsgeschäft. Er gibt an, er habe sich in seinem Gastland gut integriert, über Sportvereine, seine Landsleute und ein ausgedehntes soziales Netz. Er ist nicht verheiratet und hat keine Kinder. Mit 35 Jahren ging er eine feste Beziehung mit einer Landsmännin ein. Bis zu der betreffenden Erkrankung sei sein Gesundheitszustand gewöhnlich gut gewesen.

Kurz vor dem dreissigsten Lebensjahr traten bei Herrn R. Zervikalgien ohne eindeutigen organischen Befund auf. Auf Nachfragen gibt er an, dass seine Schmerzen mit einer depressiven Verstimmung und Suizidgedanken einhergingen – «wegen der Nackenschmerzen». Er wurde mehrmals psychiatrisch untersucht, war aber zu keiner weiteren Behandlung bereit. Der Arbeitgeber stellte ihm eine Stelle ohne «schwere» Arbeiten zur Verfügung. Der Patient war dann immer häufiger arbeitsunfähig und arbeitete schliesslich nur noch Teilzeit.

Bei der Untersuchung, sieben Jahre nach Beginn der Beschwerden, arbeitet der Patient zu 50 %. Seine Freundin ist arbeitslos. Die Paarbeziehung ist gespannt, der Patient gibt an, er sei eine Last für sie, die es nicht länger ertragen könne, ihn «immer leiden» zu sehen. Herr R. hat sich teilweise aus dem sozialen Leben zurückgezogen, seine einzigen Aussenkontakte sind die bei seiner Teilzeitarbeit. Seine Freizeit verbringt er vor dem Fernseher und Computer. Er geht fast nie aus, weil er ständig «erschöpft» ist. Er hat finanzielle Probleme, da sein Gehalt an der Grenze zum Sozialhilfeniveau liegt.

Seine Schmerzbeschwerden erreichen auf der visuellen Analogskala (VAS) eine Stärke von 9/10. Sie dominieren das klinische Bild. Egal, welche Medikamente er nimmt und wie er sich verhält – die Schmerzen sind praktisch nicht beeinflussbar. Sie haben sich vom Nacken in den Kopf, in die Schultern und

Fersen ausgebreitet. Herr R. glaubt, dass seine Wirbel verschoben sind und ihm «etwas Schlimmes» passieren könne. Die Suche nach einer organischen Ursache für die Beschwerden bleibt vergeblich; festgestellt werden lediglich geringfügige Auffälligkeiten, wie sie gründliche medizinische Untersuchungen immer ergeben. Er geht einmal im Monat zu seinem Hausarzt und erhält eine niedrig dosierte Medikation (trizyklisches Antidepressivum).

Diese klinische Situation erfüllt die Kriterien für eine *anhaltende somatoforme Schmerzstörung*. Es bestehen starke, anhaltende Schmerzen ohne organische Ursache, die sie ausreichend erklären könnten. Ausserdem liegen ausreichend gravierende emotionale Konflikte und psychosoziale Probleme vor, die der Arzt als Grundursache der Störung ansehen kann. Weitere Beschwerden und der Status deuten auf eine komorbide depressive Störung hin mit Traurigkeit, Interessensverlust, Erschöpfung, vermindertem Selbstwertgefühl und Todesgedanken. Diese depressive Störung ist gegenüber den Schmerzbeschwerden zweitrangig. Sie erklärt die Schmerzen nicht besser als die anhaltende somatoforme Schmerzstörung. Daher schliesst sie die somatoforme Störung nicht aus.

2.3 Diagnostische Kriterien der somatoformen Schmerzstörung nach DSM-III-R

In den verschiedenen Versionen des DSM wurde die Herangehensweise an chronischen Schmerz jedes Mal verändert. Im DSM-III-R [16] wurde die diagnostische Kategorie der *somatoformen Schmerzstörung* eingeführt. Das beschriebene klinische Bild ähnelt der anhaltenden somatoformen Schmerzstörung der ICD-10. Jedoch betont die Definition des DSM das «Missverhältnis» zwischen Schmerz und objektiven somatischen Befunden stärker als das Gefühl von Verzweiflung und starkem Schmerz. Der Beziehungsaspekt der Störung wird ausdrücklich erwähnt: Die Beschreibung besagt, dass eine Invalidenhaltung «eingenommen» wird und die Störung die «Vermeidung» einer als schädlich angesehenen Tätigkeit oder die Inanspruchnahme einer «Unterstützung» erlauben kann, auf die der Betroffene ansonsten keinen Anspruch hätte. Und schliesslich bezieht sich die Störung implizit auf das Konzept des *schmerzanfälligen Patienten* von G. Engel [17], indem darauf hingewiesen wird, dass einige der betroffenen Patienten in ungewöhnlich jungen Jahren anfingen zu arbeiten, übermässig eintönige oder schwere Aufgaben durchführten oder *arbeitssüchtig* waren.

Vor der Einführung der *Schmerzstörung* im DSM-IV im Jahr 1994 wurden die Begriffe *anhaltende somatoforme Schmerzstörung* und *somatoforme Schmerzstörung* zumeist austauschbar verwendet. Sie waren jedoch streng genommen nicht synonym. Die ICD-10 hebt spezifisch die Intensität des Schmerzes und die damit verbundene Qual hervor. Bei der somatoformen Schmerzstörung im DSM-III-R wird dagegen eine besondere Betonung auf das *Krankheitsverhalten* mit seinem Beziehungsnutzen gelegt. Die Definition des DSM-III-R entspricht daher eher dem Konzept der *Entwicklung körperlicher Symptome aus psychischen Gründen* der ICD-10.

Faktisch beschreiben DSM-III-R und ICD-10 nicht exakt dieselbe klinische Situation. Allerdings waren sich die Anwender der einen oder anderen dieser diagnostischen Klassifikationen darüber nicht immer bewusst, was zu Missverständnissen führen konnte. Dieser Punkt ist heute nicht mehr von Bedeutung. Die somatoforme Schmerzstörung nach DSM-III-R sollte nämlich aus den aktuellen diagnostischen Klassifikationen verschwinden, weil sie im DSM-IV zugunsten des neuen Konzepts der Schmerzstörung aufgegeben wurde.

Die diagnostischen Kriterien der somatoformen Schmerzstörung sind in **Tabelle 2-2** aufgeführt.

Auch wenn diese diagnostische Einheit heute obsolet ist, ist es sinnvoll, darauf hinzuweisen, dass die offizielle französische Übersetzung in diesem speziellen Fall nicht ganz zufriedenstellend ist. In der englischen Version des DSM-III-R heisst es nämlich «preoccupation with pain for at least six months», wodurch die übermässige Beschäftigung an erste Stelle rückt. Die offizielle deutsche Übersetzung [7] «übermässige Beschäftigung mit Schmerz seit mindestens sechs Monaten»

Tabelle 2-2: Somatoforme Schmerzstörung (DSM-III-R, 1987)*

A. Übermässige Beschäftigung mit Schmerz seit mindestens sechs Monaten
B. Entweder (1) oder (2)
1. In eingehenden Untersuchungen werden keine organischen Erkrankungen oder pathophysiologischen Mechanismen gefunden (zum Beispiel körperliche Störung oder Folgen einer Verletzung), die für den Schmerz verantwortlich gemacht werden könnten.
2. Sollte der Schmerz mit einer organischen Erkrankung in Beziehung stehen, gehen die Beschwerden bzw. die daraus resultierenden sozialen oder beruflichen Beeinträchtigungen weit über das aufgrund des körperlichen Befundes erwartete Ausmass hinaus.

* Wiedergabe mit freundlicher Genehmigung

ist damit praktisch identisch. Dagegen vermittelt die französische Übersetzung «douleur préoccupante pendant au moins six mois» nicht ganz genau dasselbe; hier rückt der Schmerz an erste Stelle vor der übermässigen Beschäftigung. Diese Nuance ist deshalb von Bedeutung, weil diese «preoccupation with pain» Gegenstand einer breiten kritischen Diskussion war [18], die zur Entwicklung des neuen Konzepts der *Schmerzstörung* im DSM-IV beigetragen hat.

2.4 Diagnostische Kriterien der Schmerzstörung nach DSM-IV-TR

Mit der Einführung der diagnostischen Kategorie der Schmerzstörung reagierte das DSM-IV auf einen der Hauptkritikpunkte am Konzept der somatoformen Schmerzstörung, nämlich das Fehlen evidenzbasierter Daten, aufgrund derer das Missverhältnis zwischen Schmerz und organischen Befunden hätte beurteilt werden können. Die Verhältnismässigkeit oder Unverhältnismässigkeit eines Schmerzes gegenüber den objektiven organischen Befunden, kann in der Tat eher den Anschein einer Interpretation als den eines streng objektiven Befundes erwecken. Bei der Schmerzstörung wird bei den diagnostischen Kriterien nicht mehr die «übermässige Beschäftigung mit Schmerz» erwähnt, sondern nur der Schmerz selbst – mit dem Leiden, das er mit sich bringt, und mit seinen Folgeerscheinungen in persönlichen, sozialen und beruflichen Bereichen.

Das DSM-IV [10] enthält ebenfalls ein Kapitel über somatoforme Störungen mit sieben Kategorien. Diese sind die *Somatisierungsstörung*, die *undifferenzierte somatoforme Störung, die Schmerzstörung, die Hypochondrie* und als Restgruppe die *somatoforme Störung NNB (nicht näher bezeichnet)*. Im Gegensatz zur ICD-10 schliesst das DSM-IV in dieses Kapitel auch die *Konversionsstörung (F44.x)* und die bei plastischen Chirurgen und Hautärzten wohlbekannte *körperdysmorphe Störung (F45.2)* mit ein. Nicht enthalten sind dagegen die diagnostischen Einheiten *somatoforme autonome Funktionsstörung (F45.3)* und *sonstige somatoforme Störungen (F45.8)* der ICD-10.

Die Schlüsselbegriffe in der Diagnostik der Schmerzstörung sind die Tatsachen, dass der Schmerz das Hauptsymptom ist, dass er ausreichend schwer und beeinträchtigend ist, um spezifische klinische Beachtung zu finden, und dass psychische Faktoren eine wichtige Rolle bei seiner Auslösung, seiner Intensität, seiner Zunahme oder seiner Persistenz spielen.

Nach DSM-IV kann spezifiziert werden, ob der Schmerz ausschliesslich mit psychischen Faktoren assoziiert ist oder ob er sowohl mit psychischen Faktoren wie auch mit einem medizinischen Leiden in Verbindung steht, wie dies bei der Mehrzahl [19] der klinischen Situationen der Fall ist.

Und schliesslich kann die Schmerzstörung je nach ihrer Dauer als akut (weniger als sechs Monate) oder chronisch (sechs Monate oder länger) charakterisiert werden.

Im DSM-IV-TR [20], dessen englische Version im Jahr 2000 erschienen ist, wurde ein Teil des Textes im DSM-IV revidiert, um die seit 1994 – dem Jahr der Ersterscheinung der vierten Version des DSM – gewonnenen Erkenntnisse zu berücksichtigen.

Die diagnostischen Bezeichnungen und insbesondere die Definition der Schmerzstörung blieben jedoch unverändert.

Die diagnostischen Kriterien der Schmerzstörung im DSM-IV sind in **Tabelle 2-3** aufgeführt.

2.5 Schlussfolgerungen

Schmerz ist ein Symptom und keine eigentliche Krankheit. Schmerz ist ein komplexes Phänomen und bezieht biologische, psychische und soziale Faktoren mit ein. Er lässt sich nicht auf ein dichotomes Körper-Seele-Modell reduzieren. Deshalb ist es von vornherein fragwürdig, in eine Klassifikation psychischer Störungen eine diagnostische Einheit für medizinisch nicht erklärbaren Schmerz aufzunehmen.

Dieses Vorgehen lässt sich jedoch aus praktischen Gründen rechtfertigen. Psychiater und Psychologen sind in pluridisziplinären Schmerz-Teams unentbehrlich. Häufig muss der psychische Status chronischer Schmerzpatienten beurteilt werden, unter anderem wegen ihrer hohen psychiatrischen Komorbidität. Diese Patienten werden in der Regel mit verschiedenen Psychotherapieverfahren und Psychopharmaka behandelt. Und schliesslich gibt es eine Kategorie von Patienten, bei denen psychische Faktoren offensichtlich sind und das klinische Bild weitgehend beherrschen, insbesondere im Hinblick auf chronisches Schmerzverhalten. Alle diese Punkte sind daher Argumente dafür, dass der chronische Schmerz seinen Platz in den Klassifikationen für psychische Störungen und Verhaltensstörungen hat.

Derzeit gibt es zwei grosse Klassifikationen für psychische Störungen und Verhaltensstörungen. Dies sind die ICD-10 der Weltgesundheitsorganisation

Tabelle 2-3: Schmerzstörung (DSM-IV, 1994 und DSM-IV-TR, 2000)*

A. Schmerzen in einer oder mehreren anatomischen Region(en) stehen im Vordergrund des klinischen Bildes und sind von ausreichendem Schweregrad, um klinische Beachtung zu rechtfertigen.

B. Der Schmerz verursacht in klinisch bedeutsamer Weise Leiden oder Beeinträchtigungen in sozialen, beruflichen oder anderen Funktionsbereichen.

C. Psychischen Faktoren wird eine wichtige Rolle für Beginn, Schweregrad, Exazerbation oder Aufrechterhaltung der Schmerzen beigemessen.

D. Das Symptom oder der Ausfall wird nicht absichtlich erzeugt oder vorgetäuscht (wie bei der vorgetäuschten Störung oder Simulation).

E. Der Schmerz kann nicht besser durch eine affektive, Angst- oder psychotische Störung erklärt werden und erfüllt nicht die Kriterien für Dyspareunie.

Codiere wie folgt:

* (307.80) Schmerzstörung in Verbindung mit psychischen Faktoren
* (307.89) Schmerzstörung in Verbindung mit sowohl psychischen Faktoren wie einem medizinischen Krankheitsfaktor

Bestimme, ob:

* Akut: Dauer weniger als sechs Monate
* Chronisch: Dauer sechs Monate oder länger

Schmerzstörung in Verbindung mit medizinischen Krankheitsfaktoren (Diese Störung gilt nicht als psychische Störung und wird hier nur zur Erleichterung der Differentialdiagnose aufgeführt)

---

* Wiedergabe mit freundlicher Genehmigung

(WHO = World Health Organization) und das DSM-IV-TR der amerikanischen Fachgesellschaft für Psychiatrie (APA = American Psychiatric Association). Da die ICD-10 in den meisten europäischen Ländern das offizielle Referenzsystem ist, wird hier deren diagnostische Entität für chronischen Schmerz beibehalten: die *anhaltende somatoforme Schmerzstörung.*

Die aktuellen psychiatrischen Klassifikationen verzichten auf die Begriffe Unfallneurose (Sinistrose), Entschädigungs-, Renten- und Versicherungsneurose um medizinisch nicht erklärbaren chronischen Schmerz zu kategorisieren.

Die *anhaltende somatoforme Schmerzstörung* der ICD-10 legt das Schwergewicht auf das Vorherrschen der schmerzhaften Beschwerden und der Befindlichkeitsstörung des Patienten. Sie unterscheidet sich dadurch von der *somatoformen Schmerzstörung* des alten DSM-III-R, die eher der *Entwicklung körperlicher Symptome aus psychischen Gründen* der ICD-10 entsprach.

Die in diesem Buch verwendete diagnostische Entität ist die *anhaltende somatoforme Schmerzstörung* aus der ICD-10, dem offiziellen Referenzsystem der meisten europäischen Länder.

Im DSM-IV wurde das Konzept einer *Schmerzstörung* geschaffen, um von der früheren *somatoformen Schmerzstörung* des DSM-III-R abzukommen, die vom Arzt verlangte, das Missverhältnis zwischen den Beschwerden und den objektiven organischen Befunden zu beurteilen, ohne dass dieser dazu über echte wissenschaftliche Kriterien verfügte.

3 Diagnostische Kriterien der anhaltenden somatoformen Schmerzstörung

3.1 Der Schmerz ist die vorherrschende Beschwerde

In ihren klinischen Beschreibungen und diagnostischen Leitlinien nennt die ICD-10 als erstes Kriterium die Tatsache, dass «die vorherrschende Beschwerde … ein andauernder, schwerer und quälender Schmerz» ist. In den Forschungskriterien (Tab. 2-1, S. 32) wird auch angegeben, dass der Schmerz «anhaltend der Hauptfokus für die Aufmerksamkeit der Patienten ist». Diese Definition schliesst die Diagnose somatischer und psychiatrischer Erkrankungen aus, bei denen Schmerzbeschwerden zwar vorhanden sind, aber nicht die Symptomatik beherrschen. Dies gilt insbesondere für die anderen somatoformen Störungen. Es gilt auch für andere klinische Bilder wie zum Beispiel das *chronische Fatigue-Syndrom,* bei dem Schmerzbeschwerden neben einem breiten Spektrum anderer Symptome vorliegen, aber nicht das klinische Bild beherrschen.

Bei der anhaltenden somatoformen Schmerzstörung müssen der chronische Schmerz und das damit verbundene Verhalten im Vordergrund stehen. Sie hat daher den Rang einer Hauptdiagnose, vor anderen Erkrankungen wie depressiven, Angst- oder psychotischen Störungen, und vor eventuellen somatischen Erkrankungen, falls bei ein und demselben Patienten mehrere Diagnosen gestellt werden müssen. Die Schmerzbeschwerden müssen die Symptomatik eindeutig dominieren.

3.2 Der Schmerz ist medizinisch nicht erklärbar

Die anhaltende somatoforme Schmerzstörung kann definitionsgemäss «durch einen physiologischen Prozess oder eine körperliche Störung nicht vollständig erklärt werden». Dieses Merkmal bringt die diagnostischen Kriterien in das schwierige Terrain des *Missverhältnisses* zwischen Schmerzbeschwerden und objektiven körperlichen Befunden.

Deshalb darf diese Diagnose nicht gestellt werden, wenn sich der Schmerz durch einen bekannten pathophysiologischen Mechanismus erklären lässt. Dies ist der Fall bei *Migräne* und *Spannungskopfschmerz*, die nach ICD-10 ausdrücklich mittels einem anderen Kapitel zu klassifizieren sind. Zusätzlich zu der somatischen Diagnose kann in diesem Fall die psychische Komponente mit der Kategorie *psychologische Faktoren oder Verhaltensfaktoren bei andernorts klassifizierten Krankheiten* angegeben werden, die Code F54 entspricht.

3.3 Distress, emotionale Konflikte, psychosoziale Probleme

Bei der anhaltenden somatoformen Schmerzstörung müssen die Schmerzbeschwerden «quälend» sein. Der Schmerz muss «in Verbindung mit emotionalen Konflikten oder psychosozialen Problemen» auftreten. «Diese sollten schwerwiegend genug sein, um als entscheidende ursächliche Einflüsse zu gelten». Während einige bemängeln, dass damit die subjektive Einschätzung des Untersuchers einen zu hohen Stellenwert erhält, sind andere wiederum froh über den Spielraum für die klinische Erfahrung des Arztes. Diese Kriterien schliessen jedoch die Exploranden aus dieser diagnostischen Kategorie aus, bei denen das Leiden nicht bedeutsam erscheint und deren persönliches und soziales Umfeld offenbar intakt ist. Für diese speziellen Fälle sieht die ICD-10 andere diagnostische Entitäten vor wie die *Entwicklung körperlicher Symptome aus psychischen Gründen*.

Die modernen Klassifikationen basieren auf einem evidenzbasierten Ansatz, der versucht, diagnostische Einheiten unabhängig von Schule, Kultur und Kontext der Beurteilung einheitlich abzugrenzen. «Quälender» Schmerz, «emotionale Konflikte und psychosoziale Probleme» müssen sich daher auf beobachtbare Fakten stützen und dürfen nicht der Interpretation des Untersuchers überlassen bleiben.

Insofern ist der Begriff des intrapsychischen Konflikts aus klinischen Interviews und projektiven psychologischen Tests nicht gleichbedeutend mit den in der ICD-10 erwähnten emotionalen Konflikten und psychosozialen Problemen. Dasselbe gilt für andere Arbeitshypothesen, die zum Beispiel im Rahmen eines psychodynamischen oder systemischen Modells aufgestellt werden.

Die Diagnose der anhaltenden somatoformen Schmerzstörung in der ICD-10 beruht definitionsgemäss auf direkt beobachtbaren emotionalen Konflikten und psychosozialen Problemen wie Schwere der Beeinträchtigung, Grad der Abhängigkeit, Verschlechterung des sozialen Netzes, Ausmass der Inanspruchnahme von Unterstützung und medizinischer Behandlung oder sogar komorbide psychiatrische Störungen.

3.4 Beziehungsnutzen und sozialer Nutzen von Schmerz

In den klinischen Beschreibungen (aber nicht in den Forschungskriterien) der ICD steht, dass die anhaltende somatoforme Schmerzstörung «gewöhnlich eine beträchtliche persönliche oder medizinische Betreuung oder Zuwendung» zur Folge hat. Dieser Punkt verweist auf den Beziehungsnutzen und sozialen Nutzen von chronischem Schmerzverhalten und den *sekundären Krankheitsgewinn*, der im diagnostischen Konzept der meisten somatoformen Störungen enthalten ist.

Die klinische Erfahrung zeigt in der Tat, dass chronische Schmerzpatienten manchmal von schweren oder als unangenehm empfundenen Aufgaben entbunden werden, wenn sie nicht sogar völlig von einer Berufstätigkeit freigestellt werden, die jegliche Anziehungskraft für sie verloren hat. Zudem können solche Patienten mehr Beachtung von anderen bekommen und manchmal herrschen sie über ein völlig um ihren Schmerz herum organisiertes soziales Netz. Jedoch sind die scheinbaren Vorteile nicht das *primum movens* des Symptombildes, wie dies bei der *artifiziellen Störung* und der *Simulation* der Fall ist. Die ICD-10 weist diesen Vorteilen hier nur eine sekundäre Bedeutung zu; so werden sie zwar in den klinischen Beschreibungen, nicht aber in den Forschungskriterien aufgeführt. Daraus liesse sich ableiten, dass die ICD-10 sie nicht für ein unverzichtbares diagnostisches Kriterium hält. Tatsächlich kann dieser so genannte sekundäre Krankheitsgewinn sowohl als Ursache als auch Folge einer Störung erscheinen; auf jeden Fall trägt er zu deren weiterer Chronifizierung bei.

3.5 Ausschlusskriterien

In der ICD-10 wird die Diagnose einer anhaltenden somatoformen Schmerzstörung ausgeschlossen, wenn der als psychogen angesehene Schmerz im Verlauf einer Schizophrenie, einer ähnlichen Störung, einer affektiven Störung und anderer somatoformer Störungen (Somatisierungsstörung, undifferenzierte Somatisierungsstörung, hypochondrische Störung) auftritt. Wie weiter oben ausgeführt wurde, muss die anhaltende somatoforme Schmerzstörung die Hauptdiagnose sein – sonst darf diese Diagnose ganz einfach nicht gestellt werden.

Relativ unproblematisch ist der Ausschluss einer anhaltenden somatoformen Schmerzstörung im Allgemeinen bei psychotischen Störungen, deren klinisches Bild vielleicht mit Ausnahme seltener Fälle einer Schizophrenia simplex zumeist eindeutig ist. Chronischer Schmerz steht bei Psychosen nur selten im Vordergrund.

Das Problem stellt sich auch nicht bei der Abgrenzung von anderen somatoformen Störungen. Sie sind recht gut definiert, auch wenn in einigen seltenen Situationen die Abgrenzung von der Somatisierungsstörung, der undifferenzierten Somatisierungsstörung und der hypochondrischen Störung schwierig sein kann.

Das schwierigste Unterfangen ist zweifellos der Ausschluss depressiver Störungen. Bei typischen depressiven Verstimmungen finden sich nämlich häufig Lumbalgien, Kopfschmerzen und andere Schmerzbeschwerden. Solche Beschwerden sind auch in speziellen Situationen vorhanden, die nach alten Nomenklaturen mit Begriffen wie *larvierte Depression, lächelnde Depression, Depression ohne Depression* bezeichnet wurden, das heisst depressive Störungen, bei denen körperliche Beschwerden überwiegen. Und schliesslich gibt es die komplexe Situation einer anhaltenden somatoformen Schmerzstörung mit einer komorbiden schweren depressiven Episode. Hier ist manchmal nur schwer zu entscheiden, ob der Schmerz oder die Depression überwiegt.

Als Grundregel gilt, dass die Diagnose einer anhaltenden somatoformen Schmerzstörung nur in den Fällen gestellt werden darf, in denen der Schmerz und die direkt damit verbundenen Verhaltensweisen das Symptombild eindeutig beherrschen und unbedingt ausdrücklich separat angegeben werden müssen.

In die Diagnose anhaltende somatoforme Schmerzstörung sollen laut ICD-10 auch die Begriffe *Psychalgie, psychogener Kopfschmerz, psychogener Rückenschmerz und somatoforme Schmerzstörung mit eingeschlossen werden. Spannungskopfschmerz (G44.2), nicht näher bezeichneter Rückenschmerz (M54.9) und Schmerz ohne nähere Angabe (akut oder chronisch) (R52.-)* müssen mit Klassifikationen aus einem anderen Teil der ICD-10 kodiert werden.

3.6 Schlussfolgerungen

Bei der Lektüre dieser ICD-10-Kriterien ist festzuhalten, dass es nicht immer einfach ist, die Diagnose einer anhaltenden somatoformen Schmerzstörung zu stellen. Die Diagnosestellung erfolgt nämlich durch Ausschluss einer somatischen Krankheit, die den Schmerz besser erklären könnte. Da dieser Ausschluss niemals endgültig sein kann, bedeutet dies eine nicht zu vernachlässigende partielle Unsicherheit. Bei der Diagnosestellung müssen auch andere psychiatrische Erkrankungen (Schizophrenie, affektive Störungen und andere somatoforme Störungen) berücksichtigt werden, die die Schmerzbeschwerden besser erklären könnten. Dies kann bei bestimmten Fällen depressiver Störungen sehr problematisch sein.

Um die Diagnose einer anhaltenden somatoformen Schmerzstörung stellen zu können, muss zudem der Schmerz gegenüber allen anderen Beschwerden vorherrschen. Und schliesslich muss der Schmerz quälend sein; die emotionalen Konflikte und psychosozialen Probleme müssen beobachtbar sein. (Es darf nicht nur aufgrund von Arbeitshypothesen, die sich von einem theoretisches Modell herleiten, auf sie geschlossen werden.)

Streng genommen ist das diagnostische Feld der anhaltenden somatoformen Schmerzstörung relativ begrenzt. Doch es lässt auch noch Raum für eine gewisse Unsicherheit, wie zum Beispiel die, die mit der Einschätzung des Missverhältnisses zwischen objektiven organischen Befunden und geklagten Schmerzen in bestimmten Grenzfällen verbunden ist.

Stellt der Kliniker die Diagnose einer *anhaltenden somatoformen Schmerzstörung*, dann setzt ihn dies einer gewissen Ungewissheit aus, da er zunächst eine somatische oder psychische Erkrankung ausschliessen muss, die den Schmerz besser erklären würde. Rein theoretisch kann diese Diagnose daher eigentlich nie gestellt werden, weil ein solcher Ausschluss niemals endgültig vorgenommen werden kann.

Im Übrigen ist das durch die anhaltende *somatoforme Schmerzstörung* definierte diagnostische Feld begrenzt, sofern systematisch auf alle erforderlichen Kriterien hin geprüft wurde und nur das berücksichtigt wird, was gemeinhin von einem erfahrenen Kliniker beobachtbar ist (und nicht von diesem hineininterpretiert wurde).

Um ähnliche Situationen zu erfassen, die sich aber von der *anhaltenden somatoformen Schmerzstörung (F45.4)* unterscheiden, sieht die ICD-10 die beiden diagnostischen Kategorien *Entwicklung körperlicher Symptome aus psychischen Gründen (F68.0)* und *psychologische Faktoren und Verhaltensfaktoren bei andernorts klassifizierten Krankheiten (F54)* vor.

4 Differenzialdiagnose

4.1 Weit gefächerte Differenzialdiagnose

Für die ICD-10 ist die Differenzialdiagnose der anhaltenden somatoformen Schmerzstörung auf die Somatisierungsstörung und die Situationen mit histrionischer Verarbeitung organisch verursachter Schmerzen beschränkt.

In der Praxis ist die Differenzialdiagnose sicherlich weiter gefächert. In der Folge werden nacheinander folgende Situationen behandelt: andere somatoforme Störungen, histrionische Verarbeitung organisch verursachter Schmerzen, *Fibromyalgie* und andere Einheiten in der ICD-10, nämlich *Entwicklung körperlicher Symptome aus psychischen Gründen (F68.0), psychologische Faktoren und Verhaltensfaktoren bei andernorts klassifizierten Krankheiten (F54), artifizielle Störung (F68.1)* und *Simulation (Z76.5)*. Auf die komplexe Problematik von Schmerz und Depression, die in einem eigenen Kapitel eingehend erörtert wird, wird hier nur kurz eingegangen.

4.2 Andere somatoforme Störungen

Die Differenzialdiagnose zwischen der anhaltenden somatoformen Schmerzstörung und anderen somatoformen Störungen basiert im Wesentlichen auf dem Stellenwert der Schmerzbeschwerden im Verhältnis zu anderen Symptomen, weil chronischer Schmerz im Abschnitt der somatoformen Störungen als separate Einheit vorgesehen ist. In der Praxis hat diese Differenzialdiagnose jedoch nur wenig klinische, therapeutische und versicherungsmedizinische Konsequenzen. Global gesehen gibt es nämlich zwischen den meisten grossen Kategorien für somatoforme Störungen kaum einen markanten Unterschied, weder in Bezug auf die Behandlung der Störungen, noch auf die Art und Weise, wie sie von den Sozialversicherungen im allmeinen gehandhabt werden.

Bei der *Somatisierungsstörung* müssen multiple, wiederholt auftretende und häufig wechselnde Symptome vorliegen, die meist bereits seit einigen Jahren bestanden haben. Die Beschwerden können sich auf jeden Körperteil beziehen. Am häufigsten betroffen sind der Verdauungsapparat, die Haut oder auch die Harn- und Geschlechtsorgane (Dyspareunie, schmerzhafte Menstruationsblutungen). Schmerz ist zwar vorhanden, steht aber nicht an erster Stelle.

Die *undifferenzierte Somatisierungsstörung* kann als eine abgeschwächte Form der Somatisierungsstörung aufgefasst werden. Es liegen weniger Beschwerden vor. Sie werden weniger nachdrücklich und dramatisch geschildert und die interpersonellen Beziehungen sind ebenfalls weniger stark beeinträchtigt als bei der Somatisierungsstörung. Auch in diesem Fall ist Schmerz vorhanden, steht aber nicht an erster Stelle.

Bei der Differenzialdiagnose muss auch die *hypochondrische Störung* berücksichtigt werden, bei welcher die Betroffenen ständig mit Befürchtungen beschäftigt sind, an einer oder mehreren schweren körperlichen Krankheiten zu leiden, meist aufgrund von übermässiger Beachtung und Fehlinterpretation völlig normaler Körperempfindungen Auch hier kann Schmerz vorhanden sein, der aber keineswegs an erster Stelle steht.

Konversionsstörungen sind definiert durch den teilweisen Ausfall von höheren Funktionen (Gedächtnis, Bewusstsein, Identität), Sinnesfunktionen (Sehsinn, Stimme) und Empfindungs- oder Bewegungsfunktionen, der nicht durch organische Ursachen erklärt werden kann. Dazu gehören Störungen, die früher im Kapitel Hysterie klassifiziert wurden. Schmerz ist hierbei meistens nicht vorhanden und steht auf keinen Fall an erster Stelle. Die anhaltende somatoforme Schmerzstörung lässt sich daher leicht ausschliessen.

4.3 Histrionisch dargebotener organisch verursachter Schmerz

Nach der Definition der anhaltenden somatoformen Schmerzstörung darf der Schmerz nicht völlig durch einen physiologischen Prozess oder eine körperliche Erkrankung erklärbar sein. Da die Diagnosestellung «*per exclusionem*» erfolgt, bleiben stets einige Fragen offen. Waren die klinischen und medizintechnischen Untersuchungen angemessen und ausreichend? Müssen sie wiederholt werden und wenn ja, in welchen Abständen? Gibt es neue Fakten, die eine erneute körperliche Untersuchung rechtfertigen?

Auch wenn gemeinhin eingeräumt wird, dass in den reichen Ländern zu viele unnötige medizinische Untersuchungen durchgeführt werden, hat jeder Arzt die Erfahrung gemacht, dass in Einzelfällen bei Patienten mit dem Etikett «somatoform» letztendlich im Verlauf doch eine organische Läsion nachgewiesen wurde, die das klinische Bild erklärt. Das Risiko, krankheitstypische Symptome zu übersehen, ist wahrscheinlich dann besonders gross, wenn der Arzt mit histrionisch dargebotenem Schmerz konfrontiert wird und die Arzt-Patienten-Beziehung gestört ist.

Auch hier sind die Beschwerden stets kritisch zu beachten – egal in welchem persönlichen, interpersonellen und kulturellen Kontext sie vorgebracht werden – und sinnvolle Kontrolluntersuchungen sind zu veranlassen, wenn sich die Symptome ändern oder eine spezifische Krankheit vermuten lassen.

Theoretische Vignette: histrionisch

Der Begriff «histrionisch» wurde in die psychiatrische Terminologie anstelle bestimmter Bedeutungen des Begriffs «hysterisch» eingeführt, der zu eng mit der psychoanalytischen Schule verbunden ist. Die aktuellen diagnostischen Manuale verstehen sich nämlich als gänzlich theoriefrei.

Der Begriff «histrionisch» hat seine Wurzeln in dem lateinischen Wort «Histrio», das «Schauspieler» bedeutet. Es bezeichnet einen Komödianten oder Possenreisser. Der Begriff «Histrion» wird auch für jemanden verwendet, der sich theatralisch aufführt.

In der Psychiatrie bezeichnet das Adjektiv «histrionisch» heute übermässig emotionale Reaktionen sowie ein übertriebenes, aufdringliches aufmerksamkeitsheischendes Verhalten.

4.4 Fibromyalgie

Das klinische Bild der *Fibromyalgie* ist der anhaltenden somatoformen Schmerzstörung aus mehreren Gründen sehr ähnlich. Wie die letztere stellt sie eine syndromatologische und keine nosologische Klassifikation dar. Sie wird definiert als Symptomkonstellation ohne bekannte Ätiologie oder Erklärungen. Bei der körperlichen Untersuchung finden sich keine wirklich objektiven Befunde, da die Validität der berühmten Schmerz-Triggerpunkte heute umstritten ist. Wie bei den somatoformen Störungen gibt es keine medizintechnischen Untersuchungen (Labor, bildgebende Verfahren), mit denen sie sich objektiv nachweisen lässt. Die vorherrschenden Beschwerden bei der Fibromyalgie sind Schmerzen, neben Schlafstörungen und anderen nicht zusammengehörenden Symptomen wie Problemen von Verdauungssystem und Harnwegen sowie Beschwerden des Bewegungsapparates. Und schliesslich ist die Fibromyalgie häufig mit Beeinträchtigungen korreliert, die in keinem Verhältnis zu den objektiven Befunden stehen [21].

Nach der Logik der ICD-10 muss die Fibromyalgie die anhaltende somatoforme Schmerzstörung ausschliessen, da die erstere die Schmerzen erklären würde. Diese beiden Diagnosen dürfen daher nicht zusammen gestellt werden, wenn der Schmerz auf den Bewegungsapparat und andere Lokalisationen beschränkt bleibt, die nach dem Konzept der Fibromyalgie zu erwarten sind. Faktisch erfüllt das Bild der Fibromyalgie meist alle diagnostischen Kriterien der anhaltenden somatoformen Schmerzstörung.

Wurde ausdrücklich die Diagnose einer Fibromyalgie gestellt, muss eine anhaltende somatoforme Schmerzstörung ausgeschlossen worden sein, wenn nämlich der Schmerz auf den Bewegungsapparat und andere bei der Fibromyalgie zu erwartenden Lokalisationen beschränkt bleibt. Hier liegt also der Fall einer Ausschlussdiagnose vor, da ein medizinischer Krankheitsfaktor, hier die Fibromyalgie, die Schmerzen zumindest theoretisch besser erklären kann als die somatoforme Schmerzstörung – eine Diagnose, die stets nach Ausschluss einer somatischen Krankheit gestellt wird.

Möchte der Kliniker die psychische Komponente in einem klinischen Fall von Fibromyalgie erwähnen, dann hat er die Möglichkeit, die zusätzlichen Kodierungen psychologische Faktoren oder Verhaltensfaktoren bei andernorts klassifizierten Krankheiten (F54) anzuwenden.

Allerdings ist hervorzuheben, dass das Bild der Fibromyalgie faktisch meist alle diagnostischen Kriterien der anhaltenden somatoformen Schmerzstörung erfüllt.

4.5 Depression

Die anhaltende somatoforme Schmerzstörung ist mit einer erhöhten Prävalenz depressiver Störungen korreliert. Zudem bestehen zwischen den klinischen Bildern des chronischen Schmerzes und der Depression Überschneidungen.

Berichtet der depressive Patient auch häufig über Schmerzen (Lumbalgien, Kopfschmerzen, abdominale Schmerzen), dann beherrschen diese jedoch nicht das klinische Bild. Krankhafte Schuldgefühle, Todesgedanken und ein massiv herabgesetztes Selbstwertgefühl sind die spezifischen Symptome einer Depression. Das Überwiegen des Schmerzes bei der anhaltenden somatoformen Schmerzstörung und die spezifischen Symptome der Depression erlauben meist die differenzialdiagnostische Abgrenzung.

Zu diesem Thema sind allerdings noch viele Fragen offen. Auf die komplexe Problematik von Schmerz und Depression wird daher in einem eigenen Kapitel eingegangen.

4.6 Entwicklung körperlicher Symptome aus psychischen Gründen

In der ICD-10 wird eine diagnostische Einheit der *Entwicklung körperlicher Symptome aus psychischen Gründen* definiert. Eine solche Störung liegt vor, wenn sich Symptome verstärken oder länger anhalten, die zunächst durch eine Gewebeschädigung bedingt waren, während der Patient eine finanzielle Entschädigung erwartet, wenn er Angst vor Behinderung oder Tod hat oder wenn er von der Qualität oder Quantität der medizinischen Betreuung enttäuscht ist. Diese diagnostische Kategorie ist im DSM-IV-TR nicht vorhanden.

In den Fällen, in denen die Symptomatik nicht von Schmerz dominiert wird, bereitet die differenzialdiagnostische Abgrenzung von der anhaltenden somatoformen Schmerzstörung keine Probleme. Die Unterscheidung kann jedoch extrem schwierig sein, wenn der Patient in erster Linie über Schmerzen klagt.

Ein Argument, die Diagnose «Entwicklung körperlicher Symptome aus psychischen Gründen» zu stellen, ist die Zunahme von körperlichen Symptomen, die als «ursprünglich durch eine gesicherte körperliche Störung verursacht» definiert sind. Ein weiteres Argument ist der Beziehungsnutzen der Beschwerden, der bei dieser Störung, zu der nach ICD-10 der überholte Begriff der *Entschädigungsneurose* gehört, besonders ausgeprägt ist.

Auf dieses Konzept der Entwicklung körperlicher Symptome aus psychischen Gründen wird in einem eigenen Kapitel ausführlich eingegangen.

4.7 Psychologische Faktoren und Verhaltensfaktoren bei andernorts klassifizierten Krankheiten

In der ICD-10 wird die diagnostische Einheit psychologische Faktoren und Verhaltensfaktoren bei andernorts klassifizierten Krankheiten definiert.

Diese Diagnose wird gestellt, wenn psychologische Faktoren angegeben werden müssen, Schmerz oder andere körperliche Zeichen und Symptome sich jedoch besser durch eine körperliche Krankheit erklären lassen. Dies könnte der Fall sein, wenn ausdrücklich die Diagnose einer Fibromyalgie gestellt wird und die Schmerzen auf die nach der Definition dieses klinischen Bildes vorgegebenen Lokalisationen beschränkt bleiben, sofern nicht von vornherein die Diagnose einer anhaltenden somatoformen Schmerzstörung gestellt wird. Diese Zusatzdiagnose ist gemäss ICD-10 bei Migräne und Spannungskopfschmerz obligatorisch, weil die Schmerzen hier besser durch einen bekannten pathophysiologischen Mechanismus erklärt werden können.

Im DSM-IV-TR gibt es eine ähnliche, aber nicht gleichwertige Entität mit der Bezeichnung psychische Faktoren, die medizinische Krankheitsfaktoren beeinflussen. Mit diesem Begriff wird kodiert, dass psychische Faktoren eine ungünstige Rolle spielen und nicht einfach nur mit der körperlichen Krankheit assoziiert sind. Ein Beispiel wäre das Typ-A-Verhalten – gehetzt und feindselig – bei der koronaren Herzkrankheit.

4.8 Artifizielle Störungen und Simulation

Schmerzsymptome können simuliert oder absichtlich hervorgerufen werden. Bei den *artifiziellen Störungen* zieht der Betroffene psychischen Nutzen aus Untersuchungen, einem stationären Aufenthalt oder ärztlichen Behandlungen. Die Simulation, ein Verhalten, das nicht in den Bereich der Medizin fällt, hat meistens zum Ziel, sich einen finanziellen Vorteil zu verschaffen oder sich einer Inhaftierung, einem Gerichtsverfahren oder der Einberufung zum Militär zu entziehen. Diese seltenen Situationen werden in einem eigenen Kapitel behandelt.

4.9 Schlussfolgerungen

Auch wenn es bei der differenzialdiagnostischen Abgrenzung zwischen der anhaltenden somatoformen Schmerzstörung und den meisten anderen psychischen

Störungen nur wenig Probleme gibt, bleiben doch einige Fragen zu Symptomkonstellationen offen, welche nicht nach einem nosologischen, sondern nach einem syndromatologischen Klassifikationsmodell als diagnostische Kategorie validiert wurden. Dies gilt insbesondere für die *Fibromyalgie*, die sich konzeptionell kaum von der anhaltenden somatoformen Schmerzstörung unterscheidet. Auch die *Entwicklung körperlicher Symptome aus psychischen Gründen*, worunter die ICD-10 den alten Begriff der Entschädigungsneurose subsumiert, kann von somatoformen Störungen schwer abzugrenzen sein.

Die anhaltende somatoforme Schmerzstörung geht häufig mit einer Verschlechterung der Arzt-Patienten-Beziehung einher. Unabhängig vom persönlichen, interpersonellen und kulturellen Kontext der Beschwerden muss sich der Arzt stets darüber bewusst sein, dass eine somatoforme Störung eine Ausschlussdiagnose ist und daher niemals endgültig sein kann. Symptomänderungen und krankheitstypische Beschwerden müssen mit geeigneten diagnostischen Massnahmen abgeklärt werden. Das Hauptproblem bei der Differenzialdiagnose der anhaltenden somatoformen Schmerzstörung ist die histrionische Verarbeitung organisch verursachter Beschwerden.

Fallvignette

Frau L. ist die jüngste von 6 Geschwistern. Sie wuchs in einer Kleinstadt nahe Mazedonien auf. In ihrer Herkunftsfamilie habe es keine Probleme gegeben, der Vater habe Obst auf lokalen Märkten verkauft, die Mutter sei sehr aktiv im Haushalt und bei der Feldarbeit gewesen. Frau L. gibt an, ihre Mutter und eine Schwester hätten Kreuzschmerzen und eine andere Schwester leide an einer Erkrankung der Hand (möglicherweise eine Algodystrophie nach einer Fraktur).

Ihre Entwicklung und Schulzeit verliefen unauffällig. Die Patientin setzte ihre Schulausbildung an einer höheren Schule fort und machte ihr Diplom als Krankenschwester. Sie übte diesen Beruf mehrere Jahre lang in ihrem Heimatland ohne irgendwelche Probleme aus. Sie heiratete einen Lehrer und bekam bald zwei Töchter, die sich gut entwickelten.

Ihr Ehemann wurde in einen lokalen politischen Konflikt verwickelt und für kurze Zeit inhaftiert. Er floh in die Schweiz, wohin ihm bald seine Frau und die beiden Töchter folgten. Beide Eltern fanden Arbeit in einem Unternehmen, das elektronische Produkte herstellt. Die Kinder studierten. Alles war also aufs Beste bestellt in der besten aller möglichen Welten. Frau L. gibt an, sie sei bis zu dem betreffenden Problem glücklich und völlig gesund gewesen.

Zehn Jahre später verschlechterte sich die wirtschaftliche Situation der Firma. Zuerst verlor Herr L., dann Frau L. ihre Arbeit. Herr L. beschloss, in sein Heimatland zurückzukehren. Die beiden Töchter zogen aus persönlichen und beruflichen Gründen von daheim aus. Frau L. blieb allein zurück.

Zu diesem Zeitpunkt traten bei Frau L. Nackenschmerzen auf, die bald bis zu den Handgelenken ausstrahlten. Sie unterzog sich wegen eines Karpaltunnelsyndroms links einer Neurolyse. Sie gibt an, dass «die Operation schlecht verlaufen» sei und dass die Schmerzen sich verstärkt hätten. Beim damaligen psychiatrischen Konsilium wurden eine depressive Verstimmung und eine anhaltende somatoforme Schmerzstörung diagnostiziert.

Bei einer Nachkontrolle zwei Jahre später bringt sie ihre Beschwerden demonstrativ und wehklagend vor. Bewegungen und Positionsänderungen erfolgen unter lautem Jammern und Stöhnen. Sie klagt im Wesentlichen über eine Ausbreitung der Schmerzen, die jetzt nicht nur im Nacken und in den Armen, sondern auch in der Lendengegend vorhanden seien. Beschwerden aus dem psychiatrischen Spektrum liegen keine vor. Sie selbst arbeitet zwar nicht mehr, aber ihr Ehemann ist in die Schweiz zurückgekehrt und hat eine zufriedenstellende Arbeitsstelle gefunden. Die beiden Töchter haben eine Familie gegründet und es geht ihnen gut.

In ihrer Akte steht immer noch die Diagnose einer anhaltenden somatoformen Schmerzstörung in Verbindung mit einer depressiven Verstimmung. Die psychiatrische Untersuchung ergibt jedoch nur, dass sich die Patientin demonstrativ verhält, Nichts weist auf einen depressiven Zustand hin. Andererseits werden bei der körperlichen Untersuchung kohärente Befunde festgestellt, ohne dass bei der Patientin massive Selbstlimitierungen vorlägen. Bei den weiterführenden Untersuchungen, die seit mehreren Jahren nicht mehr wiederholt wurden, wurden dann eindeutige organische Läsionen nachgewiesen, die die Beschwerden nach Meinung eines erfahrenen Internisten und Rheumatologen völlig erklärten.

Als Fazit ergibt sich, dass die klinische Situation von Frau L. zwar zunächst als somatoforme Störung und depressive Verstimmung aufgefasst werden konnte, doch bei der Patientin wurde im Verlauf eine eindeutige organische Erkrankung nachgewiesen, deren histrionische Verarbeitung die Diagnosestellung verzögert haben könnte. Eine anhaltende somatoforme Schmerzstörung und eine depressive Verstimmung sind derzeit ausgeschlossen.

Die Differenzialdiagnose der anhaltenden somatoformen Schmerzstörung basiert meist auf der Tatsache, dass Schmerzen die Hauptbeschwerden des Patienten sind und spezifisch berücksichtigt werden müssen. Insofern ist es nicht wirklich schwierig, die anhaltende somatoforme Schmerzstörung von anderen somatoformen Störungen abzugrenzen.

Im Kontext syndromatologischer Diagnosekriterien ergeben sich Probleme bei der Abgrenzung von ähnlichen Symptomkonstellationen wie der Fibromyalgie und der Entwicklung körperlicher Symptome aus psychischen Gründen. Diese Entitäten können sich teilweise mit dem überschneiden, was die anhaltende somatoforme Schmerzstörung bezeichnet.

Eine Symptomüberlappung findet sich auch zwischen chronischem Schmerz und Depression. Meist lässt sich hier aufgrund des Vorherrschens von Schmerz im einen Fall und der spezifischen Symptome im anderen Fall (Schuldgefühle, Todesgedanken, massive Beeinträchtigung des Selbstwertgefühls) eine anhaltende somatoforme Schmerzstörung von einer Depression unterscheiden.

Das schwierigste Problem ist die Abgrenzung von einer histrionischen Verarbeitung körperlich bedingter Schmerzen. Die Beschwerden müssen kritisch beachtet werden, insbesondere wenn sie sich verändern oder an eine spezifische Krankheit denken lassen. In solchen Fällen muss der Praktiker die angemessenen diagnostischen Massnahmen veranlassen.

5 Kritik der diagnostischen Kategorie «anhaltende somatoforme Schmerzstörung»

Die anhaltende somatoforme Schmerzstörung ist eine umstrittene diagnostische Kategorie und zahlreiche Stimmen fordern eine Revision des gesamten Abschnitts der somatoformen Störungen. Die aufgeworfenen Hauptprobleme werden im Folgenden aufgeführt.

5.1 Das Problem der Ausschlussdiagnose

Ein erstes Problem ist das der Diagnosestellung *«per exclusionem»* einer körperlichen oder psychischen Krankheit, die die Schmerzen besser erklären könnte. Infolgedessen ist diese Diagnose notwendigerweise eine vorläufige. Sie kann jederzeit wieder verworfen werden, da ein solcher Ausschluss nie definitiv zu erreichen ist. Diese Unsicherheit kann bei der Behandlung eines Patienten sehr problematisch sein und sich negativ auf die Qualität der Arzt-Patienten-Beziehung auswirken.

5.2 Das Problem des Missverhältnisses

Die Diagnose einer anhaltenden somatoformen Schmerzstörung kann nur gestellt werden, wenn der Schmerz nicht gänzlich durch einen physiologischen Prozess oder eine körperliche Krankheit erklärt werden kann. Diese Bedingung wird häufig beanstandet, da der Arzt kaum Möglichkeiten hat, das Missverhältnis objektiv festzustellen [22]. Während in einigen Situationen nur sehr geringfügige oder überhaupt keine organischen Läsionen vorliegen, besteht in anderen Anlass für Zweifel, wenn die klinische Untersuchung und weiterführende Untersuchungen Hinweise auf Läsionen ergeben. Dann muss der Arzt eine Entscheidung treffen, ohne über evidenzbasierte Erkenntnisse zu verfügen. Auch wenn er auf seine Erfahrung zurückgreift, stellt er die Diagnose doch auf der Grundlage seiner subjektiven Ansichten und Überzeugungen. Zuverlässigkeit und Reproduzierbarkeit der Diagnose können infolgedessen erheblich an Substanz einbüssen.

5.3 Das Problem der Dichotomie zwischen Körper-Seele

Das Missverhältnis zwischen den geklagten Schmerzen und der organischen Ursachen lässt die Vorstellung der Dichotomie zwischen Körper-Seele wieder aufleben. Demzufolge stünde auf der einen Seite ein durch eine nachweisbare Läsion belegter «echter organischer Schmerz». Und auf der anderen Seite stünde ein «psychogener Schmerz», dessen Echtheit in Frage gestellt werden könnte, zumal ihn die diagnostischen Klassifikationen im Kontext einer erhöhten Zuwendung durch das Umfeld und der Vermeidung von als mühsam und unangenehm empfundenen Aktivitäten ansiedeln. Diese Unterscheidung zwischen somatischem und psychogenem Schmerz ist anfechtbar und wird angefochten. Sie lässt sich ausserdem nicht auf alle Kulturen übertragen, was bei einem diagnostischen Kriterium in internationalen Klassifikationen jedoch eigentlich der Fall sein sollte.

5.4 Das Problem der «Psychiatrisierung»

Der Einschluss des psychogenen Schmerzes in die Klassifikationen psychischer Störungen hat Anlass zu Befürchtungen gegeben, bestimmte Patienten würden durch eine psychiatrische Etikettierung ausgegrenzt, obwohl dahinter eigentlich der Gedanke stand, diese Patienten besser erkennen und behandeln zu können. Es trifft zu, dass der Begriff «psychogener Schmerz», der in der Umgangssprache als «eingebildeter Schmerz» bezeichnet wird, von den Patienten und einigen Fachleuten im Gesundheitssystem nicht gern akzeptiert wird. Dies ist vielleicht einer der Gründe dafür, warum die diagnostische Kategorie der anhaltenden somatoformen Schmerzstörung im Gegensatz zu Krankheitsbildern wie Fibromyalgie und chronisches Fatigue-Syndrom in der breiten Öffentlichkeit nicht übernommen wurde.

Verschiedene Autoren [23–25] brachten noch weitere Kritik an. Dennoch ist zu betonen, dass die Schaffung einer diagnostischen Einheit für chronischen Schmerz das Nachdenke über dieses Thema angeregt hat und sicherlich auch dazu beitrug, dass einige Patienten, auf deren Leiden bisher keine Diagnose passte, besser erkannt werden und dass man ihnen besser helfen kann.

5.5 Die Kategorie der somatoformen Störungen auf dem Prüfstand

Die Kritik an der diagnostischen Einheit der anhaltenden somatoformen Schmerzstörung war der Ausgangspunkt dafür, dass heute der gesamte Abschnitt der somatoformen Störungen auf dem Prüfstand steht. In einer bemerkenswerten Arbeit [26], die 2005 im American Journal of Psychiatry veröffentlicht wurde, kritisieren R. Mayou, L. J. Kirmayer, G. Simon, K. Kroenke und M. Sharpe das Kapitel der somatoformen Störungen im DSM-IV-TR. Sie halten diese Kategorie für einen Fehlgriff im Hinblick darauf, was normalerweise von einer diagnostischen Klassifikation erwartet wird. Die meisten ihrer Kritikpunkte sind in **Tabelle 5-1** zusammengefasst.

Im heutigen Kontext, in dem viel von Transparenz und von Empowerment der Patienten gesprochen wird, muss die medizinische Nosologie verständlich

Tabelle 5-1: Kritikpunkte an der diagnostischen Kategorie der somatoformen Störungen*

---

1. Die diagnostische Kategorie wird von den Patienten nicht akzeptiert

2. Die Kategorie bestätigt die Dichotomie zwischen Körper und Seele

3. Der Kategorie fehlt es an Kohärenz

4. Die Kategorie ist mit bestimmten Kulturen nicht kompatibel

5. Die Ausschlusskriterien sind etwas verschwommen

6. Der Kategorie fehlen klar definierte diagnostische Schwellen

7. Die Kategorie sorgt bei Streitfällen im Rahmen von Forensik, Versicherungsrecht und Versicherungsmedizin für Verwirrung

---

* Aus R. Mayou, L. J. Kirmayer, G. Simon, K. Kroenke et M. Sharpe. Somatoform disorders: time for a new approach in DSM-V. Am J Psychiatry. May 2005, 162, 5, 847-855), mit freundlicher Genehmigung

sein und bestimmten Kommunikationsstandards entsprechen. Wie bereits von anderer Seite angemerkt wurde [27], wird bei den somatoformen Störungen vom Patienten verlangt, zu akzeptieren, dass körperliche Symptome psychischen Ursprungs sind, ohne dass der Arzt in der Lage ist, dies nachzuweisen und zu erklären, wie es zu dieser «Verkörperung» von seelischem Leiden kommt. Beim Patienten kommt dann im Allgemeinen die Botschaft an, dass an seiner Ehrlichkeit und der Echtheit seines Leidens gezweifelt wird; dies gilt umso mehr, als sich somatoforme Beschwerden häufig im Rahmen einer schwierigen Arzt-Patienten-Beziehung abspielen. Schon dieser letzte Punkt allein rechtfertigt es, den Abschnitt der somatoformen Störungen bei den nächsten Revisionen der diagnostischen Referenzmanuale auf den Prüfstand zu stellen.

5.6 Vorschläge für ein DSM-V

Im Hinblick auf die obigen Ausführungen kommen R. Mayou et al. zu folgenden Schlussfolgerungen:

- Die Kategorie der somatoformen Störungen sollte abgeschafft werden

- Zur Angabe körperlicher Beschwerden sollte Achse III des DSM-IV verwendet werden, die derzeit ausschliesslich für körperliche Krankheiten bestimmt ist

- Gegebenenfalls sollten körperliche Symptome ebenfalls auf Achse III als «funktionell» bezeichnet werden

- Die Kategorie *psychische Faktoren, die medizinische Krankheitsfaktoren beeinflussen,* sollte häufiger verwendet werden

- Andere diagnostische Einheiten in diesem Kapitel, darunter die *Hypochondrie,* die einer Angststörung vergleichbar ist, sollten anderorts klassifiziert werden

Die Tatsache, dass der chronische Schmerz in die psychiatrischen Klassifikationen aufgenommen wurde, war Anlass für viel Kritik. Tatsächlich haben die derzeitigen Klassifikationen eine gewisse Unschärfe und bleiben verbesserungsbedürftig.

Dennoch muss betont werden, dass dank der Einführung der Kategorie der somatoformen Störungen in die modernen Klassifikationen sicherlich einige Patienten, auf die bisher keine Diagnose passte, besser wahrgenommen werden, dass Reflexion und Forschung in diesem Gebiet angeregt sowie erhebliche Fortschritte bei der Handhabung dieser schwierigen klinischen Situationen erzielt wurden.

5.7 Schlussfolgerungen

Die Einführung diagnostischer Einheiten zur spezifischen Beschreibung von Schmerz in die psychiatrischen Klassifikationen war sicherlich nützlich. Sie löste nicht nur bei in Heilberufen Tätigen, sondern auch bei Versicherern, Juristen und in der Allgemeinheit ein unverzichtbares Nachdenken aus. Trotzdem ist noch ein weiter Weg zurückzulegen, um die Dichotomie zwischen Körper und Seele zu überwinden und Kategorien zu entwickeln, die von den Patienten akzeptiert werden und in der Klinik uneingeschränkt einsatzfähig sind.

Literatur zu Teil 1

1 Illich I. Limits to medicine : Medical nemesis : The expropriation of health. Harmondsworth New-York : Penguin, 1977
2 Missenard A, Balint M, Gelly R, Gosling R, Turquet PM, Sapir M, Guyotat J, de la Bastie MA, Gillieron E. L'expérience Balint, histoire et actualité. Paris : Dunod Bordas, 1982
3 Engel GL. The need for a new medical model : a challenge for biomedecine. Science 1977, 196, 4286, 129-196
4 Zumbrunnen R. Une discipline. La psychiatrie de consultation liaison. In : Zumbrunnen R. and P-A. Fauchère, Gunn-Sechehaye A, de Tonnac N. Psychiatrie de liaison. Paris : Masson, 1991, 1-15
5 Melzack R, Wall P.D. The puzzle of pain. London: Penguin Books Ltd, 1973
6 Koehler K & Sass H (Hrsg.). Diagnostisches und Statistisches Manual Psychischer Störungen DSM-III. Weinheim: Beltz, 1984
7 Wittchen HU, Sass H, Zaudig M & Koehler K (Hrsg.). Diagnostisches und Statistisches Manual Psychischer Störungen DSM-III-R. Weinheim: Beltz, 1989
8 Weltgesundheitsorganisation. ICD-10 Kapitel V (F). Internationale Klassifikation psychischer Störungen. Klinisch-diagnostische Leitlinien. Bern: Huber, 2005
9 Petit Larousse illustré. Paris : Larousse, 1993
10 Sass H, Wittchen HU & Zaudig M (Hrsg.) Diagnostisches und Statistisches Manual Psychischer Störungen DSM-IV. Göttingen: Hogrefe, 1996
11 Möller H. G. Problems associated with the classification and diagnosis of psychiatric disorders. World J Biol Psychiatry 2005, 6 (1), 45-56
12 Rosatti P. La sinistrose : un concept à réviser. Doul et Analg 1989, 2, 61-67
13 Soldati A., Wulliemier F., Fivaz E. Vers une approche thérapeutique des syndromes de compensation. Méd et Hyg 1978, 36, 2982-2983
14 Smith S. Dealing with difficult patient. Postgrad Med J 1995, 71, 653-657

15 Weltgesundheitsorganisation. ICD-10 Kapitel V (F). Internationale Klassifikation psychischer Störungen. Forschungskriterien. Bern: Huber, 1994

16 American psychiatric association. DSM-III-R. Manuel diagnostique et statistique des troubles mentaux. Paris : Masson, 1989

17 Engel GL. Psychogenic pain and the pain-prone patient. Am J Med 1959, 26 (6), 899-918

18 King SA. Pain disorder : a review. In Maj M, Akiskal HS, Mezzich JE, Okasha A. Somatoform disorders. Chichester : Wiley, 2005, 67-92

19 Anooshian J, Streltzer J, Goebert D. Effectiveness of a psychiatric pain clinic. Psychosomatics 1999, 40, 226-232

20 Sass H, Wittchen HU, Zaudig M & Houben I (Hrsg.). Diagnostisches und Statistisches Manual Psychischer Störungen – Textrevision. DSM-IV-TR. Göttingen: Hogrefe, 2003

21 Aaron LA, Buchwald D. Fibromyalgia and other unexplained clinical conditions. Current Rheumatology reports 2001, 3, 116-122

22 Sullivan M. Exaggerated pain behavior : by what standard. Clin J Pain 2004, 20, 6, 433-439

23 Sullivan MD. DSM-IV pain disorder : a case against the diagnosis. Int Rev Psychiatry 2000, 12, 91-98

24 Aigner M, Bach M. Clinical utility of the DSM-IV pain disorder. Comp Psychiatry 1999, 40, 353-357

25 Hiller W, Heuser J, Fichter MM. The DSM-IV nosology of the chronic pain : a comparison of pain disorder and multiple somatisation syndrome. Eur J Pain 2000, 4, 45-55

26 Mayou R, Kirmayer LJ, Simon G, Kroenke K & Sharpe M. Somatoform disorders : time for a new approach in DSM-V. Am J Psychiatry 2005, 162, 5, 847-855

27 Vannotti M, Celis Gennart M. Les malentendus du diagnostic de trouble somatoforme douloureux : plaidoyer pour une approche phénoménologique de la douleur. Rev Med Suisse romande 1998, 118, 173-183

Somatoforme Schmerzstörung und psychiatrische Erkrankungen

Die Kapitel 6 bis 11 befassen sich mit den komorbiden psychischen Störungen von chronischem Schmerz und der anhaltenden somatoformen Schmerzstörung. Für die meisten Fälle werden dazu epidemiologische Daten vorgestellt. Weitere Themen sind die Verbindung zwischen chronischem Schmerz und den einzelnen komorbiden psychischen Störungen, die mit ihrer genauen diagnostischen Bezeichnung und ihrer Einordnung in der ICD-10 [1] und im DSM-IV-TR [2] vorgestellt werden. Auf die Konsequenzen dieser komorbiden Störungen für die Therapiemöglichkeiten und Prognose wird ebenfalls eingegangen.

Kapitel 6 gibt eine Einführung in das Thema der psychiatrischen Komorbidität. Es geht auf deren Bedeutung für die Behandlung, auf aktuelle Literaturdaten, epidemiologische Untersuchungen und die Frage nach der Henne und dem Ei ein.

Kapitel 7 befasst sich mit Depression und chronischem Schmerz. Nach einer Übersicht über epidemiologische Daten und die diagnostischen Kriterien der wichtigsten affektiven Störungen wird ausführlich die Frage nach der Verbindung zwischen Schmerz und Depression besprochen. Auf die Konsequenzen der depressiven Komorbidität für Therapie und Prognose wird ebenfalls eingegangen. Am Ende des Kapitels befindet sich eine Tabelle mit einer Gegenüberstellung der verschiedenen diagnostischen Kategorien für Depression in der ICD-10 und im DSM-IV-TR.

Kapitel 8 behandelt die Zusammenhänge zwischen Angststörungen und chronischem Schmerz. Es führt die epidemiologischen Daten und die diagnostischen Kriterien für die wichtigsten Angststörungen auf. Des Weiteren wird auf die spezifischen Verbindungen dieser Störungen mit chronischem Schmerz und der anhaltenden somatoformen Schmerzstörung eingegangen. Das Konzept der angstbedingten Vermeidung (fear avoidance) wird gesondert ausgeführt. In klinischen Vignetten werden zwei Fälle vorgestellt. Entsprechend ihrer Einordnung im DSM-IV-TR wird hier auch die posttraumatische Belastungsstörung besprochen. Das Kapitel schliesst mit einer vergleichenden Tabelle zwischen ICD-10 und DSM-IV-TR für die verschiedenen diagnostischen Kategorien der Angststörungen.

Kapitel 9 behandelt das Problem von Persönlichkeitsstörungen und chronischem Schmerz. Es hebt die Unterschiede zwischen Persönlichkeitsstörungen und Persönlichkeitsstruktur sowie zwischen Grenzzustand und Borderline-Persönlichkeit hervor und plädiert in diesem Zusammenhang für mehr terminologische Genauigkeit. Nach einer Übersicht über die epidemiologischen Daten und die diagnostischen Kriterien der wichtigsten Störungen wird auf die Verbindungen zwischen chronischem Schmerz und spezifischen Persönlichkeitsstörungen eingegangen. Ausserdem enthält dieses Kapitel eine vergleichende Tabelle zwischen ICD-10 und DSM-IV-TR für die verschiedenen diagnostischen Kategorien der Persönlichkeitsstörungen.

Kapitel 10 behandelt die Komorbidität von chronischem Schmerz und Störungen durch psychotrope Substanzen. Es lässt die epidemiologischen Daten und die Prinzipien der modernen Klassifikationen Revue passieren. Auch die Frage nach der Henne und dem Ei sowie die spezifisch mit chronischem Schmerz verbundenen Probleme werden besprochen.

Kapitel 11 behandelt die Anpassungsstörungen. Es greift deren diagnostischen Kriterien auf und bietet eine Diskussion zu diesem Thema, da diese Störungen die Diagnosen darstellen, welche in der Psychiatrie am häufigsten gestellt werden. Es enthält eine vergleichende Tabelle der verschiedenen Kategorien in der ICD-10 und im DSM-IV-TR. Ausserdem wird kurz auf Schlafstörungen und das Problem von Wut, Gewalt und Suizidalität im Kontext von chronischem Schmerz eingegangen. Das Kapitel endet mit einer allgemeinen Schlussfolgerung zur psychiatrischen Komorbidität von chronischem Schmerz und der anhaltenden somatoformen Schmerzstörung.

Das Literaturverzeichnis dieses Teils steht nach Kapitel 11.

6 Einführung in die psychiatrische Komorbidität der anhaltenden somatoformen Schmerzstörung

6.1 Bedeutung der Komorbidität

Die Untersuchung der psychiatrischen Komorbidität der anhaltenden somatoformen Schmerzstörung ist nicht nur von rein theoretischem Interesse. Es gibt nämlich einige Belege [3–6] dafür, dass komorbide psychische Störungen die Lebensqualität von Patienten mit chronischem Schmerz vermindern, die Kosten erhöhen und die Prognose verschlechtern. Zudem hat die Komorbidität Auswirkungen auf die allgemeine Ausrichtung der Therapie. Sie erlaubt es, dass spezifische Behandlungsmodalitäten eingesetzt werden, die die Prognose der Patienten erheblich beeinflussen können.

6.2 Literatur zum Thema

In der Fachliteratur finden sich keine breit angelegten Arbeiten, die sich spezifisch mit der psychiatrischen Komorbidität der anhaltenden somatoformen Schmerzstörung beschäftigen. Konzepte wie chronischer Schmerz, Fibromyalgie und banale Lumbalgie sind für epidemiologische Untersuchungen wahrscheinlich besser geeignet. Diese machen auf jeden Fall die Mehrzahl der Forschungsarbeiten zur Frage der psychiatrischen Komorbidität von chronischem Schmerz aus.

Die im Folgenden erwähnten Arbeiten gehen zwar nicht immer spezifisch auf die psychogene Komponente von chronischem Schmerz ein, doch sie geben vermutlich relativ genau wieder, wie es sich mit der Komorbidität des klinischen Bildes verhält, welches die diagnostische Kategorie der anhaltenden somatoformen Schmerzstörung definiert. Dafür spricht beispielsweise der hohe Anteil von Patienten mit somatoformem Schmerz in einer Studie von Referenzautoren zu dieser Frage [7]. In dieser Arbeit wurde bei über 90 % von 200 Patienten mit banaler Lumbalgie auch die Diagnose einer somatoformen Schmerzstörung gestellt.

6.3 Die Frage nach der Henne und dem Ei

Auch wenn Einigkeit darüber besteht, dass die Verbindung von psychischen Störungen und chronischem Schmerz extrem häufig ist, ist damit das Dilemma von «der Henne und dem Ei» noch lange nicht gelöst. Man weiss nicht immer, ob der chronische Schmerz die Ursache der psychischen Störung ist oder ob es sich umgekehrt verhält. Diese Frage wird heute meist dahingehend beantwortet, dass Angststörungen und Störungen durch psychotrope Substanzen (Alkohol, Medikamente) chronischen Schmerzen vorausgehen. Dagegen scheinen depressive Störungen eher in der Folge chronischer Schmerzen aufzutreten. Allerdings sind hierbei noch zahlreiche Fragen offen, da die Reihenfolge, in der die Störungen auftreten, noch nichts darüber aussagt, in welchem Kausalzusammenhang sie stehen.

R. J. Gatchel hat sich eingehend mit dieser Frage des Kausalzusammenhangs beschäftigt. Dieser Autor entwickelte ein Modell [8], das den Übergang von akutem Schmerz zu chronischem Schmerz beschreibt. Im ersten Stadium hat der Patient Gefühle von Furcht und Angst. Hält der Schmerz länger als zwei bis vier Monate an, beginnt eine zweite Phase mit einer breiteren Palette von Verhaltensweisen und Emotionen wie Wut, Verzweiflung und Ohnmachtsgefühle. Hält der Schmerz weiter an, wird das dritte Stadium erreicht, in dem der Patient unter Umständen eine *Krankenrolle* einnimmt. Diese Rolle berechtigt ihn dazu, sich von seinen üblichen Aufgaben und sozialen Verpflichtungen zurückzuziehen, worauf der *sekundäre Krankheitsgewinn* die Chronifizierung endgültig besiegelt. Für R. J. Gatchel wird dieser finale Ausgang der Entwicklung weitgehend durch die prämorbiden Merkmale des Patienten, seine sozioökonomische Situation sowie weitere äussere Faktoren bestimmt. Dieses Konzept entspricht dem *Diathese-Stress-Modell,* demzufolge die spezifische Belastung durch chronischen Schmerz zur Dekompensation vorbestehender psychopathologischer Züge führt.

Theoretische Vignette: erlernte Hilflosigkeit

Das Konzept der erlernten Hilflosigkeit (learned helplessness) wurde Ende der Sechzigerjahre von M. Seligman entwickelt.

Mit Stromstössen behandelte Hunde, die diese Reize mittels einer entsprechenden Apparatur steuern können, lernen schnell, diesen unangenehmen Reizen auszuweichen. Hunde, die dieselben Stromstösse erhalten, aber keine Möglichkeit haben, diese zu kontrollieren, resignieren schliesslich und bleiben passiv. Werden sie danach in eine Testsituation gebracht, in der sie die Schocks kontrollieren könnten, ist die zweite Gruppe unfähig zu lernen, den Stromstössen auszuweichen, und die Tiere akzeptieren die Situation passiv.

Ein solches resignativ-passives Verhalten wird mit dem Begriff der erlernten Hilflosigkeit bezeichnet. Diese führt nach dem kognitiv-behavioralen Modell der Depression zu so genannten «depressiogenen» Überzeugungen.

Bei der anhaltenden somatoformen Schmerzstörung erlebt der Patient gewöhnlich, dass er den Schmerz nicht beherrschen kann; dieses Gefühl des Kontrollverlusts könnte übrigens ein Faktor sein, der zu einer schlechten Prognose beiträgt [9].

6.4 Epidemiologischer Überblick

In der Beschreibung der *Schmerzstörung* im DSM-IV-TR werden Störungen im Zusammenhang mit psychotropen Substanzen (Medikamente, Alkohol) an erster Stelle der psychiatrischen Komorbidität genannt, danach folgen depressive Störungen und an letzter Stelle Angststörungen. Die ICD-10 gibt in den diagnostischen Beschreibungen gewöhnlich keine Begleitkrankheiten an. Der Literatur und klinischen Erfahrung zufolge besteht die psychiatrische Komorbidität von chronischem Schmerz im Wesentlichen in depressiven Störungen, in Störungen durch Substanzgebrauch, in Angststörungen und in Persönlichkeitsstörungen.

Die in der Literatur [10] angegebene Prävalenz depressiver Störungen schwankt zwischen 8 % und 80 %, wobei sich die Mehrzahl der Autoren darin einig ist, dass die Verbindung zwischen chronischem Schmerz und Depression äusserst stark ist und eine Depression bei chronischem Schmerz deutlich häufiger auftritt als in der Allgemeinbevölkerung. Die Prävalenz [11] substanzinduzierter Störungen beträgt 3,2 bis 18,9 %; diese Störungen sind daher zwar ein erhebliches Problem, aber keine wichtige Komorbidität von chronischem Schmerz. Während Angst eher bei akutem Schmerz auftritt, sind Angststörungen wie die Panikstörung, die generalisierte Angststörung und die posttraumatische Belastungsstörung bei chronischen Schmerzpatienten häufiger als in der Allgemeinbevölkerung. Und schliesslich bestätigen viele Ergebnisse, dass Persönlichkeitsstörungen bei chronischen Schmerzpatienten verbreiteter sind als in der Allgemeinbevölkerung, ohne dass jedoch eine dieser Störungen besonders überrepräsentiert wäre [8].

6.5 Schlussfolgerungen

Für den Arzt ist es im Wesentlichen wichtig zu wissen, dass der chronische Schmerz und die anhaltende somatoforme Schmerzstörung mit einer erhöhten psychiatrischen Komorbidität einhergehen. In der Praxis ist die Suche nach diesen komorbiden psychischen Störungen unerlässlich, da sie nicht nur Auswirkungen auf die Behandlung und die Prognose haben, sondern auch auf bestimmte Aspekte der Handhabung durch die Sozialversicherungen.

Psychische Störungen sind eine häufige Komorbidität von chronischem Schmerz (und der anhaltenden somatoformen Schmerzstörung). Es handelt sich im Wesentlichen um depressive Störungen, Angststörungen, Persönlichkeitsstörungen und Störungen durch psychotrope Substanzen.

Nach diesen komorbiden Störungen muss systematisch gesucht werden, weil die psychiatrische Komorbidität von chronischem Schmerz erhebliche Auswirkungen auf die Therapieoptionen, die Prognose und sogar auf bestimmte Aspekte der Handhabung durch die Sozialversicherungen haben kann.

Die folgenden Kapitel behandeln nacheinander die Hauptgruppen psychiatrischer Begleitkrankheiten bei chronischem Schmerz. Dies sind depressive Störungen, Angststörungen, Persönlichkeitsstörungen und Störungen durch psychotrope Substanzen. Die genaue Bezeichnung dieser verschiedenen psychischen Störungen findet sich in den beiden massgeblichen psychiatrischen Klassifikationssystemen (ICD-10 und DSM-IV-TR), in denen auch ihre diagnostischen Kriterien aufgeführt sind. Die Konsequenzen dieser Begleitkrankheiten für Therapie und Prognose sowie ihre Verbindung mit chronischem Schmerz werden für jede dieser Störungen besprochen. Auch auf Schlafstörungen wird kurz eingegangen. Abschliessend befasst sich Kapitel 11 mit Problemen wie Wut, Gewalt und Suizid bei chronischem Schmerz.

7 Chronischer Schmerz und depressive Störungen

7.1 Einleitung

Nach dem richtungsweisenden Artikel [12] von J.M. Romano und J.A. Turner in den 1980er Jahren ist es heute schon fast banal, darauf hinzuweisen, dass es zahlreiche Gemeinsamkeiten zwischen chronischem Schmerz und Depression gibt. Ältere psychiatrische Klassifikationssysteme definierten die Depression anhand der drei Kardinalsymptome traurige Stimmung, psychomotorische Verlangsamung und *seelischer Schmerz* [13]. Dieses letzte Symptom äussert sich in Form «einer Selbstabwertung, die recht schnell zu einer Selbstanklage, einer Selbstbestrafung und einem Schuldgefühl werden kann».

Später wurden die Begriffe *larvierte Depression, lächelnde Depression* und *Depression ohne Depression* eingeführt. Damit sind depressive Zustände gemeint, die sich im Wesentlichen durch körperliche Beschwerden und insbesondere durch Schmerzen äussern. Die affektive Komponente kann dabei sehr unauffällig sein. Diese Störungen sprechen dennoch auf die üblichen Behandlungen depressiver Störungen an. Allerdings sind diese speziellen Bezeichnungen für eine Depression weder in der ICD-10 noch im DSM-IV-TR enthalten.

Diese Bezeichnungen gehen nämlich auf die psychoanalytischen Konzepte der «*pensée opératoire*» und der *Alexithymie* zurück, mit denen beschrieben werden soll, dass manche Menschen unfähig sind, Emotionen auf andere Weise als durch *Somatisierungen* zu artikulieren. Seelisches Leiden würde sich dann auf körperlicher Ebene in Form funktioneller Störungen oder sogar tatsächlicher Gewebeschädigungen ausdrücken.

In der Literatur findet man heute das Konzept «*Körperliche Schmerzsymptome der Depression (pain/physical symptoms)*». Damit sind spezifisch die Schmerzen gemeint, die zum klinischen Bild bei einer depressiven Episode gehören. Es handelt sich meist um Lumbalgien, Kopfschmerzen, Bauchschmerzen sowie Muskel- und Gelenkschmerzen.

Neben den theoretischen Modellen und der klinischen Erfahrung bestätigen auch die epidemiologischen Daten die Verbindung zwischen Schmerz und Depression.

7.2 Epidemiologische Daten

Nach der grossen Literaturreview von G. R. Smith [10] liegt die Prävalenz der Depression bei chronischen Schmerzpatienten zwischen 8 % und 80 % beziehungsweise zwischen 8 % und 50 %, wenn nur die majore Depression berücksichtigt wird. Diese Zahlen liegen weit über der Prävalenz der Depression in der Allgemeinbevölkerung, die für beide Geschlechter zusammen 5 % beträgt. In derselben Übersichtsarbeit werden drei Studien zitiert, die nachweisen, dass nicht weniger als 57 % bis 66 % der Patienten mit majorer Depression über körperliche Schmerzen klagen. Und schliesslich zeigt eine Studie beim gesamten Patientenklientel in einem Gesundheitszentrum, dass die Prävalenz der Depression mit der Anzahl der Schmerzbeschwerden ansteigt.

Auch wenn die Verbindung zwischen Schmerz und Depression epidemiologisch eindeutig belegt ist, sind die abweichenden Zahlen zur Assoziation dieser beiden Störungen erstaunlich. Dafür könnte es mehrere Erklärungen geben. Zum einen sind die Populationen chronischer Schmerzpatienten heterogen. Ihre Besonderheiten können zahlreiche Faktoren betreffen: psychologische Merkmale, prämorbide psychische Störungen, Grad der sozialen Unterstützung, Behandlungskontext, Schmerzlokalisation, laufendes Entschädigungsverfahren. Deshalb können sich diese Populationen stark voneinander unterscheiden. Zum anderen wird bei der Rekrutierung in Schmerzsprechstunden eine spezifische Population von Patienten mit langjährigem Leiden und höchstwahrscheinlich höherer psychiatrischer Komorbidität ausgewählt als in Einrichtungen der Grundversorgung. Einige Studien verwendeten auch wenig zuverlässige Evaluationsmethoden (keine strukturierten Interviews zur Bestätigung der Diagnose einer Depression). Und zu guter Letzt können die diagnostischen Kriterien für eine Depression zwischen den einzelnen Studien erheblich variieren. Als Fazit ergibt sich, dass die Assoziation zwischen Depression und chronischem Schmerz ganz offensichtlich eng ist und dass depressive Störungen bei Schmerzpatienten mit Sicherheit häufiger sind als in der Allgemeinbevölkerung.

Erst ab 1980 wurden affektive Störungen systematisch nach strengen Kriterien klassifiziert und es kamen strukturierte Interviews auf, mittels denen man sie diagnostizieren und in Unterkategorien einordnen konnte, die einen hohen Grad von Validität und Reproduzierbarkeit aufwiesen.

7.3 Moderne Klassifikationen depressiver Störungen

Sowohl die ICD-10 als auch das DSM-IV-TR vereinfachten die diagnostischen Kategorien für affektive Störungen, so dass nur noch Kriterien für den Schweregrad des klinischen Bildes, für ein eventuelles Rezidiv und für den möglichen Wechsel zwischen manischen oder hypomanischen Zuständen angegeben werden. Die Klassifikation ist bewusst syndromatologisch ausgerichtet, das heisst, es wird nur das direkt Beobachtbare beschrieben, ohne die Ursachen des betreffenden klinischen Bildes zu berücksichtigen. Ein und dieselbe Ursache kann zu verschiedenen klinischen Bildern führen und ein und dasselbe klinische Bild kann verschiedene Ursachen haben.

In **Tabelle 7-1** sind die diagnostischen Kategorien der Depression in ICD-10 und DSM-IV-TR aufgelistet.

Eine depressive Episode wird im Wesentlichen diagnostiziert, wenn die meiste Zeit gedrückte Stimmung, deutlicher Verlust von Interesse und Freude, Verminderung des Antriebs und erhöhte Ermüdbarkeit vorliegen. Der Schweregrad der Störung wird in beiden Klassifikationen durch Anzahl, Art und Schweregrad der Symptome aus einer vorgegebenen Liste kodiert. Die Details sind in den beiden Diagnoseschlüsseln leicht zu finden.

In der ICD-10 gibt es die Untergruppe der depressiven Episoden *mit somatischem Syndrom,* damit sind vor allem der deutliche Interessensverlust, das frühmorgendliche Erwachen, das Morgentief der Depression, die Schlafstörungen und der Gewichtsverlust gemeint. Bei dieser Untergruppe werden keine möglichen Schmerzbeschwerden angegeben. Sie entspricht dem klinischen Bild der *endogenen oder melancholischen Depression* in älteren Klassifikationen.

Schwere depressive Episoden mit Halluzinationen oder Wahnvorstellungen werden in bestimmten Fällen als *mit psychotischen Symptomen* gekennzeichnet. Das Auftreten solcher Symptome gilt gewöhnlich als Zeichen für einen hohen Krankheitsschweregrad.

Als *Dysthymie* oder *dysthyme Störung* wird ein weniger schweres depressives Bild bezeichnet, das definitionsgemäss seit mindestens zwei Jahren besteht. Diese Störung entspricht in etwa der *depressiven Neurose* und der *neurotischen Depression* in früheren Klassifikationen. Diese Diagnose wird manchmal gestellt, wenn

Tabelle 7-1: Hauptkategorien depressiver Störungen nach ICD-10 und DSM-IV-TR

Code	ICD-10	DSM-IV-TR
F32.0	Leichte depressive Episode	Major Depression, einzelne Episode, gegenwärtig leicht
F32.1	Mittelgradige depressive Episode	Major Depression, einzelne Episode, gegenwärtig mittelschwer
F32.2	Schwere depressive Episode ohne psychotische Symptome	Major Depression, einzelne Episode, gegenwärtig schwer ohne psychotische Merkmale
F32.3	Schwere depressive Episode mit psychotischen Symptomen	Major Depression, einzelne Episode, gegenwärtig schwer mit psychotischen Merkmalen
F33.0	Rezidivierende depressive Störung, gegenwärtig leichte Episode	Major Depression, rezidivierend, gegenwärtig leicht
F33.1	Rezidivierende depressive Störung, gegenwärtig mittelgradige Episode	Major Depression, rezidivierend, gegenwärtig mittelschwer
F33.2	Rezidivierende depressive Störung, gegenwärtig schwere Episode ohne psychotische Symptome	Major Depression, rezidivierend, gegenwärtig schwer ohne psychotische Merkmale
F33.3	Rezidivierende depressive Störung, gegenwärtig schwere Episode mit psychotischen Symptomen	Major Depression, rezidivierend, gegenwärtig schwer mit psychotischen Merkmalen
F34.1	Dysthymia	Dysthyme Störung
F43.2	Anpassungsstörung mit kurzer depressiver Reaktion mit längerer depressiver Reaktion	Anpassungsstörung mit depressiver Stimmung

eine Anpassungsstörung mit depressiver Verstimmung länger dauert, als nach den massgeblichen Diagnoseschlüsseln erlaubt ist.

Hier müssen auch die *Anpassungsstörungen mit depressiver Verstimmung* erwähnt werden, die zwar in einen anderen Abschnitt als die affektiven Störungen gehören, aber mehr oder weniger dem alten Begriff *reaktive Depression* entsprechen. Sie beschreiben ein Bild mit einer niedergedrückten Stimmung von weniger hohem Schweregrad als dies bei den unter den depressiven Störungen *sensu stricto* eingeordneten klinischen Bildern der Fall ist. Dieser Zustand muss zudem eindeutig mit einem erkennbaren Belastungsfaktor korrelieren (Arbeitslosigkeit, Trennung, Unfall). Definitionsgemäss ist eine Anpassungsstörung vorübergehend und dauert nicht länger als sechs Monate, ausser im Fall der *Anpassungsstörung mit längerer depressiver Reaktion* der ICD-10, deren Höchstdauer auf 2 Jahre begrenzt ist. Der Arzt sollte daher hellhörig werden, wenn einem Patienten über mehrere Jahre von Akte zu Akte die Diagnose einer Anpassungsstörung (oder einer reaktiven Depression) anhaftet.

Nur zur Erinnerung sei kurz erwähnt, dass die bipolare Störung (früher manisch-depressive Psychose) Situationen bei Patienten abgrenzt, bei denen sowohl manische als auch depressive Episoden auftreten. Das DSM-IV-TR unterscheidet die *bipolare Störung I*, bei der klar erkennbare manische Zustände auftreten, von der *bipolaren Störung II*, bei der neben depressiven Episoden auch hypomanische (und keine manischen) Zustände vorkommen. Genetische Merkmale, der Verlauf und das Ansprechen auf die Behandlung lassen darauf schliessen, dass es sich bei den bipolaren Störungen I und II um zwei unterschiedliche Krankheiten handelt. Ausserdem gibt es noch die *zyklothyme Störung (Zyklothymia)*, ein Krankheitsbild mit relativ leichten Schwankungen zwischen niedergedrückter und gehobener Stimmung.

In den internationalen Klassifikationen ist der Begriff der depressiven Episode nicht zeitlich begrenzt und kann eine chronische Erkrankung bezeichnen, auch wenn dies paradox erscheinen mag.

Die Diagnose einer depressiven Episode stützt sich auf präzise Kriterien. Das DSM-IV-TR erfordert mindestens ein Symptom der ersten Kategorie (depressive Verstimmung oder Verlust von Interesse und Freude) und mindestens drei Symptome einer zweiten Kategorie (Schlaflosigkeit, Konzentrationsstörungen, Erschöpfung, Gedanken an den Tod usw.) während des gesamten Tages, an fast allen Tagen und für mindestens zwei Wochen. Die Kriterien der ICD-10 sind vergleichbar.

Die depressive Episode heilt meistens aus. In 20 bis 30 % der Fälle bleibt eine Restsymptomatik von geringerem Schweregrad als bei der ursprünglichen Störung bestehen, die aber dennoch erhebliches Leiden und Funktionseinbussen mit sich bringen kann. Man spricht dann von einer teilremittierten Episode einer Major Depression.

In 5 bis 10 % der Fälle hält die Störung länger als zwei Jahre mit dem ursprünglichen Schweregrad an. Das DSM-IV-TR sieht dafür die diagnostische Bezeichnung chronische Episode einer Major Depression vor, deren Risikofaktoren in der Literatur angegeben werden [14]. Die ICD-10 sieht keine Untergruppen für chronische oder teilremittierte depressive Episoden vor, was die Frage aufwirft, wie diese in der Klinik gar nicht so seltenen Situationen zu kodieren sind.

Für weniger schwere depressive Störungen kann die Chronizität anhand des Konzepts der dysthymen Störung (Dysthymia) angegeben werden, das in der ICD-10 und im DSM-IV-TR enthalten ist.

Wenn die Mehrzahl der klassischen Behandlungsmethoden versagt hat, spricht man manchmal von einer therapieresistenten Depression [15]. Dieser Begriff kommt jedoch in den diagnostischen Referenzmanualen nicht vor.

7.4 Wenn die Depression Schmerzen hervorruft

Dass bei einer Depression *körperliche Schmerzsymptome (pain/physical symptoms)* auftreten können, steht praktisch ausser Zweifel. Dafür sprechen verschiedene theoretische Modelle, die klinische Erfahrung und epidemiologische Daten. Dieses Merkmal wurde auch bereits in die diagnostischen Referenzmanuale aufgenommen.

Während in der ICD-10 nur erwähnt wird, dass bei einer Depression Elemente einer *Hypochondrie* auftreten können, ist das DSM-IV-TR hier expliziter. Erwähnt wird, dass manche Patienten bei depressiven Episoden «somatische Beschwerden (zum Beispiel körperliche Schmerzen) mehr als Gefühle der Traurigkeit betonen». Erwähnt werden auch hypochondrische Elemente in Form «übertriebener Besorgnis um die körperliche Gesundheit und Klagen über Schmerzen (zum Beispiel Kopf-, Gelenk-, Bauch- oder andere Schmerzen)». Und schliesslich unterstreicht das DSM-IV-TR, dass die Depression in manchen Kulturen unter Umständen «mehr über körperliche Beschwerden erlebt [wird] als in Form von Traurigkeit». Hingewiesen wird auch auf die Verbindung der «Aspekte der depressiven, der Angst- und der somatoformen Störungen» bei bestimmten Erscheinungsbildern.

Schmerzbeschwerden werden auch auf depressionsspezifischen Messskalen erfasst. Das in den 1960er Jahren entwickelte *Beck-Depressions-Inventar* (BDI-21)

[16] misst den Schweregrad einer Depression, wobei der Schwerpunkt auf den kognitiven, verhaltensbezogenen und somatischen Komponenten liegt. Das darin enthaltene Item 20 quantifiziert den Grad der Besorgnis des Patienten um die körperliche Gesundheit (*Hypochondrie*). Die *Hamilton-Depressions-Skala* (HAM-D) [17], die in derselben Zeit entwickelt wurde, legt die Betonung bewusst auf die somatischen Symptome und misst vor allem Schlaf, Appetit und Libido. Nach einer Hypochondrie wird in Item 15 gefragt. Schmerz kommt spezifisch in Item 13 vor, in dem nach Lumbalgien, Kopfschmerzen und Muskelschmerzen gefragt wird. Dies zeigt, dass die Referenzskalen für Depression ebenfalls schmerzbezogene Items enthalten.

Körperliche Schmerzen sind demnach bei depressiven Störungen häufig. Trotzdem sind sie nicht als solche in den diagnostischen Kriterien für die Depression enthalten – weder in der ICD-10 noch im DSM-IV-TR. Sie tauchen jedoch im Textteil dieser Diagnoseschlüssel auf, insbesondere im DSM-IV-TR. Sie werden auch in den Referenzskalen für Depression erwähnt, z. B. in der Hamilton-Depressions-Skala (HAM-D), die explizit Lumbalgien, Kopfschmerzen und Muskelschmerzen aufführt.

Theoretische, klinische und epidemiologische Daten bestätigen die grosse Häufigkeit körperlicher Schmerzsymptome bei einer Depression (pain/physical symptoms). Sie äussern sich zumeist als Lumbalgien, Kopfschmerzen, Bauchschmerzen sowie Muskel- und Gelenkschmerzen.

Diese Schmerzsymptome tauchen zwar nicht als solche in den diagnostischen Kriterien der depressiven Episode auf, jedoch wird auf den Referenzskalen, die den Schweregrad der Depression messen (HAM-D), danach gefragt und sie werden in den klinischen Beschreibungen des DSM-IV-TR explizit erwähnt, was ihre praktische Bedeutung bestätigt.

Deshalb besteht gemeinhin Konsens darüber, dass eine Depression körperliche Schmerzsymptome verursachen kann, die eng mit ihr verbunden sind. Es handelt sich meist um Lumbalgien, Kopfschmerzen, Bauchschmerzen sowie Muskel- und Gelenkschmerzen.

Für dieses Phänomen kann es mehrere Erklärungen geben. So wurden weiter oben die Konzepte der *pensée opératoire* und der *Alexithymie* erwähnt, auf die sich der Begriff der *Somatisierung* im psychodynamischen Modell stützt. Die kognitiven Verzerrungen bei einer Depression können ebenfalls die Körperwahrnehmung verändern und die Schmerzwahrnehmungsschwelle senken. Auch kulturelle und milieubedingte Faktoren können eine Rolle für das Ausmass der Schmerzbeschwerden bei einer Depression spielen. Dasselbe gilt für Charakteristika des Gesundheitssystems und insbesondere von Ärzten [18]. Zudem könnten neurovegetative Phänomene in Zusammenhang mit der Depression zum Auftreten von Schmerzempfindungen beitragen. Und schliesslich wiesen R. Melzack und P. Wall in ihrer *Gate-Control-Theorie* für Schmerz die Rolle absteigender Bahnen nach [19] und dokumentierten die physiologische Basis der kortikalen Steuerung der Schmerzwahrnehmung. Diese Steuerung ist bei einer depressiven Störung vermutlich verändert.

Das Vorliegen von Schmerzsymptomen bei einer Depression ist daher gut dokumentiert und durch fundierte theoretische Grundlagen abgesichert.

7.5 Wenn Schmerzen die Depression hervorrufen

Da affektive Störungen genetische, biologische und psychosoziale Ursachen haben, kann chronischer Schmerz über mehrere Mechanismen depressive Zustände auslösen [20].

Schmerz und Depression sind durch vielfältige neurochemische und neuroendokrinologische Prozesse miteinander verbunden. Sowohl bei Schmerz als auch bei der Depression sind serotonerge und noradrenerge Bahnen beteiligt [21]. Zum einen übermitteln die serotonergen Zellen des Nucleus raphe ihre Impulse an verschiedene Hirnregionen, wodurch Emotionen, Stimmungslage und Funktionen wie Appetit, Libido und Freude gesteuert werden. Die noradrenergen Zellen des Locus coeruleus regulieren zudem Aufmerksamkeit und kognitive Funktionen über ähnliche Bahnen. Auch die absteigenden monoaminergen Bahnen dienen zur Modulation von Schmerzwahrnehmungen aus der Körperperipherie. Folglich ist anzunehmen, dass eine Funktionsstörung auf der Ebene der serotonergen und noradrenergen Neuronen sowohl die Schmerzwahrnehmung als auch die Stimmungslage des Betroffenen beeinflusst. Diese Theorie wird jedenfalls als Argument für die Verwendung von Antidepressiva bei chronischem Schmerz vorgebracht. Schmerz und Depression sind biologisch miteinander verknüpft.

Auch die Psychoanalytiker haben mehrere Theorien zur Depression entwickelt, die vor allem auf Konzepten wie Verlust, Schuldgefühl, Wendung der Aggression gegen das Selbst und Veränderung der Selbstwertregulation basieren. Chronischer Schmerz kann dabei als auslösender oder aufrechterhaltender Faktor der depressiven Störung ins Spiel kommen.

Die kognitiven Theorien zur Depression gehen davon aus, dass spezifische *Überzeugungen und kognitive Verzerrungen* zu einer negativen Ansicht über sich selbst, die Welt und die Zukunft führen. Sie resultieren aus der Interaktion von unangenehmen Lebensereignissen und Persönlichkeitsmerkmalen und sind der Nährboden für Emotionen, Gedanken und Verhaltensweisen, die wie in einem Teufelskreis die depressive Störung aufrechterhalten. Die durch chronischen Schmerz verursachten Beziehungsstörungen und Rollenverluste können zu einem negativen Selbstbild und zu Niedergeschlagenheit führen, die dann die Isolation des Betroffenen verstärken und das Auftreten und die Aufrechterhaltung einer depressiven Störung begünstigen.

Das Konzept der *erlernten Hilflosigkeit* ist ein Modell für eine Art passive Resignation, analog zum Verhalten der mit Elektroschocks behandelten Hunde, die keine Möglichkeit hatten, den Stromstössen auszuweichen. Nach diesem Modell führen depressive Menschen ihre Probleme auf Ursachen zurück, über die sie keine Kontrolle haben. Die erlernte Hilflosigkeit führt wie in einem Teufelskreis zu weiteren depressiogenen Kognitionen. Bei Patienten mit anhaltender somatoformer Schmerzstörung, die angeben, keinerlei Kontrolle über ihre Schmerzen zu haben, ist dieses Gefühl der erlernten Hilflosigkeit häufig zu beobachten. Da sich bei diesen Patienten zuweilen auch resignativ-passive Verhaltensweisen entwickeln, können sich erhebliche Probleme bei der Behandlung ergeben. Mittels der erlernten Hilflosigkeit können sich chronischer Schmerz und Depression gegenseitig auslösen und verstärken.

Alle diese Erklärungsversuche für das Auftreten einer Depression bei chronischem Schmerz lassen sich schliesslich in ein *Diathese-Stress-Modell* integrieren. Dieses Modell basiert auf der Annahme, dass eine prämorbide Veranlagung (Diathese) als Nährboden für bestimmte psychische Störungen wirkt, die schliesslich durch chronischen Schmerz manifest werden.

7.6 Die Frage nach der Henne und dem Ei

Die durch die Frage nach der Henne und dem Ei veranschaulichte Problematik besteht darin, ob die Depression dem chronischen Schmerz vorausgeht oder ob es sich umgekehrt verhält. Hier stellt sich auch die Frage nach der *Kausalität*. Um diese zu beantworten, müssen nacheinander die folgenden grundlegenden Fragen gestellt werden, nämlich:

- Besteht ein Zusammenhang zwischen chronischem Schmerz und Depression?

- Falls ja: Sind chronischer Schmerz und Depression unterschiedliche Krankheitseinheiten?

- Falls dies zutrifft: Folgt die Depression dem chronischen Schmerz oder geht sie ihm voraus? Besteht eine kausale Verbindung zwischen Depression und chronischem Schmerz?

Die erste Frage ist die nach der Existenz eines Zusammenhangs zwischen Depression und chronischem Schmerz. Die Antwort darauf geben epidemiologische Untersuchungen. Wie weiter oben erwähnt wurde, beträgt die Prävalenz einer majoren Depression bei chronischem Schmerz 8 % bis 50 %, während sie in der Allgemeinbevölkerung für beide Geschlechter zusammen in der Grössenordnung von 5 % liegt [10]. Suizidgedanken, Suizidversuche und Suizide sind bei chronischen Schmerzpatienten häufiger. Bei diesen Patienten ist ein Suizid auch häufiger erfolgreich als bei suizidalen Menschen in der Allgemeinbevölkerung [22]. Da Suizidalität mit depressiven Zuständen korreliert, sind diese Daten ein zusätzlicher Beleg für die starke Assoziation zwischen chronischem Schmerz und Depression.

Einen weiteren Beleg liefern Studien zur Untersuchung der Verbindungen zwischen der depressiven Komorbidität und bestimmten Merkmalen von chronischem Schmerz. In einem grossen Literaturreview [22] fanden D.A. Fishbain und Mitarbeiter keine Arbeiten, die die Verbindung zwischen Depression und Schmerzlokalisation und -ausdehnung klar belegen. Sie stellten dagegen eine positive Korrelation zwischen dem Schweregrad der Depression und dem Schweregrad der Schmerzen, deren Dauer und der Anzahl der Schmerzpunkte fest. Aufgrund dieser Arbeiten, aufgrund dem Zusammenhang zwischen chronischem Schmerz und Suizidalität, aufgrund der hohen Prävalenz von Depression bei chronischen Schmerzpatienten und aufgrund der alltäglichen klinischen Erfahrung kann darauf geschlossen werden, dass die starke Assoziation zwischen Depression und chronischem Schmerz gut belegt ist.

Somit stellt sich die zweite Frage, nämlich nach der Abgrenzung zwischen chronischem Schmerz und Depression, da chronisches Schmerzverhalten manchmal einer bestimmten Form depressiver Störungen gleicht [23]. Bekanntlich sind ja bei Schmerz und Depression dieselben anatomischen Bahnen und Neurotransmitter (Noradrenalin und Serotonin) beteiligt. Bekannt ist auch die gemeinsame Semiologie von Sorgen, Asthenie, Verlangsamung, Schlaflosigkeit und Gewichtsabnahme. Und schliesslich ist bekannt, dass Antidepressiva auch bei bestimmten chronischen Schmerzen wirksam sind.

Allerdings ist zu konstatieren, dass chronischer Schmerz und Depression nicht gleichzeitig in Erscheinung treten. Sie können völlig unabhängig voneinander auftreten und verlaufen. Während die Wirksamkeit von Antidepressiva bei depressiven Störungen eindeutig und die Norm ist, ist sie bei chronischen

Schmerzen begrenzt und auf bestimmte sehr spezielle Schmerztypen beschränkt. Und schliesslich unterscheidet sich das klinische Bild der Depression doch erheblich von der Symptomatik bei chronischen Schmerzpatienten und eine depressive Störung ist vermutlich daher wohl doch nicht spezifisch für chronischen Schmerz, wie dies einige Arbeiten nachzuweisen versuchen.

Belege dafür liefern zwei von M. von Korff zitierte Studien [24]. Anhand von Daten aus einer Untersuchung [25] der Weltgesundheitsorganisation (WHO) wird festgestellt, dass die Komorbidität der anhaltenden somatoformen Schmerzstörung genauso die Angststörungen (Panikstörung, generalisierte Angststörung und Agoraphobie) umfasst wie die depressiven Störungen. Dies lässt die *Spezifität* der Verbindung zwischen chronischem Schmerz und Depression fraglich erscheinen. Die andere Studie, die ebenfalls auf Daten der WHO basiert, verglich die Ergebnisse eines Symptomfragebogens bei Patienten mit chronischen Schmerzen (Lumbalgien, Kopfschmerzen und temporomandibulären Schmerzen) mit den Ergebnissen bei nicht selektierten Patienten in der Primärversorgung. Die chronischen Schmerzpatienten hatten einen höheren Score für Schlaflosigkeit, Asthenie, Sorgen und das «Gefühl, dass alles anstrengend ist». Sie unterschieden sich jedoch nur wenig von der Allgemeinbevölkerung bezüglich typischer Symptome einer Depression wie Hoffnungslosigkeit und geringerem Selbstwertgefühl und praktisch gar nicht bezüglich Schuldgefühlen, Selbstanklagen und Gefühlen der Einsamkeit. Diese Ergebnisse sprechen eher dafür, dass das chronische Schmerzbild eine gegenüber der depressiven Störung eigenständige Einheit ist, selbst wenn sich diese beiden Situationen teilweise überschneiden und verstärken.

Wenn also chronischer Schmerz und Depression zwar häufig miteinander assoziiert sind, aber doch eigenständige Krankheitsentitäten darstellen, muss untersucht werden, welche der beiden der anderen vorausgeht und ob möglicherweise eine kausale Verbindung zwischen ihnen besteht.

In ihrem Literaturreview [22] zeigen D. A. Fishbain und Mitarbeiter, dass die grosse Mehrheit der Studien über dieses spezifische Thema nicht bestätigt, dass in der Vorgeschichte chronischer Schmerzpatienten depressive Störungen vorlagen. Die so genannte Hypothese einer depressiven «Vorgeschichte» wird daher durch die aktuellen Forschungsergebnisse widerlegt. Jedoch gibt es eine Untergruppe von Patienten mit depressiven Episoden in der Vorgeschichte, welche bei chronischem Schmerz wieder auftraten. Diese spezielle Situation könnte an eine erbliche Komponente denken lassen, weil es nämlich Hinweise [26] darauf gibt, dass bei chronischen Schmerzpatienten der Prozentsatz von Eltern mit depressiven Störungen höher ist als in der Allgemeinbevölkerung. Diese biologische Hypothese der «Prägung» durch die depressive Störung ist für eine bestimmte Patientengruppe offenbar belegt.

Für D. A. Fishbain und Mitarbeiter ist jedoch die Hypothese der «Folge» besser belegt. Die Mehrzahl der Studien zu dieser Frage zeige nämlich nicht nur, dass die Depression die Folge von chronischem Schmerz sei und es sich nicht umgekehrt verhielte, sondern sämtliche Arbeiten, die gezielt zu dieser Frage durchgeführt wurden, belegten ausserdem die kausale Verknüpfung zwischen Ursache und Wirkung.

Auch wenn diese Studien ihre Einschränkungen haben (grosse Variabilität bezüglich der ausgewählten Patienten, der Diagnostik und Messung der Depression, Symptomüberlappung zwischen chronischem Schmerz und depressiver Störung), scheinen sie dennoch zu bestätigen, dass normalerweise der chronische Schmerz die Ursache der Depression ist und nicht umgekehrt.

Bei den Überlegungen muss jedoch noch mehr in Betracht gezogen werden. So kann man einen Patienten mit neuropathischen Schmerzen, die von einer Laparotomienarbe ausgehen, nicht mit einem Patienten mit anhaltender somatoformer Schmerzstörung vergleichen. Beim neuropathischen Schmerz gibt es ein medizinisch erklärbares Symptom, das weitgehend auf einen linearen Kausalzusammenhang zurückgeführt werden kann, weil sich der Grossteil des Schmerzbildes durch neurologische *Läsionen* erklären lässt. Beim chronischen Schmerzverhalten der somatoformen Störung sieht sich der Arzt dagegen einer komplexen Situation gegenüber, die nicht allein aufgrund eines linearen Kausalzusammenhangs zu verstehen ist. Die Genese des Leidens muss daher notwendigerweise auf multiple Faktoren zurückgeführt werden, die von der molekularen Ebene bis zur kulturellen Dimension der betreffenden Situation reichen. Je mehr man sich dem medizinisch Unerklärbaren annähert, umso höher ist der Stellenwert, der der Komplexität und der so genannten *zirkulären Kausalität* zukommt. Das rein lineare Modell von der Henne und dem Ei ist daher in solchen Fällen nicht wirklich anwendbar. Diese Beobachtung gilt auch für die anderen komorbiden psychischen Störungen von chronischem Schmerz.

7.7 Konsequenzen der depressiven Komorbidität

Konsequenzen für Klinik und Verlauf

Erwartungsgemäss bestätigen zahlreiche wissenschaftliche Arbeiten, dass die depressive Komorbidität die Funktionsstörungen bei Patienten mit chronischem Schmerz verstärkt. Literaturreviews [5, 27] berichten einhellig, dass eine überlagerte Depression die Chancen des Ansprechens auf die Behandlung verringert, dass sie die Schmerzwahrnehmung und -intensität steigert und die

Schmerzdauer verlängert, was sowohl das Schonverhalten verstärkt wie auch die Invalidität erhöht, wenn jene mittels Krankheits- und Hospitalisationsdauer gemessen werden.

Im Gegensatz dazu gibt es aber auch Belege dafür, dass das Vorliegen körperlicher Schmerzen bei einer Depression die Prognose der depressiven Störung verschlechtert, umso mehr, da die somatische Präsentation der Depression dazu beiträgt, dass die Diagnose in der Grundversorgung gar nicht oder erst verspätet gestellt wird [27].

Konsequenzen für die Behandlung

Depression und chronischer Schmerz überlappen und verstärken sich gegenseitig wie in einem Teufelskreis. Sind chronische Schmerzen die Hauptbeschwerde, wie dies bei der anhaltenden somatoformen Schmerzstörung der Fall ist, besteht die Gefahr, dass Zeichen und Symptome einer Depression übersehen werden und die Diagnose nicht gestellt wird, zumal Patienten mit so genannten «funktionellen» Beschwerden eher über ihre körperlichen Beschwerden klagen und ihre psychosozialen Probleme herunterspielen.

Auf der anderen Seite kann es vorkommen, dass der Kliniker bei bestimmten Patienten, bei denen die affektive Symptomatik im Vordergrund steht, körperliche Beschwerden und Schmerzen, die mit der Depression zusammenhängen, übersieht. Diese Schmerzsymptome haben jedoch klinisch eine Bedeutung, weil sie sich höchstwahrscheinlich ungünstig auf die Prognose der depressiven Episode auswirken werden [28].

Daher ist es wichtig, systematisch sowohl nach körperlichen Schmerzsymptomen im Zusammenhang mit der Depression zu suchen, wie auch nach einer Depression bei chronischem Schmerz. Das Ziel des Therapeuten ist es nämlich, eine umfassende Behandlung der Störungen einzuleiten und dabei das gesamte Krankheitsbild zu berücksichtigen.

Für Schmerz und Depression gibt es spezifische Behandlungsmethoden. Besteht eine Komorbidität, kann die Psychotherapie neben klassischen Behandlungsansätzen für das depressive Syndrom Stress- und Schmerzbewältigungstechniken anbieten. Für die medikamentöse Behandlung werden heutzutage von einigen Autoren Substanzen empfohlen, die sowohl auf Noradrenalin wie auch auf Serotonin wirken, da bei Schmerz und bei Depression die gleichen monoaminergen Bahnen beteiligt sind [29]. In Betracht kommen somit die meisten *trizyklischen Antidepressiva*, deren Nachteile jedoch bekannt sind, wie auch dual wirkende Antidepressiva vom Typ *Venlafaxin, Milnacipran oder Duloxetin. Mirtazapin,* welches einen besonderen Wirkungsmechanismus hat, kommt ebenfalls in Frage.

Unter praktischen Gesichtspunkten ist es wesentlich, das klinische Bild der depressiven Störung (mit den damit verbundenen körperlichen Schmerzsymptomen) von einem chronischem Schmerz zu unterscheiden, der durch eine depressive Störung erschwert wird.

Die Behandlung der depressiven Störung im eigentlichen Sinne – mit oder ohne Schmerzbeschwerden – ist gut kodifiziert und erlaubt es, bezüglich Prognose sowohl auf eine Vollremission als auch auf eine Rückfallprävention abzuzielen. Die Prognose bei chronischem Schmerz und insbesondere bei der anhaltenden somatoformen Schmerzstörung ist dagegen sehr zurückhaltend zu stellen. Im letzteren Fall sind die realistischen Behandlungsziele nicht die Heilung, sondern einfach die Verbesserung der Lebensqualität des Patienten und seines Umfelds. Die Behandlung der komorbiden Depression ist dann eine Massnahme unter anderen. Eine Remission ist bei einer bereits chronifizierten Schmerzstörung nämlich ungewöhnlich, weil ja erhebliche biologische, psychologische und soziale Faktoren zu ihrer Aufrechterhaltung beitragen.

Die Assoziation zwischen Schmerz und Depression ist extrem häufig. In der Praxis muss der Arzt zwei Situationen unterscheiden.

Die erste Situation ist die, dass *körperliche Schmerzsymptome in Zusammenhang mit der Depression* vorhanden sind. Diese Symptome geben sich unter einer *lege artis* durchgeführten Behandlung der depressiven Störung. Die Prognose ist im Allgemeinen gut.

Die zweite Situation ist die einer Assoziation zwischen einer Depression und einer anhaltenden somatoformen Schmerzstörung. Die Depression muss zwar in diesem Fall ebenfalls behandelt werden, die Behandlungsziele sind jedoch auf die Verbesserung der Lebensqualität beschränkt. Die Prognose ist zurückhaltend zu stellen.

Während die Behandlung depressiver Störungen (mit oder ohne körperliche Schmerzsymptome) gut dokumentiert ist, fehlen bisher schlüssige und evidenzbasierte Belege zum therapeutischen Vorgehen bei chronischem Schmerz, der durch eine Depression kompliziert wurde.

7.8 Schlussfolgerungen

In den letzten Jahren sind zahlreiche Arbeiten über die Assoziation zwischen chronischem Schmerz und Depression erschienen. Sie richten sich im Wesentlichen an epidemiologischen Daten aus, können jedoch nicht mit Sicherheit eine kausale Verbindung zwischen den beiden Einheiten herstellen, auch wenn es überzeugende Belege dafür gibt, dass chronischer Schmerz in vielen Fällen der Depression vorausgeht und diese verursacht.

Die Behandlung der depressiven Störung selbst – mit oder ohne damit verbundene körperliche Schmerzbeschwerden – ist gut kodifiziert. Ihre Wirksamkeit ist ausreichend belegt, um realistische Ziele wie eine Vollremission und Rückfallprävention anzustreben.

Dies gilt allerdings nicht für Situationen, in denen die depressive Störung als Komorbidität chronische Schmerzen und insbesondere eine anhaltende somatoforme Schmerzstörung überlagert. In der aktuellen Literatur finden sich keine Erkenntnisse darüber, welche spezifischen Behandlungsmassnahmen in diesem Fall geeignet sind. Eine depressive Störung, die chronischen Schmerz begleitet, kann nach den üblichen Regeln der Depressionstherapie behandelt werden. Diese Therapie ist jedoch nur eine Massnahme unter anderen, um die Lebensqualität des betreffenden Patienten und – in begrenztem Masse – auch seine Funktionsfähigkeit zu verbessern. Die klinische Erfahrung zeigt, dass die realistischen Therapieziele bei somatoformem Schmerz wegen der erheblichen biologischen, psychologischen und sozialen Faktoren, die die Chronizität aufrechterhalten, sehr zurückhaltend abgesteckt werden müssen.

8 Chronischer Schmerz und Angststörungen

8.1 Einleitung

In den letzten Jahren wurden auf dem Gebiet der Angststörungen erhebliche therapeutische Fortschritte erzielt, dank der Einführung spezifischer psychotherapeutischer Verfahren und neuer Psychopharmaka wie der selektiven Serotonin-Wiederaufnahmehemmer (SSRI). Diese Fortschritte in der Psychiatrie eröffneten neue therapeutische Wege in bestimmten Situationen, in denen die anhaltende somatoforme Schmerzstörung durch eine Angststörung kompliziert ist.

Derzeit ist die Literatur zu diesem Gebiet spärlich und die Daten sind ziemlich inkonsistent. Recht gut belegt ist, dass Angststörungen bei chronischen Schmerzpatienten häufiger sind als in der Allgemeinbevölkerung. Generell besteht auch Konsens darüber, dass Angststörungen dem chronischen Schmerz eher vorausgehen als umgekehrt [8]. Diese Beobachtung beantwortet übrigens schon teilweise die Frage nach der Henne und dem Ei. Sie stützt auch das *Diathese-Stress-Modell*, wonach prämorbide Angst durch die belastende Schmerzerfahrung und deren persönliche, interpersonelle, soziale und berufliche Auswirkungen manifest wird.

Für den Kliniker ist es eine alltägliche Feststellung, dass eine Angststörung, welche chronische Schmerzen überlagert, die Lebensqualität vermindert. Diese Beobachtung wird jedoch nicht eindeutig durch evidenzbasierte Erkenntnisse belegt. Die negativen Auswirkungen einer komorbiden Angststörung auf das Risiko einer Invalidisierung sind ebenfalls nicht sicher nachgewiesen, auch wenn heute bekannt ist, dass *Katastrophisierung* und *angstbedingte Vermeidung (fear avoidance)* von Schmerz und Bewegung eine ungünstige Rolle spielen können.

8.2 Epidemiologische Daten

Gewöhnlich wird Angst mit akutem Schmerz, Depression hingegen mit chronischem Schmerz in Verbindung gebracht. Die Literatur zeigt jedoch, dass die Inzidenz von Angststörungen bei chronischen Schmerzpatienten höher ist als in der Allgemeinbevölkerung. In einer europäischen Studie [3] bei Patienten mit Störungen des Bewegungsapparats, davon 72 % mit Lumbalgien, kamen Angststörungen mit einer Prävalenz von 15 % auf Platz eins der psychiatrischen Komorbidität. In einer Untersuchung [7] bei 200 Patienten mit chronischer Lumbalgie, darunter 97 % mit somatoformer Schmerzstörung nach DSM-III-R, wurde bei 19 % der Patienten eine spezifische Angststörung festgestellt. Dieser Prozentsatz ist weitaus höher als in der Allgemeinbevölkerung (10 %). Andere Studien [8] bestätigen diese Beobachtung. Vermutlich sind die am häufigsten mit chronischem Schmerz assoziierten Angststörungen die Panikstörung, die generalisierte Angststörung und die posttraumatische Belastungsstörung; allerdings gibt es dazu keine wirklich beweiskräftigen Daten.

Daher ist festzuhalten, dass Angst nicht nur bei akutem Schmerz auftritt. Die klinische Erfahrung und einige veröffentlichte Arbeiten belegen, dass Angst auch eine wesentliche Rolle spielt, wenn das Verhalten eines Invaliden und chronisch Schmerzkranken aufrecht erhalten wird. Nach Ansicht des Autors wird die Rolle von Angststörungen bei chronischem Schmerz wahrscheinlich unterschätzt.

8.3 Moderne Klassifikationen der Angststörungen

Das Kapitel Angststörungen hat mit der Einführung der modernen Klassifikationen eine sehr wichtige Umgestaltung erfahren. In der ICD und im DSM trat der Begriff der Neurose zunehmend in den Hintergrund. Stattdessen wurden syndromatologische Krankheitsbilder eingeführt, die bewusst deskriptiv, operational und theoriefrei gefasst sind. Im DSM wurde der Begriff der Neurose schliesslich völlig aufgegeben. In der ICD ist er noch in der Überschrift von Abschnitt F40–F48 erhalten: «Neurotische, Belastungs- und somatoforme Störungen». In den spezifischen diagnostischen Kategorien taucht der Begriff der Neurose dagegen nicht mehr auf.

Die verschiedenen diagnostischen Einheiten der beiden Referenzmanuale sind in **Tabelle 8-1** aufgeführt. Sie zeigt, dass die terminologischen und konzeptionellen Unterschiede zwischen ICD-10 und DSM-IV-TR minimal sind und für den Nichtspezialisten keine wirkliche Bedeutung haben.

Tabelle 8-1: Die wichtigsten Angststörungen nach ICD-10 und DSM-IV-TR

Codes	ICD-10	DSM-IV-TR
F40.00	Agoraphobie ohne Panikstörung	Agoraphobie ohne Panikstörung in der Vorgeschichte
F40.01	Agoraphobie mit Panikstörung	Panikstörung mit Agoraphobie
F41.0	Panikstörung (episodisch paroxysmale Angst)	Panikstörung ohne Agoraphobie
F40.1	Soziale Phobien	Soziale Phobie
F40.2	Spezifische (isolierte) Phobien	Spezifische Phobie
F41.1	Generalisierte Angststörung	Generalisierte Angststörung
F41.2	Angst und depressive Störung, gemischt	–
F42.x	Zwangsstörung	Zwangsstörung
F43.1	Posttraumatische Belastungsstörung	Posttraumatische Belastungsstörung
F43.22	Anpassungsstörung Angst und depressive Reaktion gemischt	Anpassungsstörung mit Angst und depressiver Stimmung mit Angst
F43.28	–	

Für manche Schulen ist der Ausgangspunkt der Angststörungen die Panikattacke, da diese alle Verhaltensweisen zur Vermeidung so genannter «phobogener» Situationen bestimme.

Eine *Panikattacke* ist ein gut abgegrenzter, plötzlicher starker Angstanfall, begleitet von dem Gefühl einer drohenden Katastrophe (Angst, die Kontrolle zu verlieren, verrückt zu werden, ohnmächtig zu werden oder zu sterben). Ähnliche Konzepte sind die *Spasmophilie* oder *Hyperventilationstetanie*. Bei Panikattacken treten verschiedene Körperempfindungen wie Herzklopfen, Erstickungsgefühl, Schweissausbruch, Zittern, Übelkeit, Schwindel und Bauchbeschwerden auf. ICD-10 und DSM-IV-TR definieren präzise, wie viele Symptome vorliegen müssen, damit die Diagnose einer Panikattacke gestellt werden kann. Wenn diese diagnostische Schwelle nicht erreicht wird und nur eine bestimmte Anzahl von Symptomen vorliegt, spricht man von einer *symptomarmen Panikattacke*.

Wiederholte Panikattacken führen häufig zu konditioniertem Vermeidungs-verhalten aus Angst vor einer neuen Attacke (*Angst vor der Angst*). Der Betroffene meidet alles, was ihm Angst macht, und lässt sich unter Umständen an Orte und in Situationen, die ihm gefährlich erscheinen, von einer Sicherheit gebenden Person begleiten (*kontraphobisches Objekt*). Diese neue Organisation des Alltags, die von der Angst vor der Angst geprägt ist, wird nicht als «Panikattacke», sondern als «Panikstörung» bezeichnet, da es sich hierbei um einen ständigen und dauer-haften Zustand und nicht nur um einen punktuellen Anfall handelt.

Unter *Agoraphobie* wird nicht nur die Angst vor Menschenmengen verstan-den, wie es die Etymologie nahe legt. In den diagnostischen Referenzmanualen ist sie als Angst vor Situationen definiert, in denen ein Entkommen schwierig oder peinlich sein könnte oder in denen es problematisch wäre, im Fall einer Panikattacke Hilfe zu erhalten. Solche Situationen sind typischerweise Men-schenmengen (Kaufhäuser), aber auch geschlossene Räume (Aufzug, Autobus), Verkehrsstaus, Brücken, Tunnels oder einfach nur das Zuhause verlassen zu müssen. Die Agoraphobie geht häufig mit einer Panikstörung einher.

Die *spezifische (einfache) Phobie* beschreibt Situationen, in denen übermässige Angst vor bestimmten Dingen oder deutlich abgegrenzten Situationen besteht. Dabei kann es sich um Tiere (Spinnen, Schlangen), Landschaften (grosse Höhen, grosse Weiten, Wasser) oder die Triade Blut-Spritzen-Unfall handeln, von der bekannt ist, dass sie starke vagale Reaktionen (Ohnmacht) auslöst. Der situati-onsbedingte Untertyp, der sich auf geschlossene Räume (Aufzüge, öffentliche Verkehrsmittel und Staus) bezieht, ist sehr ähnlich wie die Agoraphobie, jedoch ist das angstmachende Objekt stärker eingegrenzt als bei dieser.

Als *soziale Phobie* wird die Angst bezeichnet, die in einer sozialen Situation oder vor einem öffentlichen Auftritt entsteht (vor Publikum auftreten, in der Öffentlichkeit sprechen, in der Öffentlichkeit essen, Veranstaltungen besuchen). Sie kann wie Schüchternheit wirken, führt aber zu viel stärkerem Leiden und Funktionsstörungen als diese.

Die *generalisierte Angststörung* ist im Wesentlichen als Angst definiert, bezie-hungsweise als das Vorhandensein von übermässigen Befürchtungen, die einen Dauerzustand darstellen (mindestens sechs Monate), den der Betroffene als unnormal empfindet. Diese Patienten haben «Angst vor der Angst». Die Störung geht gewöhnlich mit Ermüdbarkeit, Schlafstörungen, Anspannung, Reizbarkeit und Muskelverspannungen einher.

Die *Zwangsstörung* ging wegen der hohen Medienaufmerksamkeit in den letzten Jahren mit der Abkürzung OCT (obsessive compulsive trouble) in die Umgangssprache ein. Bei dieser Störung bestehen Zwangsvorstellungen (sich aufdrängende Gedanken, Impulse oder Vorstellungen) und/oder Zwangshandlungen, die der Betroffene nicht unterdrücken kann. Dazu gehören die klassischen stereotypen Handlungen wie Wasch-, Ordnungs- und Kontrollrituale oder auch Gedankenrituale (beten, zählen, Worte wiederholen).

Die ICD-10 klassifiziert die *posttraumatische Belastungsstörung* in einen Unterabschnitt, in dem Reaktionen auf schwere Belastungen aufgeführt sind. Das DSM-IV-TR schliesst sie dagegen in das Kapitel der Angststörungen ein. Bei dieser heute gut bekannten Erkrankung kommt es im Wesentlichen zu ständigen Intrusionen (Alpträume, Flashbacks) des traumatischen Ereignisses, zur Vermeidung von Dingen, die das Ereignis in Erinnerung rufen, und zu einem *Numbing,* das heisst einer Art Betäubung oder Abstumpfung von Interesse und Affekten. Zudem besteht auch ein Zustand der Übererregung (Reizbarkeit, Schlaflosigkeit, Schreckhaftigkeit, Konzentrationsstörungen und Hypervigilanz), der zu ständig erhöhter Wachsamkeit führt. Die Störung tritt gewöhnlich nach einer als sehr bedrohlich erlebten und mit einer Schreckreaktion einhergehenden Belastung auf.

Angststörungen sind heute bei Patienten und Ärzten besser bekannt, weil sie genauer definiert sind und es inzwischen wirksame Behandlungen dafür gibt.

In neuen epidemiologischen Untersuchungen wird für einige dieser Störungen ein erheblicher Anstieg der Prävalenz angegeben. Dies liegt wahrscheinlich daran, dass Ärzte sie besser erkennen, und dass die Patienten gelernt haben, solche Beschwerden zu verbalisieren.

Klinische Erfahrungen – und in geringerem Masse die Fachliteratur – zeigen, dass sich alle Angststörungen negativ auf chronischen Schmerz und insbesondere auf die anhaltende somatoforme Schmerzstörung auswirken können. Im Folgenden werden diese Störungen im Einzelnen besprochen. Bestimmte Situationen werden durch ein Fallbeispiel illustriert. Auf das Konzept der angstbedingten Vermeidung von Bewegung, die Ähnlichkeit mit einfachen oder spezifischen Phobien hat, wird gesondert eingegangen.

8.4 Chronischer Schmerz und spezifische Angststörungen

Chronischer Schmerz und Panikstörung

Panikattacken sind kurze und gut abgegrenzte Anfälle, die die meisten Angststörungen begleiten können. Bei der Panikstörung liegt dagegen ein dauerhafter

Zustand vor, bei dem die Betroffenen in der «Angst vor der Angst» leben, das heisst ständig Angst haben, eine neue Panikattacke zu bekommen. Die Betroffenen entwickeln dann häufig ein agoraphobisches Verhalten, das heisst, sie meiden Situationen, in denen es schwierig wäre, diese bei einer Panikattacke zu verlassen oder dann Hilfe zu bekommen. Die Störung tritt manchmal unmittelbar nach einem Trauma auf und kann die Komorbidität oder Restsymptomatik einer posttraumatischen Belastungsstörung sein, die eine anhaltende somatoforme Schmerzstörung begleitet. Bei schweren Formen mündet die Panikstörung in soziale Isolation. Sie wird häufig durch eine depressive Störung, durch eine andere Angststörung oder durch den Missbrauch psychotroper Substanzen kompliziert. Manchmal spricht sie schnell und spektakulär auf moderne Therapiemethoden an (kognitive Psychotherapie, Antidepressiva).

Panikattacken und Panikstörungen sind bei chronischem Schmerz und der anhaltenden somatoformen Schmerzstörung häufige Probleme. Da Schmerz eine unangenehme Empfindung ist, können sowohl akute, wie auch chronische Schmerzen ein Gefühl der Bedrohung hervorrufen. Er kann der Nährboden für Katastrophenszenarien sein, wenn die Patienten eine Chronifizierung oder Verschlechterung befürchten (*Katastrophisierung).* Patienten mit chronischen Schmerzen und anhaltender somatoformer Schmerzstörung richten häufig ihre Aufmerksamkeit auf ihre Empfindungen und Sinneswahrnehmungen *(Hypervigilanz),* entweder aus Angst vor Schmerzen oder wegen negativer Interpretationen (Hypochondrie, Katastrophisierung), die sie diesen Wahrnehmungen zuschreiben. *Katastrophisierung und Hypervigilanz* sind auch die Schlüsselelemente für den Teufelskreis bei Panikattacken. Eine simple physiologische Pulsbeschleunigung kann dann als Bedrohung wahrgenommen und interpretiert werden, einem Panikgefühl Vorschub leisten und eine ganze Kaskade neurovegetativer Reaktionen auslösen, welche die Überzeugung, dass eine Katastrophe bevorsteht, weiter verstärken. Die Mechanismen bei Schmerz und Panik sind daher ähnlich und häufig miteinander verschränkt und ihre Erkennung könnte neue interessante therapeutische Wege eröffnen.

Fallvignette

Madame C. ist eine 47-jährige Schweizerin, die 20 Jahre vor der ersten psychiatrischen Untersuchung Opfer eines Fallschirmunfalls wurde. Sie lebt derzeit allein und kümmert sich intensiv um ihre Haustiere. Sie hat keinen Freund

und ausser mit ihren Eltern nur sehr wenige Kontakte. Sie arbeitet halbtags als Büroangestellte in einer grossen Verwaltungsbehörde. Finanziell ist sie unabhängig, weil sie neben ihrem Gehalt eine Unfall- und Invaliditätsrente erhält.

Die Zeit vor dem Unfall schildert sie als ideal mit zahlreichen sozialen und sportlichen Aktivitäten in einer als harmonisch und ohne besondere Probleme beschriebenen Familie. Entwicklung, Schulzeit und Berufsaubildung verliefen ohne grössere Probleme. Die Patientin verneint jegliche psychischen Probleme vor dem Unfall, abgesehen von einer Dyslexie, die sich zeitweise negativ auf ihre Schulleistungen auswirkte.

Als junge Erwachsene erlitt sie bei einem Fallschirmunfall multiple Frakturen ohne innere Verletzungen und ohne Schädel-Hirn-Trauma. Sie gibt an, man habe sie für tot gehalten. Die traumatische Erinnerung ist jedoch die an eine Lungenembolie einige Tage nach der stationären Aufnahme; damals glaubte die Patientin, sie würde sterben und sei von der Nachtschwester im Stich gelassen worden.

Der körperliche Verlauf war günstig, es blieben jedoch noch Schmerzen und Funktionseinschränkungen bestehen. Die Patientin konnte wieder halbtags arbeiten. Wegen einer Zunahme der Schmerzbeschwerden vor einiger Zeit wurde an eine anhaltende somatoforme Schmerzstörung gedacht; diese Verschlechterung war Anlass für eine vollständige Arbeitsunfähigkeit in den drei Monaten vor der psychiatrischen Untersuchung.

Die genaue Anamneseerhebung ergab, dass Frau C. nach Ende ihres Spitalaufenthalts vor zwanzig Jahren typische Panikattacken hatte. Die Katastrophengedanken richteten sich im Wesentlichen auf die Angst, zu sterben. Sie hatte Herzklopfen, Schweissausbrüche und ein Engegefühl im Hals. Diese Symptome riefen jedes Mal die Erinnerung an die Lungenembolie hervor. Die Anfälle verschwanden schnell und wurden durch eine «Angst vor der Angst» ersetzt. Die Patientin zog sich schliesslich immer mehr zurück, ging nur noch selten aus, mied öffentliche Orte, bestimmte Verkehrsmittel und umschlossene Räume (Aufzüge, Kino). Die Panikstörung wurde nie diagnostiziert und behandelt. Die Patientin hatte auch nie darum nachgesucht, weil sich schliesslich ein Gleichgewicht zwischen ihr und ihren Eltern eingestellt hatte, die umgehend allen ihren Bitten um Sicherheit nachkamen.

In diesem geschlossenen System war eine heilbare psychiatrische Erkrankung weder diagnostiziert noch adäquat behandelt wurden. Zwanzig Jahre nach Beginn der Störung führte eine psychotherapeutische Behandlung nach einigen Sitzungen im Monat zu einer erheblichen Besserung der Angststörung.

Die Patientin hat nur noch nachts Symptome, wobei die Behandlung allerdings noch nicht abgeschlossen ist. Ihre Berufstätigkeit hat sie jedoch nicht wieder aufnehmen können.

Wahrscheinlich hätte Frau C. eine völlig andere Lebensqualität gehabt, wenn die Panikstörung von vornherein adäquat behandelt worden wäre.

Chronischer Schmerz und posttraumatische Belastungsstörung

In der Regel tritt die posttraumatische Belastungsstörung nach einer als extrem angesehenen Belastung auf. Sie ist gekennzeichnet durch Intrusionen (Alpträume, Flashbacks), eine Abstumpfung von Affekten, eine Vermeidung von allem, was an das Trauma erinnert, und einen Zustand der Übererregung (Hypervigilanz, Schreckhaftigkeit, Schlaflosigkeit, Reizbarkeit).

Dieses klinische Bild ist zwar unmittelbar nach einem Trauma häufig, jedoch nur dann behandlungsbedürftig, wenn es länger als vier Monate besteht und die persönliche oder soziale und berufliche Funktionsfähigkeit des Betroffenen weiterhin beeinträchtigt. Von übermässigen psychologischen Frühinterventionen (*Debriefing*) wird heute abgeraten [30]. In der Regel bildet sich die Störung spontan zurück, auch wenn häufig einige Restsymptome zu sehen sind. Manchmal wird beobachtet, dass das Vermeidungsverhalten (Autoverkehr, Arbeitsplatz) weiter besteht und zum Prozess der Invalidisierung im Zusammenhang mit einer anhaltenden somatoformen Schmerzstörung beitragen kann.

Dieses Vermeidungsverhalten bei der posttraumatischen Belastungsstörung ist ähnlich wie bei einfachen oder spezifischen Phobien. Wie bei diesen Störungen spricht es gut auf Techniken der progressiven Exposition im Rahmen einer kognitiven Verhaltenstherapie an. Bei der Abklärung muss daher stets nach oft nicht zugegebenen Ängsten gesucht werden und – falls solche vorhanden sind – schnell eine geeignete Behandlung erfolgen. Dieses Vermeidungsverhalten und die Mechanismen der Katastrophisierung bei einer posttraumatischen Belastungsstörung tragen nämlich sehr wahrscheinlich zur Aufrechterhaltung eines gewissen chronischen Schmerzverhaltens bei [31].

Umgekehrt gilt auch, dass Schmerz selbst als Bedrohung wahrgenommen werden, eine *Katastrophisierung* begünstigen und die Angst dadurch verstärken kann. In manchen Fällen kann Schmerz wie ein tatsächlicher Flashback erlebt werden oder einen solchen auslösen, wodurch es logischerweise zu einer Zunahme der Angst kommt. Die klinische Erfahrung und Literaturdaten zeigen, dass sich chronischer Schmerz und Symptome einer posttraumatischen Belastungsstörung schliesslich wie in einem Teufelskreis gegenseitig anstecken und verstärken können.

Fallvignette

Herr O. ist ein 50-jähriger spanischer Staatsangehöriger, der wegen Kopfschmerzen direkt nach einem Arbeitsunfall vor einem Jahr untersucht wurde.

Er entstammt einer bescheidenen bäuerlichen Familie aus einem kleinen Dorf in Galizien. Arm wie er war, musste er immer hart und viel arbeiten und erhielt nur eine minimale Schulbildung. Nach dem Militärdienst wanderte er in die Schweiz aus und arbeitete im Hoch- und Tiefbau und Bauhandwerk. Von Arbeitsstelle zu Arbeitsstelle spezialisierte er sich immer mehr auf Tunnelbohrmaschinen, mit denen die grossen Galerien in den Alpen gebohrt werden. Er gibt an, es würde sich dabei um eine in seinen Kreisen hoch angesehene Tätigkeit handeln, die besonders tüchtigen und zudem gut bezahlten Arbeitskräften vorbehalten sei. Er ist verheiratet und hat zwei Kinder. Seine Ehe und Familie hätten sich von Beginn an unauffällig entwickelt und sein Leben sei bis zu dem betreffenden Unfall völlig unbeschwert gewesen.

Ein Jahr vor der psychiatrischen Untersuchung wurde der Patient bei einer Felsexplosion getroffen. Er war kurz bewusstlos und erlangte dann am Unfallort das Bewusstsein wieder. Er hatte eine Kopfwunde und Nackenschmerzen, die auf ein durch den Explosionsdruck ausgelöstes zervikales Schleudertrauma zurückgeführt wurden.

Herr O. leidet seither an Kopf- und Nackenschmerzen. Er hat seine Arbeit nicht wieder aufgenommen. Die familiäre Situation hat sich verschlechtert. Seine Ehefrau bekam eine Depression, ein Sohn ist arbeitslos. Das Ehepaar hat mit grossen finanziellen Problemen zu kämpfen. Da die Schmerzen bei Weitem die Hauptbeschwerden sind, die organischen Befunde nicht als überzeugend angesehen wurden und der psychosoziale Kontext ungünstig war, wurde die Diagnose einer anhaltenden somatoformen Schmerzstörung gestellt.

Bei der Erwähnung des Unfalls ist Herr O. zunächst verschlossen und bricht dann in Tränen aus. Er erzählt schliesslich von seinem Schreck und dem Gefühl, dem Tod nahe zu sein. Offenbar war er damals kurz allein gelassen worden, da seine Kollegen ihn für tot hielten und aus Furcht vor einer neuen Explosion nicht wagten, sich ihm zu nähern.

Es kommt zwar zu seltenen Intrusionen des Unfalls (Flashback, Alpträume) und es liegen einige Bestandteile einer Hypervigilanz (Schreckhaftigkeit und Schlaflosigkeit) vor, auffällig ist jedoch vor allem die starke Vermeidung. Ob zu

Recht oder Unrecht glaubt Herr O., dass der Fels zufällig und unvorhersehbar geborsten sei, ohne dass man die Gründe dafür kenne. In Wirklichkeit sind es nicht so sehr die Schmerzen, sondern die uneingestandene Angst, mit einer neuen Explosion konfrontiert zu werden, die ihn daran hindert, seine frühere Tätigkeit wieder aufzunehmen. Für Herrn O. ist es ausgeschlossen, jemals wieder auf einer Tunnelbohrmaschine zu arbeiten.

Diese Vermeidung in Zusammenhang mit einer partiellen posttraumatischen Belastungsstörung wurde bei der Behandlung von Herrn O. nie berücksichtigt, obwohl diese Angststörung, wäre sie erkannt worden, bereits von Anfang an hätte Anlass sein müssen, geeignete Regelungen für die Wiederaufnahme der Arbeit zu treffen. Es dauerte über ein Jahr, bis endlich eine partielle posttraumatische Belastungsstörung diagnostiziert wurde, da der Patient spontan nichts darüber erwähnt hatte.

Während somatoforme Störungen häufig offensichtlich sind, sind Angststörungen und insbesondere die posttraumatische Belastungsstörung diskreter. Ihr Krankheitswert ist den Patienten nicht bekannt und sie schämen sich manchmal wegen ihrer Symptome.

Wenn sich in der Folge eines Unfalls eine anhaltende somatoforme Schmerzstörung entwickelt, muss systematisch nach einer posttraumatischen Belastungsstörung gesucht werden. Chronischer Schmerz und Symptome einer posttraumatischen Belastungsstörung gehen ineinander über und verstärken sich.

Während das vollständige Bild einer posttraumatischen Belastungsstörung eher selten ist, bleiben zuweilen Restsymptome bestehen. Diese können auf einfache therapeutische oder berufliche Massnahmen ansprechen, die die Chancen auf eine Wiederaufnahme der Arbeit beträchtlich erhöhen.

Chronischer Schmerz und soziale Phobie

Die soziale Phobie ist gekennzeichnet durch Angst vor sozialen Situationen und Auftritten in der Öffentlichkeit. Sie kann ähnlich aussehen wie Lampenfieber und Schüchternheit, sofern diese so schwer sind, dass sie Leiden mit sich bringen oder zu Funktionseinschränkungen im Alltag führen.

Es ist nicht auszuschliessen, dass die soziale Phobie im Kontext der anhaltenden somatoformen Schmerzstörung zu wenig diagnostiziert wird. Bei einer systematischen Untersuchung einer Gruppe von 200 Patienten mit chronischen Schmerzen des Bewegungsapparats, die aus diesem Grund arbeitsunfähig waren, fand sich bei 11 % eine soziale Phobie, die sowohl zum Leiden, wie auch zur Invalidisierung dieser Patienten beitrug [32].

In der Praxis findet man häufig einen sozialem Rückzug aufgrund von Scham- und Schuldgefühlen, die darauf beruhen, aus der Arbeitswelt ausgegliedert worden zu sein oder als jemand angesehen zu werden, der seine Situation ausnutzt. Manchmal sind die Schamgefühle und das Vermeidungsverhalten auch nur auf die Folgen einer körperlichen Erkrankung oder einer Operation beschränkt. Dabei handelt es sich um Narben, Hinken, Zittern oder andere Folgen einer körperlichen Erkrankung, die als peinlich oder unästhetisch erlebt werden. Nach DSM-IV-TR darf in diesem letzteren Fall nicht die Diagnose einer sozialen Phobie gestellt werden, sondern die einer Angststörung NNB (nicht näher bezeichnet).

Nach einer solchen auf Krankheits- oder Unfallfolgen beschränkten Angst muss systematisch gesucht werden, weil sie die Lebensqualität chronischer Schmerzpatienten beeinträchtigen und sich negativ auf ihre beruflichen oder sozialen Aktivitäten auswirken kann. Da eine solche Störung meist gut auf kognitiv-behaviorale Ansätze anspricht, sollte sie so schnell wie möglich behandelt werden.

Chronischer Schmerz und generalisierte Angststörung

Die generalisierte Angst war zunächst eine residuelle Gruppe im Kapitel der Angststörungen. Inzwischen wurde sie zu einer spezifischen Störung aufgewertet, deren wesentliches Merkmal ist, dass *Sorgen* betreffend Alltagsleben auftreten, die während mindestens sechs Monaten anhalten. Diese Sorgen werden von den Betroffenen als unnormal und übertrieben erlebt. Andere Symptome bei generalisierter Angst sind das Gefühl, am Ende zu sein, Ermüdbarkeit, Reizbarkeit, Muskelverspannungen, Gedächtnislücken und Schlafstörungen.

Die generalisierte Angststörung geht häufig mit depressiven Störungen einher. Sie kann auch somatoforme Störungen und insbesondere die anhaltende somatoforme Schmerzstörung begleiten, wobei Untersuchungen zu ihrer Prävalenz uneinheitliche Resultate ergaben. Zudem kann diese Störung *per se* Muskelschmerzen auslösen und daher die Schmerzbeschwerden bei der anhaltenden somatoformen Schmerzstörung noch weiter verstärken.

Generell kommt es bei generalisierter Angst zu einer Zunahme medizinisch unerklärbarer Symptome [33] und sie stellt eine zusätzliche Herausforderung dar, wenn sie mit chronischem Schmerz verbunden ist. Die generalisierte Angststörung spricht mehr oder weniger gut auf Psychopharmaka (Tranquilizer, Antidepressiva) und bestimmte Psychotherapien an, von denen die kognitive Verhaltenstherapie das am besten dokumentierte Verfahren ist. Es handelt sich sehr wahrscheinlich um eine schwer behandelbare Erkrankung.

Chronischer Schmerz und Zwangsstörung

Bei der Zwangsstörung treten Zwangsgedanken oder sogar Zwangshandlungen mit Ordnungs-, Wasch-, Kontrollritualen oder Gedankenritualen (beten, zählen Worte wiederholen) auf. Sie ist selten mit chronischem Schmerz oder der anhaltenden somatoformen Schmerzstörung assoziiert, auch wenn solche Fälle in der Literatur beschrieben sind [7].

Dagegen trifft man nicht selten auf gewissenhafte, rigide und perfektionistische Patienten, die sich auf ihre Schmerzen, körperlichen Empfindungen, ästhetischen und funktionellen Defizite fixieren und als Heilung eine *restitutio ad integrum* des vorherigen Zustandes erwarten. Diese Patienten haben überhöhte Leistungserwartungen an sich selbst, die sie nicht mehr erfüllen können. Manchmal sind sie nicht in der Lage, ihre Bewältigungsmöglichkeiten (Coping) für eine Rückkehr ins normale Leben zu mobilisieren. Eine solche Situation führt wegen der daraus resultierenden Beeinträchtigung des Selbstwertgefühls häufig zur Entwicklung einer depressiven Störung.

Diese zwanghaften Züge müssen zwar erkannt und bei der Behandlung berücksichtigt werden; allerdings ist der therapeutische Zugang zu ihnen schwieriger als bei anderen in diesem Kapitel behandelten Angstsymptomen.

Chronischer Schmerz und spezifische Phobie

Einfache oder spezifische Phobien sind bei Patienten mit anhaltender somatoformer Schmerzstörung ebenfalls zu finden. Sie sind meist nur von nebensächlicher Bedeutung und beeinträchtigen nicht den Alltag dieser Patienten. Solche Phobien können dann problematisch werden, wenn sich diese Patienten bestimmten beruflichen oder therapeutischen Massnahmen unterziehen müssen (beispielsweise Angst vor Wasser bei einer Wassertherapie), an denen phobogene Objekte oder Situationen beteiligt sind. Nur selten ist bei diesen Patienten, bei denen der Schmerz meist fast das gesamte klinische Bild bestimmt, eine gezielte Behandlung der Phobie nötig.

Dagegen trifft man häufiger auf Patienten, die Vermeidungsstrategien gegenüber einem früheren traumatischen Ereignis entwickelt haben, das dem Auftreten der anhaltenden somatoformen Schmerzstörung vorausging. Im Allgemeinen entwickeln sie Angst in Verbindung mit Dingen, die an das Trauma selbst oder bestimmte dramatische Umstände der Behandlung erinnern. Diese Störungen sprechen auf klassische Verfahren der kognitiven Verhaltenstherapie an.

Und schliesslich ist bekannt, dass manche chronischen Schmerzpatienten in einem Teufelskreis von Katastrophisierung, Angst vor Schmerz und Dekonditionierung gefangen sind, indem sie bestimmte Bewegungen vermeiden. Das

Konzept, das für diesen Prozess erstellt wurde, eröffnet interessante Behandlungsperspektiven.

8.5 Angstbedingte Vermeidung (fear avoidance)

Unter den Patienten mit Schmerzverhalten, das in einem Missverhältnis zu organischen Ursachen steht, gibt es eine Gruppe mit sehr starker Angst. Diese Patienten haben Angst vor Bewegungen oder Tätigkeiten, die ihrer Ansicht nach selbst Schmerzen auslösen oder schlimme Schädigungen hervorrufen könnten. Es kommt vor, dass diese Patienten bei der körperlichen Untersuchung und bei spontanen Aktivitäten Verhaltenweisen im Sinne von *Selbstlimitierungen* zeigen. Auf diese Weise entwickelt sich eine *angstbedingte Vermeidung*, die wie in einem Teufelskreis zu *Schonhaltungen*, körperlicher Dekonditionierung, zu einer daraus resultierenden Zunahme der Schmerzen und zur Verstärkung der anfänglichen Angst führen kann. Dieses Konzept der *angstbedingten Vermeidung* ist bereits seit vielen Jahren bekannt [34]. Vor allem eine Arbeitsgruppe an der Universität Maastricht (NL) [35] hat die Grundlagen dieses Modells gefestigt und therapeutische Anwendungen daraus entwickelt. Diese Autoren haben zusätzlich zur *Schmerzangst* die Begriffe *Verletzungsangst* oder *Angst vor erneuter Verletzung* geprägt [36].

Es ist bekannt, dass Angst vor Schmerz zu interindividuell unterschiedlichen Reaktionen führen kann. Manche Menschen konfrontieren sich damit, wodurch die Angst abnimmt und eine Heilung möglich wird. Andere reagieren, indem sie Bewegungen vermeiden, wodurch Angst und Inaktivität aufrechterhalten und verstärkt werden und das Ganze in den Teufelskreis der Invalidisierung münden kann. Diese beiden Möglichkeiten werden in einem Schema von J. W. S. Vlaeyen und S. J. Linton vorgestellt **(Abbildung 8-1)**.

Angstbedingte Schonhaltungen lassen sich sowohl auf dysfunktionale Überzeugungen als auch auf Katastrophisierung zurückführen. Die aus der prämorbiden Persönlichkeit und dem Kontext der Erkrankung oder des Unfalls hervorgegangenen *Überzeugungen* können zu einer Vermeidung von Bewegungen führen, die für die körperliche Unversehrtheit als sehr gefährlich angesehen werden. Es ist gut bekannt, dass bestimmte Menschen mit Wirbelsäulenverletzungen sich selbst einschränken, aus Furcht «im Rollstuhl zu landen». Ein Knacken an der Wirbelsäule bei einer bestimmten Aktivität kann Anlass für ein Katastrophenszenario sein und die betreffende Bewegung wird dann systematisch vermieden. Zudem wird die Aufmerksamkeit vermehrt auf als bedrohlich erlebte Empfindungen und Sinneswahrnehmungen gerichtet. In solchen Fällen spricht man von *Hypervigilanz*, die als einer der spezifischen Mechanismen bei einfachen Phobien gilt. Ärzte kennen das Phänomen, dass Arachnophobiker gegen ihren Willen zu wahren Experten im Wahrnehmen von Spinnen geworden sind, damit sie diesen besser ausweichen können.

Die *Katastrophisierung* ist eine kognitive Verzerrung, die zuerst im Depressionsmodell der kognitiven Verhaltenstherapie und später im Modell für Angststörungen beschrieben wurde. Es handelt sich dabei um eine Erwartungshaltung, bei der der Patient systematisch das Schlimmste annimmt. Umgangssprachlich spricht man gern von einem Katastrophenszenario. Die Katastrophisierung erwies sich in einer Untersuchung bei 200 Patienten, die an eine Schmerzklinik überwiesen worden waren, als guter Prädiktor für psychisches Leiden, Schmerzintensität und Invalidisierung [37].

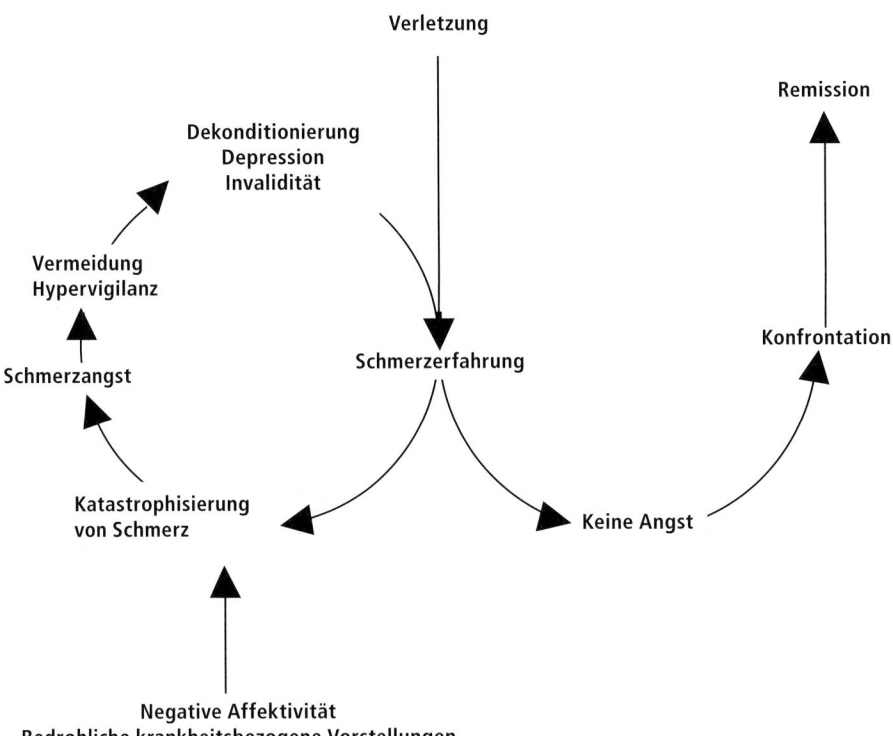

Abbildung 8-1: Abb. 1: Modell der Bewegungs- und Verletzungsangst von Vlayen JWS und Linton SJ in «Fear avoidance and its consequences in chronic musculoskelettal pain: a state of the art». Pain, 2000, 85, 317-332. Übersetzt von Kopp A. Wiedergabe mit freundlicher Genehmigung.

Einfache oder spezifische Phobien werden mittels *Exposition* behandelt. Bei Arachnophobikern wird beispielsweise schrittweise eine Konfrontation durchgeführt: Bilder mit Spinnen betrachten, ein Glas mit Spinnen anschauen, das Glas in die Hand nehmen, das Glas öffnen, die Spinne herauskrabbeln lassen usw. Wenn keine Komorbidität vorliegt, ist die Behandlung meist kurz und die Prognose ausgezeichnet. Das Modell der angstbedingten Vermeidung (fear avoidance) hat die Entwicklung von Tests angeregt, mit denen bestimmte klinische Situationen erkannt und quantifiziert werden können.

Die *TSK (Tampa Scale for Kinesiophobia)* [38] ist ein einfacher Selbstbeurteilungs-Fragebogen, der in fünfzehn Minuten ausgefüllt werden kann. Er fragt nach Ängsten, die gewöhnlich bei Rehabilitationspatienten nach einer Krankheit oder einem Unfall auftreten.

Die *PHODA* (Photograph series of Daily Activities) [39] besteht aus einer Reihe von Fotos, die Tätigkeiten und Positionen im Alltag zeigen, die der Patient auf einem «Thermometer» nach dem Grad der erwarteten Angst einstufen muss. Die PHODA ist bisher für Wirbelsäule, Arme und Beine validiert. Ihr immenser Vorteil besteht darin, dass sie dem Patienten hilft, seine Ängste zu hierarchisieren, was für die Expositionsbehandlung von grundlegender Bedeutung ist. Da dieses Messinstrument nur auf Bildern basiert, muss es nicht in die Sprache des Patienten übersetzt werden.

Eine erste klinische Anwendung des Konzepts der angstbedingten Vermeidung und dieser diagnostischen Tests könnte die frühzeitige Behandlung von Patienten sein, bei denen das Risiko besteht, dass sich über diesen Mechanismus Selbstlimitierungen entwickeln und es über den Teufelskreis Angst – Dekonditionierung – Schmerz zu einer Chronifizierung kommt. Auch wenn es dafür keine Literaturbelege gibt, kann logischerweise davon ausgegangen werden, dass eine Intervention in diesem Stadium angezeigt und wirksam wäre und die Entwicklung hin zur Invalidisierung verhüten könnte.

Die zweite Anwendung des Modells zielt auf die Behandlung dieser Angstpatienten ab. Die therapeutischen Etappen sind Psychoedukation, Auflistung von Ängsten und Angst machenden Situationen, deren Hierarchisierung und schliesslich Konfrontation durch schrittweise Exposition. Auch wenn die Wirksamkeit der Behandlung bisher nicht durch eine Fallserie eindeutig nachgewiesen wurde, validieren Fallberichte und die klinische Erfahrung das Modell und zeigen sehr vielversprechende Ergebnisse.

Von angstbedingter Vermeidung (fear avoidance) und Bewegungsangst spricht man bei Patienten, die Bewegungen oder Aktivitäten vermeiden, da sie befürchten, sich weh zu tun oder eine erneute Schädigung zu erleiden. Dieses Vermeidungsverhalten entwickelt sich im Kontext einer Hypervigilanz und einer Fokussierung der Aufmerksamkeit auf bestimmte körperliche Empfindungen, die meist in Katastrophenszenarien (Katastrophisierung) eingebunden werden. Dieser Prozess kann die Dekonditionierung und das Leiden aufrechterhalten und verstärken und in einen wahren Teufelskreis münden, der das Invalidenverhalten begünstigt.

Das Vermeidungsverhalten aufgrund von Bewegungsangst kann auf Expositionstechniken ansprechen, die von Therapeuten durchgeführt werden, die Erfahrung mit diesen spezialisierten und schwierigen Behandlungen haben.

Das Konzept der angstbedingten Bewegungsvermeidung eröffnet sehr interessante Therapieperspektiven. Allerdings betrifft es nur eine kleine Zahl spezifisch ausgewählter Patienten und ist daher nicht auf alle chronischen Schmerzpatienten anwendbar.

8.6 Schlussfolgerungen

Die Verbindung zwischen Angststörungen und chronischem Schmerz ist weniger gut untersucht als die zwischen chronischem Schmerz und Depression. Jedoch sprechen viele Belege dafür, dass Angst für den Zustand und die Prognose von Patienten mit chronischem Schmerz eine ungünstige Rolle spielt.

Für bestimmte Angststörungen gibt es heute spezifische Behandlungsverfahren. Die klinische Erfahrung zeigt, dass diese Angststörungen oft gut auf eine geeignete Behandlung ansprechen, selbst wenn sie mit medizinisch unerklärbaren Symptomen, chronischem Schmerz und einer anhaltenden somatoformen Schmerzstörung einhergehen. Dies gilt beispielsweise für die Panikstörung und bestimmte Aspekte posttraumatischer Belastungsstörungen. Eine Gruppe von Patienten entwickelt Verhaltensweisen mit angstbedingter Vermeidung und Bewegungsangst. Bei diesen Patienten könnten kognitiv-verhaltenstherapeutische Techniken mit schrittweiser Exposition, die von spezialisierten Therapeuten durchgeführt werden, die Prognose erheblich verbessern.

Die frühzeitige Erkennung von Angststörungen in Verbindung mit chronischem Schmerz (und der anhaltenden somatoformen Schmerzstörung) ist deshalb wichtig, weil sie konkrete Massnahmen möglich macht, die dem Patienten unmittelbar nützen.

9 Chronischer Schmerz und Persönlichkeitsstörungen

9.1 Einleitung

In den aktuellen Klassifikationen ist eine *Persönlichkeitsstörung* als ein anhaltendes Verhaltensmuster definiert, das gewöhnlich zu Beginn des Erwachsenenalters auftritt, zeitlich stabil ist und zu erheblichem Leiden und/oder Funktionsstörungen führt. Sie muss daher von Begriffen wie *Charakter, Temperament, Zügen, Persönlichkeitsorganisation und -struktur* unterschieden werden, die nicht mit einer Störung gleichzusetzen sind.

Persönlichkeitsstörungen fallen in den Bereich der psychischen Störungen. Als solche sind sie in den massgeblichen Diagnoseschlüsseln ICD-10 und DSM-IV-TR aufgeführt. Dies gilt jedoch nicht für die Persönlichkeitsorganisation oder -struktur. Die Persönlichkeitsstruktur ist eine psychodynamische Hypothese über die seelische Funktionsfähigkeit. Sie wird meist anhand *projektiver psychologischer Tests* bestimmt und hat keinen Krankheitswert an sich.

Die häufige Verwechslung von Persönlichkeitsstörungen und Persönlichkeitsstrukturen schafft eine gewisse Verwirrung, insbesondere in Untersuchungssituationen, in denen eine Persönlichkeitsbeschreibung mit einer anhaltenden somatoformen Schmerzstörung in Zusammenhang gebracht wird. Dieses Kapitel möchte mit seiner Abhandlung der verschiedenen pathologischen Persönlichkeiten hervorheben, wie notwendig hier die terminologische Genauigkeit ist. Es möchte ausserdem dazu beitragen, die Grenzen zwischen Persönlichkeitsstörungen auf der einen Seite zu ziehen, die einen Krankheitswert haben, und Persönlichkeitszügen, Persönlichkeitsorganisation und -struktur auf der anderen Seite, für die das nicht zutrifft. Es geht auch auf epidemiologische Daten und Besonderheiten der Verbindung zwischen chronischem Schmerz und Persönlichkeitsstörungen ein.

9.2 Epidemiologische Daten

Die epidemiologischen Daten zu Persönlichkeitsstörungen als Komorbidität von chronischem Schmerz ergeben sehr weit voneinander abweichende Zahlen. Wie bei den anderen psychiatrischen Begleiterkrankungen ist dies durch die Variabilität der Populationen mit chronischem Schmerz und insbesondere mit somatoformem Schmerz zu erklären. So ist beispielsweise bekannt, dass Schmerzsprechstunden eine spezifische Patientenpopulation mit langjährigem Leiden selektieren, die stark von den Patienten abweicht, die mittels anderer Methoden rekrutiert wurden. Zudem variieren die diagnostischen Kriterien für Persönlichkeitsstörungen von Studie zu Studie erheblich. Um die Diagnose «Persönlichkeitsstörung» zu stellen, sind grosse Erfahrung und hohe Genauigkeit erforderlich. Dies ist selbst mit Hilfe strukturierter Interviews schwierig. Die Schwierigkeit, sowohl den chronischen Schmerz wie auch die Persönlichkeitsstörungen zu erfassen, könnte die sehr unterschiedliche Prävalenz erklären.

Auf jeden Fall gibt es viele Belege dafür, dass Persönlichkeitsstörungen bei chronischen Schmerzpatienten häufiger sind als in der Allgemeinbevölkerung, ohne dass jedoch eine bestimmte Persönlichkeitsstörung überrepräsentiert zu sein scheint. In einer Studie bei 1595 Patienten mit Schmerzen am Bewegungsapparat, von denen bei über 90 % die Diagnose somatoformer Schmerz [6] gestellt wurde, fanden J. Dersch und Mitarbeiter bei zwei Drittel der Patienten eine Persönlichkeitsstörung. Dieser Prozentsatz ist siebenmal höher als die Prävalenz in der Allgemeinbevölkerung. Die Spitzenpositionen in dieser Studie nahmen die paranoide und die Borderline-Persönlichkeitsstörung ein. In einer anderen Studie [7] bei 200 Patienten mit Lumbalgie, von denen bei 97 % die Diagnose einer somatoformen Schmerzstörung gestellt worden war, stellten die Autoren bei 51 % der Patienten eine Persönlichkeitsstörung fest. In Verbindung mit chronischem Schmerz beträgt der Anteil von Patienten mit einer Persönlichkeitsstörung der Literatur [8] zufolge 31 % bis 81 %, während die Prävalenz aller Persönlichkeitsstörungen zusammen in der Allgemeinbevölkerung in einer Grössenordnung von 6 % bis 14 % liegt. Chronische Schmerzen (und die anhaltende somatoforme Schmerzstörung) sind daher häufig mit einer Persönlichkeitsstörung verbunden.

9.3 Moderne Klassifikation der Persönlichkeitsstörungen

Die Klassifikation der Persönlichkeitsstörungen ist problematischer als die anderer psychiatrischer Störungen. Die Persönlichkeit steht nämlich in einer Beziehung mit der Entwicklung und basiert daher auf einem theoretischen Modell für die Interaktion zwischen Umwelt und Vererbung. Die Definition diagnostischer Kategorien ausschliesslich auf der Grundlage des unmittelbar Beobachtbaren und nicht aufgrund theoretischer Annahmen einer bestimmten psychologischen Schule hat sich als extrem schwierig erwiesen. Hinsichtlich der Validität und Zuverlässigkeit der diagnostischen Einheiten bestehen auch heute noch Probleme, die nicht gänzlich gelöst sind.

Bevor spezifische Kategorien definiert werden, sind nach ICD-10 und DSM-IV-TR zunächst *allgemeine Kriterien für eine Persönlichkeitsstörung* zu beachten. Diese Kriterien sind im Wesentlichen eine Normabweichung ab Beginn des Erwachsenenalters, die sich auf der Ebene der Kognitionen, Affektivität, Impulskontrolle und Beziehungsgestaltung manifestiert. Diese Normabweichung kann zu erheblichem Leiden und/oder einer erheblichen Funktionsstörung führen. Stellt der Kliniker diese allgemeinen Merkmale fest, kann er bei der weiteren Diagnostik nach einer spezifischen Persönlichkeitsstörung suchen.

Das DSM-IV-TR hat den Vorteil, dass es drei globale Erscheinungsformen *(Cluster)* definiert, an der sich die Diagnostik von vornherein orientieren kann. Zu Gruppe A, *sonderbare oder exzentrische Persönlichkeitsstörungen*, gehören die paranoide, die schizoide und die schizotypische Persönlichkeitsstörung. Gruppe B, *dramatische und emotionale Persönlichkeitsstörungen*, umfasst die antisoziale, die narzisstische, die histrionische und die Borderline-Persönlichkeitsstörung. Zu Gruppe C, *ängstliche und furchtsame Persönlichkeitsstörungen*, gehören die ängstlich-selbstunsichere, die dependente und die zwanghafte Persönlichkeitsstörung.

Zu beachten ist, dass die ICD-10 anstelle der zwanghaften Persönlichkeitsstörung den Begriff *anankastische Persönlichkeitsstörung* bevorzugt. Als eigenständige Störung wird in der ICD-10 auch die *emotional-labile Persönlichkeitsstörung vom impulsiven Typ* klassifiziert. Dagegen enthält die ICD-10 keine schizotypische Persönlichkeitsstörung, sondern ordnet dieses klinische Bild im Abschnitt Schizophrenie und wahnhafte Störungen unter der Bezeichnung *schizotype Störung* ein. Sie enthält auch keine narzisstische Persönlichkeitsstörung. Das DSM-IV-TR schlägt für die Forschung zwei zusätzliche Kategorien vor, nämlich eine *depressive Persönlichkeitsstörung* und eine *passiv-aggressive Persönlichkeitsstörung*.

In **Tabelle 9-1** sind die jeweiligen Störungen in den beiden Klassifikationen aufgelistet.

Tabelle 9-1: Die wichtigsten Persönlichkeitsstörungen nach ICD-10 und DSM-IV-TR

Codes	ICD-10	DSM-IV-TR
Gruppe A: sonderbare oder exzentrische Persönlichkeitsstörungen		
F60.0	Paranoide Persönlichkeitsstörung	Paranoide Persönlichkeitsstörung
F60.1	Schizoide Persönlichkeitsstörung	Schizoide Persönlichkeitsstörung
Gruppe B: dramatische und emotionale Persönlichkeitsstörungen		
F60.2	Dissoziale Persönlichkeitsstörung	Antisoziale Persönlichkeitsstörung
F60.31	Emotional-instabile Persönlichkeitsstörung, Borderline-Typ	Borderline-Persönlichkeitsstörung
F60.4	Histrionische Persönlichkeitsstörung	Histrionische Persönlichkeitsstörung
F 60.8	–	Narzisstische Persönlichkeitsstörung
Gruppe C: ängstliche und klagsame Persönlichkeitsstörungen		
F60.6	Änstliche (vermeidende) Persönlichkeitsstörung	Vermeidend-selbstunsichere Persönlichkeitsstörung
F60.5	Anankastische (zwanghafte) Persönlichkeitsstörung	Zwanghafte Persönlichkeitsstörung
F60.7	Abhängige (asthenische) Persönlichkeitsstörung	Dependente Persönlichkeitsstörung
Forschungskategorien* oder nicht klassifizierte Kategorien** in den 3 Gruppen der DSM-IV-TR		
F60.30	Emotional instabile Persönlichkeits, impulsiver Typ**	–
–	–	Depressive Persönlichkeitsstörung*
–	–	Passiv-aggressive Persönlichkeitsstörung*

9.4 Chronischer Schmerz und spezifische Persönlichkeitsstörungen

Die verschiedenen Persönlichkeitsstörungen werden im Folgenden kurz anhand der Angaben in den Diagnoseschlüsseln – insbesondere im DSM-IV-TR – beschrieben. Ihre Besprechung im Kontext von chronischem Schmerz basiert im Wesentlichen auf Erkenntnissen aus der klinischen Erfahrung.

Gruppe A: sonderbare und exzentrische Persönlichkeitsstörungen

Zu Gruppe A gehören die paranoide, die schizoide und die schizotypische Persönlichkeitsstörung.

Die **paranoide Persönlichkeitsstörung** ist charakterisiert durch ein überdauerndes Verhaltensmuster mit tief greifendem Misstrauen, wobei die Motive anderer Menschen und der Umwelt als böswillig ausgelegt werden. Menschen mit dieser Persönlichkeitsstörung sind daher argwöhnisch und sehen hinter Fakten und Handlungen anderer eine böse Absicht, selbst wenn ihnen deren Wohlwollen bewiesen wird. So kann es vorkommen, dass zum Beispiel ein Arzt, der sich über eine Verbesserung des Gesundheitszustands seines Patienten freut, als Handlanger eines Systems angesehen wird, der den Patienten möglichst frühzeitig wieder zur Arbeit schicken will. Diese Persönlichkeitsstörung schafft daher grosse Probleme bei der Betreuung bestimmter Patienten, insbesondere wenn es um Leistungsansprüche geht (chronische Schmerzen nach einem Unfall). Die Chronizität kann sich an einer als irreparabel erlebten Schädigung festmachen und an dem Verlangen nach einer *restitutio ad integrum,* das heisst nach der Wiederherstellung eines meist idealisierten vorherigen Zustandes.

Bei Patienten mit chronischem Schmerz lassen sich in projektiven psychologischen Tests häufig paranoide Züge feststellen. Dies kann schon allein durch den Schmerz und dessen Chronizität erklärt werden sowie durch das Gefühl, dass die Beschwerden nicht anerkannt werden. In diesem Kontext kann es zu Wut und forderndem Verhalten kommen.

Projektive Untersuchungstechniken wie der Rorschach-Test dienen dazu, eine Persönlichkeitsstruktur nach dem psychodynamischen Modell zu beurteilen. Sie sind nützlich, um eine Entwicklungshypothese aufzustellen und Entscheidungen im Hinblick auf eine Psychotherapie zu treffen. Sie eignen sich hingegen nicht als Kriterium bei den modernen diagnostischen Klassifikationen.

Die Diagnose einer «Persönlichkeitsstörung» wird anhand strenger, präziser und beobachtbarer diagnostischer Kriterien gestellt, die in den Referenzmanualen aufgelistet sind. Sie basiert nicht auf einer Interpretation der Persönlichkeitsentwicklung oder auf projektiven psychologischen Tests.

Paranoide Züge, die sich aus dem Rorschach-Test ergeben, berechtigen in keinem Fall, die Diagnose einer paranoiden «Störung» der Persönlichkeit zu stellen.

Bei der **schizoiden Persönlichkeitsstörung** besteht ein allgemeines Verhaltensmuster mit sozialem Rückzug, Affektarmut und eingeschränkten zwischenmenschlichen Beziehungen. Die Patienten mit dieser Störung erscheinen relativ gleichgültig gegenüber anderen Menschen und ihr soziales Netz ist meist auf eine einzige Bezugsperson beschränkt. Auf traumatische Lebensereignisse reagieren sie zuweilen passiv. Im Berufsleben kann es zu Problemen kommen, wenn dort regelmässige zwischenmenschliche Kontakte erforderlich sind. Die mangelnde Anpassungsfähigkeit dieser Patienten ist folglich ein Faktor, der die anhaltende somatoforme Schmerzstörung verschlimmert und ein Risiko für die Entwicklung anderer komorbider psychischer Störungen darstellt.

Bei der **schizotypischen Persönlichkeitsstörung** liegen definitionsgemäss dieselben affektiven und zwischenmenschlichen Defizite vor wie bei der schizoiden Persönlichkeitsstörung. Diese Patienten haben zudem Wahrnehmungsstörungen, die sie auf besondere Kräfte (Magie, paranormale oder esoterische Begabungen) zurückführen. Denkstörungen und eine vage und weitschweifige Sprechweise sind häufig. Insgesamt machen diese Patienten einen «sonderbaren» Eindruck, der ein entscheidendes Kennzeichen bei der diagnostischen Abklärung ist.

Bei der schizotypischen Persönlichkeitsstörung sind vor allem die zwischenmenschlichen Beziehungen und das Sozialleben gestört. In schweren Fällen kann sie bestimmten blanden Psychosen ähneln. Zudem können bei diesen Patienten kurze, bis zu einigen Stunden dauernde psychotische Episoden auftreten. Wegen seines Erscheinungsbilds ordnet die ICD-10 dieses klinische Bild nicht unter den Persönlichkeitsstörungen ein, sondern klassifiziert es im Abschnitt «Schizophrenie und wahnhafte Störungen» unter dem Begriff der schizotypen «Störung». In der Regel ist die schizotypische Persönlichkeitsstörung jedoch stabil. Sie entwickelt sich nur selten zu einer Schizophrenie.

Theoretische Vignette: Persönlichkeitsstörung bei Migranten

Unter besonders belastenden Umständen können sich bei Migranten relativ überdauernde Funktionsstörungen entwickeln, die an eine pathologische Persönlichkeit denken lassen, ohne dass es sich dabei jedoch um eine Persönlichkeitsstörung sensu stricto handelt.

So wird bei Migranten häufig ein paranoides Bild beobachtet, das aus dem Teufelskreis von Verständigungsschwierigkeiten zwischen Migranten und Einheimischen resultiert und zur Entwicklung einer Spirale aus gegenseitigem Misstrauen und Feindseligkeit führt.

Das DSM-IV-TR präzisiert, dass die Diagnose einer paranoiden Persönlichkeitsstörung unter diesen besonderen Lebensumständen nicht gestellt werden darf, sofern keine Hinweise aus der Zeit vor der Emigration vorliegen, die die Diagnose eindeutig belegen.

Gruppe B: dramatische und emotionale Persönlichkeitsstörungen

Zu den Persönlichkeitsstörungen der Gruppe B gehören *dramatische und emotionale* klinische Bilder. Es handelt sich um die antisoziale (dissoziale), die narzisstische, die histrionische und die Borderline-Persönlichkeitsstörung (emotional instabil, Typ Borderline).

Bei der **antisozialen** bzw. **dissozialen Persönlichkeitsstörung** besteht ein allgemeines Muster mit Missachtung und Verletzung sozialer Normen und Regeln. In diese Kategorie gehören die *Psychopathen* der alten Nomenklaturen. Diesen Patienten begegnet man wegen ihrem verantwortungslosen und delinquenten Verhalten meist in der forensischen Medizin. Wenn eine solche Persönlichkeit vorliegt und unecht scheinende oder offensichtlich übertriebene Symptome auftreten, ist der Verdacht auf ein *Simulationsverhalten* völlig begründet.

In unserer westlichen Gesellschaft werden narzisstische Züge bei so genannten «Siegertypen» gerne positiv bewertet, ohne dass dieser Kategorie von Menschen eine psychiatrische Pathologie anhaftet. Wenn diese Persönlichkeitszüge jedoch fixiert, rigide und extrem sind, dann führen sie zu signifikativem Leiden und Funktionsstörungen. Dann kommt man in den Bereich der Persönlichkeitsstörung im engeren Sinn. Eine **narzisstische Persönlichkeitsstörung** liegt bei einem Verhaltensmuster vor, das mit einem Gefühl der eigenen Grandiosität und mit dem krankhaften Bedürfnis nach Bewunderung einhergeht, sowie mit einer gewissen Verachtung anderer Menschen, die im Wesentlichen als Mittel zum eigenen Erfolg angesehen und benutzt werden. Dieses Verhalten kann die Arzt-Patienten-Beziehung beeinträchtigen, da diese Patienten ihrer Meinung nach Anspruch auf die allerbesten Ärzte haben, die sie jedoch sofort mit Verachtung strafen, wenn diese nicht ihren Erwartungen von grenzenlosem Erfolg entsprechen.

Das Gegenstück des Hochmuts des Narzissten ist sein extrem brüchiges Selbstwertgefühl. Diese Menschen stossen häufig an ihre Grenzen, wenn sie Misserfolge haben oder körperliche Einschränkungen wegen einer Krankheit, eines Unfalls oder beim Älterwerden erleiden. In diesen Fällen tritt die geringe Anpassungsfähigkeit dieser Patienten zutage und es können sich schwere depressive Störungen und andere psychiatrische Erkrankungen wie somatoforme Störungen entwickeln.

Während der Narzisst seine Überlegenheit zeigen will, möchte ein Mensch mit **histrionischer Persönlichkeitsstörung** vor allem die Aufmerksamkeit anderer auf sich ziehen, selbst wenn er sich schwach und abhängig geben muss, um dies zu erreichen. Das allgemeine Verhaltensmuster ist von Theatralik, Dramatisierung und überbordender Emotionalität geprägt. Für die Arzt-Patienten-Beziehung ist ein solches Verhalten sehr problematisch. Die Symptomatik ist häufig stürmisch, variabel und tritt im Verlauf von Arztkonsultationen oft wiederholt auf, so stark ist das Bedürfnis, Aufmerksamkeit zu erregen. Das körperliche Erscheinungsbild ist für diese Patienten von grosser Bedeutung und sie verhalten sich häufig unangemessen verführerisch. Das DSM-IV-TR erwähnt, dass bei diesen Patienten eine hohe Komorbidität von Somatisierungsstörungen, Konversionsstörungen und einer Major Depression besteht. Suiziddrohungen sind häufig.

Die Bezeichnung «*Borderline*» ist heute in Ärztekreisen sehr beliebt, wobei manchmal mit diesem Begriff eine Gruppe von Menschen bezeichnet wird, welche sich auf der Grenze zwischen Normalität und psychischer Krankheit bewegen. Der *Grenzzustand*, der von einigen Ärzten weiter als «schwere Neurose» bezeichnet wird, ist ein aus der psychoanalytischen Theorie stammendes Konzept. Damit wird eine Persönlichkeitsstruktur bezeichnet, die zwischen Neurose und Psychose liegt. Mit der **Borderline-Persönlichkeitsstörung**, so wie sie heute aufgefasst wird, ist jedoch etwas anderes gemeint. Diese klinische Entität entspricht nicht den «Grenzzuständen» der psychoanalytischen Schule. Im DSM-IV-TR wird die Borderline-Persönlichkeitsstörung meisterhaft beschrieben, und so gut typisiert, dass sie leicht erkannt werden kann.

Grundmerkmale der Borderline-Persönlichkeitsstörung sind die häufig selbstzerstörerische Impulsivität sowie die Instabilität von Selbstbild und zwischenmenschlichen Beziehungen. Man bezeichnet diese Menschen auch als «stabil-instabil». Diese Instabilität zeigt sich manchmal bereits in der Kindheit (Schule schwänzen). Sie setzt sich im Erwachsenenalter mit häufigem Stellenwechsel, Scheitern von Beziehungen und wiederholten Krisensituationen fort. Da diese Menschen die Notfalldienste stark in Anspruch nehmen, ordnet man sie manchmal als «Leute in einer Dauerkrise» ein. Die Impulsivität äussert sich in krankhaftem Spielen, in bulimischen Krisen, in risikoreichem Autofahren, im Missbrauch von psychoaktiven Substanzen, in unangemessenen Wutausbrüchen, Schlägereien und autoaggressivem Verhalten (Selbstverletzung, Suizidversuch, Suizid). Die Diagnose wird bei Frauen dreimal häufiger als bei Männern gestellt.

Borderline-Patienten bereiten in der stationären Behandlung erhebliche Probleme und werden mehrheitlich der Gruppe der «*schwierigen Patienten*» zugeordnet. Die Betreuenden werden gleichzeitig idealisiert und abgewertet, wobei die Teams in Gute und Böse gespalten werden. Der Umgang mit diesen Patienten ist schwierig. Häufig kommt es jedoch mit zunehmendem Alter zu einer Stabilisierung.

Bei Borderline-Patienten mit chronischen Schmerzen stellen sich Probleme hinsichtlich der *Therapietreue*, der Weiterbetreuung, der Mitarbeit bei der Behandlung und des Umgangs mit impulsiven Handlungen und Krisensituationen. Und schliesslich ist bekannt, dass eine schwere Borderline-Persönlichkeitsstörung – ganz abgesehen von den chronischen Schmerzen – nur schwer mit einem adäquaten Funktionieren in der Arbeitswelt vereinbar ist.

Ein so genannter *Grenzzustand* wird manchmal durch die Interpretation von projektiven psychologischen Tests wie dem Rorschach-Test dokumentiert. Er bezeichnet keine Störung, sondern eine Persönlichkeitsstruktur, die zwischen Neurose und Psychose liegt und bei welcher Abwehrmechanismen vom psychotischen Typ vorliegen, ohne dass sich jedoch echte Symptome einer Psychose entwickeln. Der Grenzzustand ist keine diagnostische Entität. Er korreliert nicht unbedingt mit psychischen Störungen.

Die Borderline-Persönlichkeitsstörung stellt eine diagnostische Entität in den Referenzklassifikationen dar, welche sämtliche Zeichen und Symptome beschreiben: Eine häufig selbstzerstörerische Impulsivität sowie eine Instabilität im Bereich von zwischenmenschlichen Beziehungen und Selbstwert. Die Borderline-Persönlichkeitsstörung kann mit einer psychiatrischen Erkrankung gleichgesetzt werden.

Da es häufig zu einer Begriffsverwirrung kommt, sollte die Bezeichnung Borderline-*Persönlichkeitsstörung* grundsätzlich der Störung vorbehalten bleiben. Von einem *Grenzzustand* sollte nur in Bezug auf die Persönlichkeitsorganisation oder -struktur gesprochen werden.

Gruppe C: ängstliche und furchtsame Persönlichkeitsstörungen

Zur Gruppe der *ängstlichen und furchtsamen Persönlichkeitsstörungen* gehören die vermeidend-selbstunsichere, die dependente und die zwanghafte Persönlichkeitsstörung.

Unter der **vermeidend-selbstunsicheren Persönlichkeitsstörung** versteht man eine Persönlichkeitsstörung mit starrem und rigidem Verhaltensmuster, das durch negative Selbstwahrnehmung geprägt ist. Diese Menschen fühlen sich unattraktiv und anderen unterlegen. Sie neigen daher dazu, ihre sozialen und beruflichen Aktivitäten einzuschränken. Diese Persönlichkeitsstörung wird in der ICD-10 als *ängstliche (vermeidende) Persönlichkeitsstörung* bezeichnet. Chronischer Schmerz kann bei diesen Patienten wegen des Handicaps, der Beeinträchtigung der persönlichen Integrität und des Verlustes sozialer Rollen das geringe Selbstwertgefühl noch weiter herabsetzen.

Anklammerndes Verhalten ist bei Patienten mit chronischen Schmerzen nicht selten. Es ist zuweilen krankheitsadaptiert und rührt nicht von einer seelischen Störung her. Ein Beispiel dafür wäre, wenn bei einem älteren Menschen die Fähigkeit, selbstständig zu leben, abnimmt und dieser sich enger an einen Angehörigen anlehnt. Manchmal nehmen solche Menschen im sozialen und familiären System auch eine *Krankenrolle (sick role)* ein. Bei der **dependenten Persönlichkeitsstörung** liegt ein ausgeprägteres, starres und dysfunktionales Abhängigkeitsverhalten vor, das ab dem Beginn des Erwachsenenalters vorhanden ist. Dies kann so weit gehen, dass Betroffene freiwillig unangenehme Dinge auf sich nehmen, nur um weiter die Unterstützung anderer zu erhalten. Diese Menschen werden als «anklammernd» beschrieben und erlebt. Sie kommen schlecht mit Trennungen zurecht. Sie delegieren wichtige Entscheidungen über ihr Leben an andere und scheuen es, Verantwortung zu übernehmen, was ihr Funktionieren in der Arbeitswelt erschweren kann. Wie bei anderen Persönlichkeitsstörungen besteht ein erhöhtes Risiko für weitere psychische Störungen. Im Fall der dependenten Persönlichkeitsstörung nennt das DSM-IV-TR als Komorbidität Anpassungs-, Angst- und Affektivitäts-Störungen.

In Situationen, in denen eine Behinderung vorliegt, sind dependente Persönlichkeitszüge häufig. Die Diagnose dieser Störung darf nur gestellt werden, wenn die Abhängigkeit besonders rigide, extrem und unangemessen ist und seit Beginn des Erwachsenenalters besteht.

Die **zwanghafte Persönlichkeitsstörung** des DSM-IV-TR (Obsessive-compulsive disorder) heisst in der ICD-10 **anankastische Persönlichkeitsstörung**, wobei sich beide Definitionen entsprechen. Diese Persönlichkeitsstörung liegt bei extrem rigiden, eigensinnigen, perfektionistischen und gewissenhaften Menschen vor, die ein übermässiges Bedürfnis haben, zu ordnen, zu organisieren, zu planen, zu überprüfen und zu kontrollieren, wodurch ihre Leistungsfähigkeit und Produktivität beeinträchtigt werden. Im Arbeitsleben haben und machen sie Probleme wegen ihres Mangels an Flexibilität und Kreativität sowie ihrer Unfähigkeit zu delegieren. Einige von ihnen sind zu den so genannten «Workaholikern» zu rechnen – den als «arbeitssüchtig» beschriebenen Menschen. In ihrem Privatleben fallen diese Menschen durch ihre Genussunfähigkeit auf. Freizeitaktivitäten betreiben sie meist übermässig methodisch, gewissenhaft und leistungsorientiert, wodurch deren Erholungswert verloren geht. Diese Menschen sind oft Sammler, meist geizig und neigen dazu, gebrauchte Dinge anzuhäufen, weil sie sich nicht davon trennen können. Die *Zwangsstörung* unterscheidet sich von der *zwanghaften Persönlichkeitsstörung* dadurch, dass bei der ersteren tatsächlich Zwangsgedanken und -handlungen vorhanden sind (zum Beispiel zwanghafte Furcht vor Kontamination oder Händewaschzwang), während dies bei der letzteren nicht der Fall ist.

Zwar wird in Zusammenhang mit chronischem Schmerz für gewöhnlich nicht die Diagnose einer zwanghaften Persönlichkeitsstörung gestellt, jedoch sind simple zwanghafte Züge nicht selten. Sie können zu schwierigen Problemen bei der Betreuung führen. Gelegentlich äussern sich solche Züge in Form einer Aufmerksamkeit, die übermässig auf körperliche Empfindungen gerichtet ist, und können dadurch zu einer unverhältnismässig starken Beschäftigung mit der Gesundheit führen. Hier nähert man sich dann dem Bereich der *Hypochondrie*. Diese Persönlichkeitszüge können sich auch negativ auf bestimmte Fälle mit beeinträchtigter körperlicher Integrität auswirken, indem bereits sehr geringfügige Mängel (beispielsweise kleine Narben am Körper) von den Betroffenen als inakzeptabel angesehen werden. Der Arzt wird mit solchen Zügen auch bei manchen Patienten konfrontiert, die nicht akzeptieren können, dass ihre Leistungsfähigkeit geringer ist als vor dem Unfall oder der Krankheit. Diese übermässig perfektionistischen Patienten können sich dann auf ein chronisches Schmerzverhalten fixieren, in der illusorischen Erwartung einer *restitutio ad integrum*, einer Wiederherstellung eines meist idealisierten früheren Zustands.

Während von der Borderline-Persönlichkeitsstörung überwiegend Frauen betroffen sind – im Verhältnis von drei zu eins – wird die Diagnose einer zwanghaften Persönlichkeitsstörung doppelt so häufig bei Männern wie bei Frauen gestellt.

In der ICD-10 wird eine **emotional-instabile Persönlichkeitsstörung** definiert, bei der eine Tendenz zu impulsivem Handeln, eine mangelnde Selbstkontrolle und eine emotionale Instabilität bestehen. Der weiter oben definierte *Borderline-Typ* entspricht den Kriterien der Borderline-Persönlichkeitsstörung des DSM-IV-TR. Beim *impulsiven Typ* stehen Gewaltausbrüche und die schlechte Impulskontrolle im Vordergrund. Dieser Typ wird auch als *explosive Persönlichkeitsstörung* bezeichnet. In der Klinik wird diese Diagnose selten gestellt, vielleicht deshalb, weil sie keine Entsprechung im DSM-IV-TR hat und daher in den meisten angelsächsischen Publikationen nicht auftaucht.

In Anhang B des DSM-IV-TR werden Kriterien und Achsen für weitere Forschungen zu Kategorien vorgeschlagen, deren Aufnahme in dieses Manual beabsichtigt ist. Zu diesen vorgesehenen Diagnosen gehören die depressive und die passiv-aggressive Persönlichkeitsstörung.

Die **depressive Persönlichkeitsstörung** unterscheidet sich nur wenig von der dysthymen Störung, abgesehen davon, dass bei der ersteren wie bei allen Persönlichkeitsstörungen überdauernde Funktionsstörungen und Leiden vorliegen müssen, die sich ab Beginn des Erwachsenenalters manifestieren. Der Nutzen dieser neuen Kategorie ist umstritten, weil mit dem Konzept der *dysthymen Störung* bereits ein diagnostisches Instrument vorliegt.

Die **passiv-aggressive Persönlichkeitsstörung** war im DSM-III und DSM-III-R in Kategorie C der Persönlichkeitsstörungen enthalten. Sie wurde herausgenommen und vorübergehend in den Anhang B des DSM-IV und DSM-IV-TR platziert. Diese Störung entspricht einer stabilen Funktionsstörung, die zu Beginn des Erwachsenenalters in Erscheinung tritt. Dabei besteht ein Verhaltensmuster mit passivem Widerstand, da diese Patienten die von ihnen verlangten Aufgaben aufschieben (Prokrastination). Sie kritisieren grundlos geltende Regeln und sind neidisch auf vermeintlich privilegiertere Menschen. Typisch ist der Wechsel zwischen einer feindseligen Haltung und einer besänftigenden Haltung, indem sie um Vergebung bitten und ihre Fehler zugeben. Wird dieses klinische Bild festgestellt, muss es nach DSM-IV-TR als *nicht näher bezeichnete Persönlichkeitsstörung* kodiert werden, weil es sich nicht um eine anerkannte Kategorie handelt. Die ICD-10 enthält keine passiv-aggressive Persönlichkeitsstörung.

Dieses Konzept der passiv-aggressiven Persönlichkeitsstörung hat seinen Nutzen, weil in manchen Fällen von chronischem Schmerzverhalten nicht selten ein passiver Widerstand zu beobachten ist. Gelegentlich wirkt dieser wie ein allgemeines Verhaltensmuster bei Patienten, die sich in ihren Rechten als Patient oder Unfallopfer nicht anerkannt fühlen und den Verlust ihrer Autonomie nicht akzeptieren. Dieser Widerstand kann auch zu dem Bedürfnis nach Aufrechterhaltung eines sozialen und familiären Gleichgewichts passen, wenn es zu einer Chronifizierung gekommen ist und das System Widerstände gegen Veränderungen entwickelt. Und schliesslich kann es vorkommen, dass eine Reaktion der Patienten in angstbedingten Vermeidungssituationen (Angst vor Schmerz oder erneuter Verletzung) oder im Rahmen von Vermeidungsverhalten bei einer residualen posttraumatischen Belastungsstörung von den Ärzten fälschlicherweise als passiver Widerstand aufgefasst wird.

Meist ruft dieser passive Widerstand von Seiten der Ärzte Gegenreaktionen hervor, die wiederum das passiv-aggressive Verhalten des Patienten verstärken. Auf diese Art entsteht ein Teufelskreis, der sich negativ auf die Beziehung von Ärzten und Patienten auswirkt. Auch wenn es sich meist eher um ein situationsbezogenes Verhalten als um eine echte Persönlichkeitsstörung handelt, muss dieses passiv-aggressive Verhalten erkannt, analysiert und einem geeigneten psychologischen Therapieansatz zugeführt werden.

Sowohl die ICD-10 als auch das DSM-IV-TR sehen im Abschnitt über Persönlichkeitsstörungen Residualkategorien vor. Sie werden unter F60.9 kodiert. In beiden Diagnoseschlüsseln ist dies die **nicht näher bezeichnete Persönlichkeitsstörung**. Diese Residualkategorie ist insbesondere in solchen Beurteilungssituationen nützlich, in denen zwar die allgemeinen Kriterien für eine Persönlichkeitsstörung erfüllt sind, wo diese jedoch keiner spezifischen Kategorie in einem der diagnostischen Referenzmanuale zugeordnet werden kann.

Fallvignette

Herr C. ist Schweizer Staatsbürger und stammt aus einer Familie in bescheidenen Verhältnissen in einem kleinen Gebirgsdorf. Seine Eltern sind gesund. Sein Bruder wird als Alkoholiker beschrieben.

Herr C. berichtet über körperliche Misshandlungen in der Kindheit und über eine konfliktreiche Beziehung zu seinem Vater, mit dem er seit mehreren Jahren nicht mehr gesprochen habe. Er gibt an, Schulprobleme gehabt zu haben (Disziplinlosigkeit, Schule schwänzen), sei jedoch nicht in der Schule gescheitert. Durch die Vermittlung eines Verwandten trat er in eine grosse Firma ein, wo er für kurze Zeit als Mädchen für alles angestellt war. Er sagt, er habe sich nicht den Zwängen einer Ausbildung unterwerfen wollen.

Seine Jugend war von Anfang an durch ein Leben am Rande der Gesellschaft und eine Toxikomanie geprägt. Der Patient hatte keinen festen Wohnsitz, arbeitete nur ab und zu und nahm harte Drogen. Er hatte Probleme mit der Justiz (Schlägereien, Kleinkriminalität). Er gibt an, dysphorische Phasen mit trübsinnigen Gedanken gehabt zu haben. Eine Überdosis könnte als Suizidversuch gewertet werden. Der Patient wird praktisch nicht ärztlich betreut, weil seine Beziehung zu Ärzten sehr angespannt ist.

Die plötzliche Beendigung des Konsums psychotroper Substanzen führt er auf die Beziehung zu einer Frau und der Geburt des gemeinsamen Kindes zurück. Es kommt bald zur Scheidung. Die berufliche Unbeständigkeit setzt sich fort. Der Patient lebt jetzt mit einer anderen Frau zusammen und hat sich seinen Eltern wieder angenähert. Eine starke Orientierung gibt ihm vor allem seine Tochter, zu der er regelmässige Kontakte aufrechterhält.

Kurz vor dem 30. Lebensjahr traten bei diesem Patienten rechtsseitige Lumboischialgien auf und eine Diskushernie wurde operiert. Im weiteren Verlauf kam es zu chronischen Kreuzschmerzen ohne nachweisbare organische Ursache. Die Ärzte stellten die Diagnose einer anhaltenden somatoformen Schmerzstörung und einer majoren depressiven Störung.

Drei Jahre später ist der Patient arbeits- und mittellos. Die Beziehung zu seiner Freundin ist schwierig. Der Patient droht, sich umzubringen, falls sie ihn verlässt. Er trinkt gelegentlich übermässig Alkohol. Wegen überhöhter Geschwindigkeit wurde ihm nicht zum ersten Mal sein Führerschein entzogen. Er hatte eine heftige verbale Auseinandersetzung mit den Polizeibeamten, die ihn anhielten.

Der Patient ist schwer zu betreuen, weil er wenig kooperativ und labil ist. Er spaltet die Betreuer in zwei Extremkategorien von «Guten» und «Bösen». Mit den Sozialversicherungen hat er Konflikte betreffend Leistungen und ist der Überzeugung, dass etwas wie eine Verschwörung gegen ihn bestünde.

An der Diagnose einer *Borderline-Persönlichkeitsstörung* ist hier kaum zu zweifeln, aufgrund des allgemeinen Verhaltensmusters von Impulsivität und der Unbeständigkeit im Beruf und den zwischenmenschlichen Beziehungen. Es gibt Schlägereien und unangemessene Wutausbrüche. Gelegentlich treten Verfolgungsideen auf. Suiziddrohungen und -handlungen kommen vor. Psychotrope Substanzen werden ab und zu in schädigender Weise konsumiert. Und schliesslich besteht bei den zwischenmenschlichen Beziehungen eine Spaltung zwischen den Extremen Idealisierung und Entwertung.

Die krankhaften Persönlichkeitszüge könnten möglicherweise durch chronischen Stress und Schmerz verstärkt worden sein. Doch dieses Fallbeispiel illustriert trotzdem, dass eine Persönlichkeitsstörung das ganze Leben durchzieht und Spuren davon bereits ab Beginn des Erwachsenenalters zu finden sind. Der Arzt muss daher hellhörig werden, wenn die Diagnose einer Persönlichkeitsstörung neu gestellt wird, ohne dass sich in der Anamnese Hinweise auf eine frühere signifikante Funktionsstörung oder Leidensgeschichte finden.

9.5 Die Frage nach der Henne und dem Ei

Eine Persönlichkeitsstörung ist definitionsgemäss ein stabiles und überdauerndes Verhaltensmuster «und sein Beginn ist zumindest bis in die Adoleszenz oder ins frühe Erwachsenenalter zurückzuverfolgen», so der Wortlaut im DSM-IV-TR. Die ICD-10 fordert dasselbe Merkmal und präzisiert dies wie folgt: «Diese Störungen beginnen in der Kindheit oder Adoleszenz und dauern im Erwachsenenalter an». Diese Definitionen beantworten bereits zum Teil die Frage nach der Henne und dem Ei, insofern als chronischer Schmerz erst nach der Entwicklung einer Persönlichkeitsstörung auftreten kann. In der klinischen Praxis stellen sich dazu zwei Fragen.

Die erste Frage ist die, ob es zur Dekompensation einer Persönlichkeitsstörung kommen kann. Da Patienten mit einer solchen Störung unter Anpassungsdefiziten leiden, wäre zu erwarten, dass Stresssituationen komorbide psychische Störungen auslösen können.

Ganz allgemein ist bekannt, dass eine Persönlichkeitsstörung ein Risikofaktor für andere psychische Störungen ist. Auf einige dieser möglichen Entwicklungen wurde bei den spezifischen Störungen eingegangen. Nach DSM-IV-TR ist beispielsweise die histrionische Persönlichkeit ein bekannter Risikofaktor für eine Somatisierungsstörung, eine Konversionsstörung und eine Major Depression.

In Situationen mit starker oder längerer Belastung sind Exazerbationen pathologischer Persönlichkeitszüge festzustellen. In einer solchen Situation spricht man von der «Dekompensation» einer Persönlichkeitsstörung. Solche Exazerbationen sind in der klinischen Praxis häufig zu beobachten. Indirekt werden sie auch durch eine Studie [40] bestätigt, in der Patienten mit chronischer Lumbalgie vor und nach einer Rehabilitationsbehandlung untersucht wurden. Nach sechs Monaten war ein Rückgang majorer depressiver Episoden und somatoformer Schmerzstörungen festzustellen. Unerwarteterweise fanden die Autoren anhand strukturierter Interviews auch eine Abnahme von pathologischen Persönlichkeitszügen und Persönlichkeitsstörungen, obwohl diesbezüglich keine gezielte Behandlung stattgefunden hatte. Die Evaluation mit dem MMPI (Minnesota Multiphasic Personality Inventory), das vielleicht weniger empfindlich gegenüber geringfügigen Veränderungen ist, bestätigte dieses Ergebnis jedoch nicht auf statistisch signifikante Weise.

> In einer Belastungssituation können pathologische «Persönlichkeitszüge» stärker hervortreten und zu stärkerem Leiden und schwereren Funktionsstörungen führen als unter normalen Umständen.

Um nicht ungerechtfertigterweise die Diagnose einer «Persönlichkeitsstörung» zu stellen, muss sich der Arzt daher auf die Vorgeschichte stützen, bei der gemäss DSM-IV-TR der Beginn zumindest bis in die Adoleszenz oder ins frühe Erwachsenenalter zurückzuverfolgen sein muss. Dies gilt vor allem dann, wenn die Störung als schwer und invalidisierend angesehen wird.

Diesbezüglich warnt das DSM-IV-TR vor der ungerechtfertigten Verwendung des Adjektivs «paranoid» bei Migranten, Flüchtlingen und anderen ethnischen Gruppen, die in einer ihnen nicht vertrauten Situation möglicherweise defensiv reagieren. Ein solches Verhalten kann in einer Untersuchungssituation verstärkt zutage treten.

Die zweite Frage ist die, ob Persönlichkeitszüge oder -störungen für das Auftreten und die Aufrechterhaltung bestimmter chronischer Schmerzzustände prädisponieren können.

Die klinische Alltagserfahrung zeigt, dass bestimmte pathologische Persönlichkeitszüge wie in einem Teufelskreis wirken und die Chronifizierung fördern. So gibt es zum Beispiel gute Gründe dafür, anzunehmen, dass die peinliche Genauigkeit des Anankastikers und das Misstrauen des Paranoikers unter Umständen ein Krankenverhalten aufrechterhalten, weil diese Patienten eine hypothetische *restitutio ad integrum* erwarten, eine Wiederherstellung eines idealisierten früheren Zustands.

Mit dieser Frage haben sich auch einige wissenschaftliche Arbeiten beschäftigt, die von J.N. Weisberg und Mitarbeitern in einem Literaturreview [41] zu diesem Thema angeführt werden. Auch wenn keine Verbindung zwischen einer bestimmten Persönlichkeitsstörung und chronischem Schmerz hergestellt werden kann, gibt es doch Hinweise darauf, dass sich mit dem MMPI (Minnesota Multiphasic Personality Inventory) bestimmte Persönlichkeitszüge als Risikofaktor identifizieren lassen.

Das MMPI ist ein Selbstbeurteilungsfragebogen, der eine Reihe von Persönlichkeitszügen erfasst. Die Skala Hs (Hypochondrie) misst die den Körperfunktionen zugemessene Bedeutung. Erhöhte Punktwerte bedeuten eine übermässige Beschäftigung mit der körperlichen Gesundheit. Die Skala Hy (Hysterie) erfasst weniger eine hysterische Konversionsstörung als vielmehr so genannte «funktionelle» somatische Beschwerden. Ein erhöhter Score auf einer dieser beiden Skalen könnte ein Prädiktor für die Entwicklung chronischer Schmerzen sein.

In einer Studie [42] bei 421 Patienten, die sechs Wochen nach dem Auftreten von Schmerzen rekrutiert wurden, fanden R.J. Gatchel und Mitarbeiter, dass die

Wahrscheinlichkeit, dass sie ein Jahr später wieder die Arbeit aufnähmen, bei den Patienten mit einem erhöhten Score auf der Hy-Skala geringer war. Die Autoren kombinierten die Ergebnisse dieser Skala mit anderen Faktoren (Geschlecht, Existenz eines Kompensationssystems, Ausgangsscore auf Messinstrumenten für Schmerz und Invalidität) und konnten so den Verlauf bei 90 % der Patienten ihrer Stichprobe richtig vorhersagen.

Theoretische Vignette: das MMPI

Das MMPI (Minnesota Multiphasic Personality Inventory) [43] wurde in den 1940er Jahren von einem Psychiater und einem Psychologen entwickelt. Es ist ein psychometrisches Instrument zur Messung von Persönlichkeitszügen. Das MMPI wurde für zahlreiche wissenschaftliche Arbeiten verwendet und hat in vielen angelsächsischen Ländern den Rorschach-Test weitgehend ersetzt.

Das MMPI ist ein Selbstbeurteilungsfragebogen mit 550 Fragen. Die Bearbeitung dauert 30 bis 90 Minuten. Die Auswertung erfolgt heute mit dem Computer. Die Items reichen von der körperlichen Kondition bis zu den moralischen Einstellungen und sozialen Verhaltensweisen des Befragten.

Die Ergebnisse werden auf zehn klinischen Skalen und vier Validitäts- und Korrekturskalen bewertet. Die Reihenfolge der klinischen Skalen ist folgende: Hypochondrie, Depression, Hysterie, Psychopathie, Maskulinität/Femininität, Paranoia, Psychasthenie, Schizophrenie, Hypomanie und soziale Introversion.

Die Hypochondrie-Skala (Hs) misst den Grad der gesundheitsbezogenen Besorgnis. Auf der Skala Hy (Hysterie) wird weniger nach einer Konversionshysterie gefragt als vielmehr nach so genannten «funktionellen» Beschwerden.

Das Profil der Scores auf den verschiedenen Skalen nebeneinander kann «rechts» (Psychose) oder «links» (Neurose) gewichtet sein. Bei erhöhten Scores auf den benachbarten Skalen für Hypochondrie und Hysterie und erniedrigten Scores für Depression spricht man vom psychosomatischen «V». Dies bezieht sich auf die Konzepte der Alexithymie und der «pensée opératoire», wonach Patienten, die ihr seelisches Leiden nicht verbal ausdrücken können (niedriger Depressionsscore) ihr Leiden in Form körperlicher Beschwerden artikulieren (erhöhte Scores für Hs und Hy).

9.6 Schlussfolgerungen

Wie andere komorbide psychische Störungen von chronischem Schmerz tragen wahrscheinlich auch Persönlichkeitsstörungen zur Chronifizierung und zum Schweregrad des klinischen Gesamtbildes bei. Die dadurch bedingten Funktionsstörungen erschweren die Behandlung und lassen auch die Prognose als weniger gut erscheinen. Beziehungsprobleme bei Persönlichkeitsstörungen können ein Hindernis für die Betreuung darstellen, sowie für die Stabilisierung im Arbeitsleben oder für die Rückkehr in den Beruf. Während gut belegt ist, dass Persönlichkeitsstörungen ein Risikofaktor für andere psychiatrische Erkrankungen sind, finden sich in der Literatur keine grossen Fallserien, in welchen die spezifischen Auswirkungen von Persönlichkeitsstörungen auf chronischen Schmerz evaluiert werden. Auch gibt es keinerlei evidenzvalidierten Behandlungsmethoden für diese spezielle klinische Situation.

Einige Arbeiten lassen auf einen Zusammenhang zwischen dem Auftreten eines chronischen Schmerzbildes und den Scores auf bestimmten Skalen des MMPI schliessen. Diese Verknüpfungen sind jedoch bisher schwach und recht unspezifisch. Andere Faktoren sprechen für die Komplexität des chronischen Schmerzverhaltens. R. J. Gatchel [42] konnte die Bedeutung so genannter psychosozialer Faktoren bei einer Stichprobe von über 400 Patienten nachweisen, indem er neben den Ergebnissen des MMPI andere Variablen einschloss (Geschlecht, Existenz eines Entschädigungssystems, Schmerz und sofort einsetzende Invalidisierung). Die Gesamtheit dieser Variablen lässt dann bei 90 % der Patienten in der Stichprobe eine korrekte Vorhersage bezüglich der Wiederaufnahme der Arbeit zu. Dies ist ein weiterer Beleg dafür, dass chronisches Schmerzverhalten und eine Invalidisierung, die sich möglicherweise daraus ergibt, eine komplexe und multifaktorielle Genese haben.

10 Chronischer Schmerz und Störungen durch psychotrope Substanzen

10.1 Einleitung

Mit den Störungen, die durch psychotrope Substanzen zusammenhängen, befassen sich weniger Studien, als mit anderen Begleitkrankheiten, die mit chronischem Schmerz und insbesondere mit der anhaltenden somatoformen Schmerzstörung einhergehen. Eine Erklärung dafür könnte sein, dass diese komorbiden Störungen eine nahezu genauso grosse Prävalenz wie die in der Allgemeinbevölkerung vorherrschende aufweisen und sie daher keine besondere Aufmerksamkeit auf sich ziehen. Eine andere Erklärung könnte auch die Schwierigkeit sein, solche Störungen in der Grundversorgung zu erkennen (Abstreiten durch die Patienten, soziale Stigmatisierung). So wird beispielsweise ein Grossteil der Alkoholiker nicht als solche erkannt und sie werden ihr ganzes Leben lang keiner spezifischen Behandlung zugeführt.

Im Folgenden wird auf die epidemiologischen Daten, die Prinzipien der modernen diagnostischen Klassifikationen und einige besondere Aspekte dieser Störungen eingegangen, wenn sie in Verbindung mit chronischem Schmerz auftreten.

10.2 Epidemiologische Daten

Prävalenzstudien von Störungen durch psychotrope Substanzen weisen die üblichen Probleme bezüglich der Wahl der Kategorien, der erfassten diagnostischen Kriterien und eines möglichen Selektions-Bias auf. Eine grundlegende Frage ist, welche suchterzeugende Substanz berücksichtigt werden soll, da zum Beispiel der Einschluss von Nikotin die Prävalenz spektakulär in die Höhe treibt [3] Ein anderes Problem ist die schwierige Definition von Missbrauch und von Abhängigkeit bei Patienten unter einer Dauermedikation mit stark wirksamen Analgetika.

In einem Referenzreview [11] über Drogen und Alkohol kommen D.A. Fishbain und seine Mitarbeiter auf eine Prävalenz von 3,2 % bis 18,9 % für den Missbrauch, die Abhängigkeit und das Suchtverhalten bei chronischen Schmerzpatienten. Die meisten dieser Arbeiten berücksichtigen Alkohol, Sedativa und Opioide. Die Zahlen scheinen erheblich anzusteigen, wenn bei den Untersuchungen Cannabismissbrauch und -abhängigkeit mit eingeschlossen werden. So wurde beispielsweise festgestellt, dass 6,4 % bis 12,5 % der chronischen Schmerzpatienten illegale Drogen nehmen (Cannabis, Kokain, Amphetamine). In der Tat lassen sowohl die klinische Erfahrung als auch die Literatur vermuten, dass Missbrauch und Abhängigkeit bei chronischem Schmerz vielleicht etwas häufiger sind, ohne dass dazu jedoch eindeutige Erkenntnisse vorliegen [44]. Das Verhältnis von Männern zu Frauen entspricht dem in der Allgemeinbevölkerung. Die betreffenden Substanzen sind im Wesentlichen Alkohol und in geringerem Mass Opiate.

10.3 Moderne Klassifikation der Störungen durch psychotrope Substanzen

Die modernen psychiatrischen Klassifikationen streben an, die psychopathologische Realität genauer und mit einer gewissen Objektivität zu erfassen. Sie haben die klinische, wissenschaftliche und statistische Arbeit erheblich erleichtert. Andererseits sind diese Klassifikationen im Kapitel über Störungen durch psychotrope Substanzen für den Gebrauch in der täglichen Praxis zu komplex und zu schwierig in der Anwendung, weil sie zu sehr ins Detail gehen. Im Folgenden werden daher nur die allgemeinen Prinzipien skizziert.

Das Grundprinzip ist die vorangehende Definition von vier klinischen Situationen, nämlich *Abhängigkeit, Missbrauch oder schädlicher Gebrauch, Intoxikation und Entzug*, die jeweils für die meisten suchterzeugenden Substanzen gelten.

Unter *Abhängigkeit* versteht das DSM-IV-TR ein unangepasstes Muster von Substanzkonsum, das zu bedeutsamem Leiden und Beeinträchtigungen führt. Dabei liegen mindestens drei von sieben Anzeichen vor. Hierzu gehören die Kriterien *Toleranzentwicklung, Entzugssymptome,* Unfähigkeit, den Konsum zu verringern oder zu beenden, und viel in die Beschaffung der Substanz investierte Zeit und Energie. Die Definition der ICD-10 ist durchgängig vergleichbar.

Unter *Missbrauch oder schädlichem Gebrauch* versteht man ebenfalls ein unangepasstes Muster von Substanzkonsum, das zu erheblichem Leiden und Beeinträchtigungen führt, da der Betroffene seinen Konsum trotz schädlicher körperlicher, psychologischer und sozialer Auswirkungen fortsetzt. Der Substanzmissbrauch erfüllt jedoch nicht die Merkmale einer Abhängigkeit, nämlich Toleranzentwicklung, Entzugssymptome und zwanghafte Beschaffung der Substanz. Da eine Abhängigkeit einen Missbrauch einschliesst, können Abhängigkeit und Missbrauch nicht zusammen kodiert werden.

Die Begriffe *Entzug* und *Intoxikation* sind eindeutig. Entzugsymptome treten infolge der Beendigung der Einnahme der suchtauslösenden Substanz auf. Intoxikation ist das klinische Bild nach toxischen Dosen psychotroper Substanzen.

Die Diagnosen «Substanzmissbrauch» und «Substanzabhängigkeit» schliessen sich gegenseitig aus und dürfen nicht zusammen gestellt werden.

Ausgehend von diesen vier klinischen Situationen *Abhängigkeit, schädlicher Gebrauch, Intoxikation* und *Entzug* definieren die modernen Klassifikationen alle diagnostischen Kategorien für Störungen durch psychotrope Substanzen. Zusätzlich führen sie die Bezeichnung der Substanz auf, liefern Informationen zu Kontext und Verlauf und listen die psychiatrischen Krankheiten auf, die durch diese Störungen induziert wurden.

Bei Alkoholproblemen kann man beispielsweise die Diagnosen *Alkoholmissbrauch, Alkoholabhängigkeit* oder der durch Alkohol induzierten Störungen stellen: *Alkoholintoxikation, Alkoholentzug, Alkoholintoxikationsdelir, Alkoholentzugsdelir, persistierende alkoholinduzierte Demenz, persistierende alkoholinduzierte amnestische Störung* usw. Weitere Präzisierungen können quasi nach Belieben hinzugefügt werden, was die Sache selbst für Spezialisten äusserst kompliziert macht.

Aus diesen Gründen verwenden Ärzte lieber pragmatischere Klassifikationen. Bei Alkoholproblemen stellen manche Ärzte [45] die Diagnosen *schädlicher Gebrauch* ohne Missbrauch oder Abhängigkeit, was keine Krankheit darstellt; *Missbrauch* (schädlicher Gebrauch mit Missbrauch); oder *Abhängigkeit* (schädlicher Gebrauch mit Abhängigkeit). In der Versicherungsmedizin tauchen die Begriffe *primärer und sekundärer Alkoholismus* auf. Man spricht von sekundärem Alkoholismus, wenn die Störung in der Folge einer nachgewiesenen psychischen

Erkrankung auftritt, und von primärem Alkoholismus, wenn der Missbrauch oder die Abhängigkeit *de novo* auftritt.

Für Störungen durch psychotrope Substanzen haben die diagnostischen Referenzmanuale komplizierte diagnostische Kategorien eingeführt, die noch durch die klinische Erfahrung validiert werden müssen.

In der Praxis der Versicherungsmedizin wird für Alkoholprobleme gerne eine pragmatische Terminologie verwendet: primärer und sekundärer Alkoholismus. Der Unterschied kann im Hinblick auf Leistungsansprüche von Bedeutung sein.

Unter *primärem Alkoholismus* versteht man eine Alkoholabhängigkeit, die sich ohne Hinweise auf frühere psychische Störungen entwickelt. Dieser Typ der Alkoholkrankheit liegt bei den meisten Patienten in Spezialeinrichtungen vor.

Der sekundäre Alkoholismus tritt als Komplikation einer manifesten und vor der Alkoholabhängigkeit bestehenden psychiatrischen Erkrankung auf. Bei Männern handelt es sich meist um die antisoziale Persönlichkeitsstörung und bei Frauen um Angststörungen oder depressive Störungen [46].

10.4 Spezielle Probleme in Verbindung mit chronischem Schmerz

In einem Literaturreview [8] erfassten J. Dersh und Mitarbeiter die meisten Fragen, die sich zum Zusammenhang von chronischem Schmerz und Störungen durch psychotrope Substanzen stellen. Diese Autoren beziehen sich unter anderem auf die Ausführungen von R. L. Brown und dessen Mitarbeitern in einer Arbeit [47] über Patienten mit chronischen Rückenschmerzen. Auf einige dieser Überlegungen wird im Folgenden eingegangen.

Bei der grossen Mehrheit der Patienten gehen gemäss gängiger Meinung die Suchtstörungen dem Auftreten von Schmerzen voraus, auch wenn nicht unbedingt ein kausaler Zusammenhang nachweisbar ist. Dies wird in mehreren Arbeiten und explizit in der Referenzstudie [47] von R. L. Brown und dessen Mitarbeitern bei Patienten mit chronischen Rückenschmerzen berichtet.

Im Gegensatz zu einer weit verbreiteten Annahme ist es nicht der chronische Schmerz, der den Missbrauch psychotroper Substanzen und die Abhängigkeit von diesen verursacht. Diese Feststellung könnte die Vorbehalte vieler Praktiker gegen die Verwendung von Opiaten bei nicht-tumorbedingtem chronischem Schmerz relativieren, sofern insbesondere zu Beginn der Behandlung alle Vorsichtsmassnahmen für die Anwendung beachtet werden. Es ist nämlich bekannt, dass das Risiko einer Abhängigkeit in den ersten fünf Behandlungsjahren und – wie zu erwarten – bei prädisponierenden Umständen (Substanzmissbrauch und -abhängigkeit in der Vorgeschichte, Kindheitstraumata) am höchsten ist.

Eine weitere Frage ist, wie es sich mit Missbrauch und Abhängigkeit bei Patienten verhält, die eine Dauermedikation mit stark wirksamen Analgetika vom Opiattyp erhalten. Bei diesen Patienten hat sich in der Regel eine gewisse *Toleranz* entwickelt und bei Unterbrechung der Behandlung treten *Entzugssymptome* auf. Von daher könnte es legitim sein, die Diagnose einer *Abhängigkeit* zu stellen. Bei strenger Anwendung der Kriterien des DSM-IV-TR sind jedoch weitere Argumente erforderlich, damit Fehldiagnosen vermieden werden. So muss bei einer Abhängigkeit von Betäubungsmitteln auch ein unangemessener Konsum vorliegen, der *per se* zu bedeutsamem Leiden und Beeinträchtigungen führt, sowie eine zwanghafte Beschaffung der Substanz trotz ausreichender analgetischer Dosierung.

Eine letzte Frage ist, welche Auswirkungen Missbrauch und Abhängigkeit auf die Prognose bei chronischen Schmerzpatienten haben. Wenn das Verlaufskriterium der Rückkehr an den Arbeitsplatz gewählt wird, kommen die von J. Dersh und Mitarbeitern zitierten Arbeiten zu widersprüchlichen Ergebnissen. Die Annahme ist jedoch durchaus begründet, dass eine Störung durch psychotrope Substanzen die Prognose verschlechtert, zumal bei Substanzmissbrauch oder -abhängigkeit noch weitere komorbide Störungen wie affektive Störungen, Angststörungen oder Persönlichkeitsstörungen bestehen können.

10.5 Schlussfolgerungen

Wahrscheinlich sind Störungen durch psychotrope Substanzen bei chronischen Schmerzpatienten etwas häufiger als in der Allgemeinbevölkerung. In der Regel scheinen solche Störungen dem Schmerz vorauszugehen, wodurch sie auch als Risikofaktor für eine Krankheit oder einen Unfall angeführt werden, welche zu chronischem Schmerz führen. In der Mehrzahl der Fälle sind diese Störungen dagegen nicht die Folge chronischer Schmerzen, auch wenn belegt ist, dass in den ersten Jahren einer Schmerzbehandlung das Risiko einer Betäubungsmittelabhängigkeit besteht. Diese Frage wurde zwar nicht in grossen Studien untersucht, es ist jedoch anzunehmen, dass sich eine Störung durch psychotrope Substanzen höchstwahrscheinlich negativ auf die Lebensqualität und die Prognose chronischer Schmerzpatienten auswirkt.

11 Weitere psychische Störungen oder Verhaltensstörungen bei chronischem Schmerz und allgemeine Schlussfolgerungen

Chronischer Schmerz kann mit den meisten psychischen und Verhaltensstörungen einhergehen, die in der Klassifikation psychischer Krankheiten aufgeführt sind. Die damit gewöhnlich assoziierten komorbiden psychischen Störungen wurden bereits behandelt. Für die tägliche Praxis ist auch eine letzte Gruppe klinisch bedeutsamer Situationen wichtig, auf die im Folgenden eingegangen wird. Dies sind *Anpassungsstörungen*, *Schlafstörungen* sowie Probleme im Zusammenhang mit *Wut*, *Gewalt* und *Suizidalität*.

11.1 Anpassungsstörungen

Die Diagnose einer Anpassungsstörung wird in der Psychiatrie häufig gestellt. Populäre Bezeichnungen für diese Störung – insbesondere im Arbeitsleben – sind Stress, berufsbedingte Überlastung oder Burnout. Die älteren Klassifikationen sprachen hier von reaktiven Störungen: reaktive Depression, reaktive Angst, ängstlich-depressive Reaktion. Allen diesen Bezeichnungen begegnet man zuweilen in Patientenakten.

Sowohl der Erfahrung des Autors, als auch den Zahlen aus epidemiologischen Untersuchungen zufolge, ist die Anpassungsstörung die in der Liaisonpsychiatrie am häufigsten gestellte Diagnose (Allgemeinspitäler, Unfallrehabilitationszentren). Sie wird auch in der Jugendpsychiatrie sehr häufig gestellt [48]. Auch in der öffentlichen Psychiatrie ist sie allgegenwärtig; so rangierten Anpassungsstörungen in einer Schweizer Studie [49] bei über 5.600 Patienten vor affektiven Störungen, Angststörungen, psychotischen Störungen und Störungen durch psychotrope Substanzen.

Auch wenn es sich um eine weithin verwendete diagnostische Entität handelt, ist die Anpassungsstörung paradoxerweise nur vereinzelt das Thema von wissenschaftlichen Publikationen. In medizinischen Datenbanken rangieren die Verweise darauf zahlenmässig weit hinter den grossen psychiatrischen Erkrankungen (Störungen durch psychotrope Substanzen, psychotische, affektive und Angst-Störungen). Eine Erklärung für dieses scheinbare Desinteresse könnte der passagere Charakter dieser Störung und ihre Assoziation mit einer guten Spontanprognose sein, auch wenn dieser letzte Punkt heute angezweifelt wird. Es könnte auch sein, dass die unklare Abgrenzung dieser Kategorie, die häufig als «Sammeltopfdiagnose» (wastebasket diagnosis) angesehen wird, Wissenschaftler davon abhält, sich damit zu befassen. Im Folgenden werden die Bedingungen aufgeführt, unter denen der Kliniker die Diagnose einer Anpassungsstörung stellen muss.

Der Aufbau der modernen psychiatrischen Klassifikationen ist bewusst syndromatologisch; denn sie will nur das direkt Beobachtbare beschreiben, ohne die Ursachen des betreffenden klinischen Bildes zu berücksichtigen. Stressbedingte Erkrankungen sind jedoch eine Ausnahme von dieser Regel, insofern als hier die diagnostischen Kriterien eine kausale Verbindung zwischen der Störung und einem Belastungsfaktor implizieren. Dies ist der Fall bei den Anpassungsstörungen, die definitionsgemäss mit einem eindeutig erkennbaren Belastungsfaktor korrelieren.

Abgesehen von einem oder mehreren Belastungsfaktor(en) präsentiert sich die Anpassungsstörung quasi als Ausschlussdiagnose. Einerseits muss das klinische Bild so gutartig und unspezifisch sein, dass eine in den Referenzmanualen aufgeführte spezifische psychische Störung ausgeschlossen ist. Andererseits müssen die psychischen Symptome (Angst, Depression, Verhaltensstörungen) ausreichend schwer sein, um wesentliche und stärkere Funktionsstörungen oder Leiden hervorzurufen, als dies nach einem traumatischen Ereignis normalerweise zu erwarten wäre. Die normale Trauerreaktion wird ausgeschlossen.

Selbst wenn ein eindeutiger Belastungsfaktor vorliegt, muss die Diagnose einer Major Depression (depressiven Episode) und nicht die einer Anpassungsstörung mit depressiver Stimmung gestellt werden, wenn beispielsweise mindestens ein Symptom der ersten Kategorie (depressive Stimmung oder Verlust von Interesse und Freude) und mindestens drei Symptome der zweiten Kategorie (Schlaflosigkeit, Erschöpfung, Suizidgedanken usw.) tagsüber, an fast allen Tagen und für mindestens zwei Wochen vorhanden sind. Definitionsgemäss muss bei der Anpassungsstörung mit depressiver Stimmung eine Symptomatik vorliegen, die sich unterhalb des Schweregrades einer majoren depressiven Episode bewegt und zudem einen erkennbaren Zusammenhang mit einem Belastungsfaktor zeigt.

In **Tabelle 11-1** sind die diagnostischen Untergruppen des DSM-IV-TR und der ICD-10 für Anpassungsstörungen aufgeführt. Hier bestehen zwischen den beiden Klassifikationen Unterschiede. So erfordert die ICD-10, dass die Symptome im ersten Monat nach der Belastung auftreten. Im DSM-IV-TR wird dagegen ein Zeitraum von drei Monaten festgelegt. Beide Klassifikationen begrenzen die Dauer der Störung auf sechs Monate nach Ende der Belastung. Nach der ICD-10 darf die Dauer der *Anpassungsstörung mit längerer depressiver Reaktion* – einer Einheit, die es im DSM-IV-TR nicht gibt – jedoch zwei Jahre betragen. Die anderen Unterschiede zwischen den beiden Klassifikationen sind von geringerer Bedeutung.

Bei chronischem Schmerz ist die Diagnose einer Anpassungsstörung kaum angemessen, da dieses psychopathologische Bild ja nur vorübergehend besteht.

Tabelle 11-1: Anpassungsstörungen

Codes	ICD-10	DSM-IV-TR
F43.20	Kurze depressive Reaktion	Mit depressiver Stimmung
F43.21	Längere depressive Reaktion	–
F43.22	Angst und depressive Reaktion gemischt	Mit Angst und depressiver Stimmung, gemischt
F43.23	Mit vorwiegender Beeinträchtigung von anderen Gefühlen	–
F43.24	Mit vorwiegender Störung des Sozialverhaltens	Mit Störungen des Sozialverhaltens
F43.25	Mit gemischter Störung von Gefühlen und Sozialverhalten	Mit emotionalen Störungen und Störungen des Sozialverhaltens, gemischt
F43.28	Mit sonstigen vorwiegend genannten Symptomen	Mit Angst
F43.29	–	Unspezifisch
F43.9	Nicht näher bezeichnete Reaktion auf schwere Belastung	–

Wenn es länger dauert als in den Referenzmanualen festgelegt, muss auf jeden Fall eine andere Diagnose gestellt werden, beispielsweise die einer *dysthymen Störung,* einer anderen spezifischen Erkrankung oder sogar die einer *andauernden Persönlichkeitsveränderung* bei chronischem Schmerzsyndrom. Der Kliniker sollte daher äusserst hellhörig werden, wenn einem Patienten von Krankenakte zu Krankenakte die Diagnose einer «reaktiven» Störung oder einer Anpassungsstörung anhaftet, ohne dass eine erneute Abklärung erfolgt ist.

Nebenbei ist noch einmal darauf hinzuweisen, dass die Diagnose einer Anpassungsstörung im Hinblick auf eine Invalidisierung eine schlechte Prognose bedeuten kann, denn es ist bekannt, dass 20 % der Patienten aus einer Gruppe mit dieser Diagnose und mindestens vierwöchiger Arbeitsunfähigkeit später eine Rente wegen lang dauernder Invalidität beantragten [50].

Als Fazit ergibt sich, dass die Anpassungsstörung manchmal die psychiatrische Diagnose ist, die bei chronischem Schmerz oder einem Invalidisierungsverfahren anfänglich gestellt wird, dies allein schon wegen ihrer hohen Prävalenz in der Liaisonpsychiatrie und in psychiatrischen Diensten. Diese Diagnose wird unter Umständen vom Hausarzt oder behandelnden Psychiater bei wenig spezifischen psychopathologischen Störungen bevorzugt gestellt, weil sie nicht stigmatisierend ist und ihre Prognose in der Regel als günstig angesehen wird. In bestimmten Situationen, in denen es um Versicherungsleistungen geht, ist sie möglicherweise die psychiatrische Verdachtsdiagnose, da sie eine Diagnose *de novo* ist, bei der psychische Störungen mit einem traumatischen Ereignis in Verbindung gebracht werden und die Frage nach der Vorgeschichte und Kausalität nicht explizit aufgeworfen wird. Kurzum, die Anpassungsstörung verdankt ihre Beliebtheit wahrscheinlich der Tatsache, dass sie eine bequeme Diagnose ist. Im Hinblick auf eine spätere Invalidisierung könnte diese Störung jedoch weniger harmlos als erwartet verlaufen, wenn sie mit einer mindestens vierwöchigen Arbeitsunfähigkeit einhergeht.

Anpassungsstörungen sind definitionsgemäss vorübergehend und nach DSM-IV-TR und ICD-10 auf sechs Monate beschränkt. Eine Ausnahme ist die *Anpassungsstörung mit längerer depressiver Reaktion* der ICD-10, deren Dauer auf zwei Jahre begrenzt ist.

Auch wenn Ärzte die Prognose von Anpassungsstörungen gern für günstig halten, können sich diese Störungen jedoch als weniger harmlos als erwartet erweisen und bei einigen Patienten sogar Marker für den Beginn eines Invalidisierungsverfahrens sein.

11.2 Chronischer Schmerz und Schlafstörungen

Patienten mit chronischen Schmerzen und anhaltender somatoformer Schmerzstörung klagen häufig über Einschlaf- oder Durchschlafstörungen. Sie leiden
zuweilen unter einer echten Insomnie mit tagsüber auftretenden Störungen der
Vigilanz, Stimmung und Leistungsfähigkeit, die auf den Schlafmangel zurückzuführen sind. Andere Schlafstörungen wie Hypersomnie sowie Parasomnien
wie Schlafwandeln (Somnambulismus) haben als Komorbidität von chronischem
Schmerz fast keine Bedeutung.

Die Prävalenz von Schlafstörungen, die spezifisch in Verbindung mit chro-
nischem Schmerz stehen, lässt sich nur schwer angeben, da ja bereits mehr als ein
Viertel der erwachsenen Allgemeinbevölkerung über Schlaflosigkeit klagt [51].
Zudem treten bei chronischem Schmerz komorbide psychische Störungen auf,
die selbst zu Schlafstörungen führen (depressive Störungen, Angststörungen und
Störungen durch psychotrope Substanzen). Und schliesslich gibt es zu diesem
Problem nur wenige Untersuchungen mit exakten Methoden wie der *Polysom-
nographie*.

Einem Literaturreview [52] zufolge leiden 55 % der Patienten mit Kopfschmerzen
an Insomnie. Diese Arbeit führt nebenbei morgendliche Kopfschmerzen bei
Schlafapnoesyndrom und spezifische polysomnographische Veränderungen bei
Spannungskopfschmerz auf. Patienten mit neuropathischen Schmerzen haben
einen weniger erholsamen und einen häufiger unterbrochenen Schlaf als die Allgemeinbevölkerung. Beim klinischen Bild der *Fibromyalgie* werden Abnahmen
der langsamen Schlafwellen, des REM-Schlafs (Schlaf mit schnellen Augenbe-
wegungen) und der Gesamtschlafdauer im Vergleich zur Allgemeinbevölkerung
angegeben. Ausserdem wurden weitere feinere Anomalien nachgewiesen, die
auch beim so genannten chronischen Fatigue-Syndrom zu finden sind.

Heute ist bekannt, dass Schlafentzug zu einer *Hyperalgesie* führen kann,
während Schlaf einen *antinozizeptiven Effekt* hat. Dieser Effekt ist auf die
Modulation der A-Delta-Fasern zurückzuführen, die nach der *Gate-Control-
Theorie* auf die Schmerzwahrnehmung wirken.

Diese Erkenntnisse sind ein zusätzliches Argument dafür, dass Schlafstörungen im Rahmen des Gesamtmanagements von Patienten mit chronischem
Schmerz und anhaltender somatoformer Schmerzstörung behandelt werden
müssen.

Neben den üblichen Massnahmen der Schlafhygiene, spezifischen Psychothe-rapien und der Behandlung der psychiatrischen Komorbidität gehören zu den therapeutischen Mitteln bei schmerzbedingter Insomnie auch Analgetika, Hyp-notika, Antidepressiva und bestimmte Antiepileptika.

11.3 Wut, Gewalt und Suizid

Die klinische Erfahrung lehrt, dass Patienten mit anhaltender somatoformer Schmerzstörung zuweilen Ressentiments gegen Ärzte, Arbeitgeber und andere zentrale Personen ihrer Leidensgeschichte haben. Manchmal sind sie unverhoh-len wütend, wodurch sich Probleme für die Arzt-Patienten-Beziehung ergeben.

Die Gründe dafür sind vielfältig. Zunächst einmal stösst die Unsicherheit der Diagnose eines klinischen Bildes durch Ausschluss einer organischen Krankheit bei den Patienten auf Unverständnis. Die damit einhergehende psychiatrische Etikettierung wird von den Patienten und ihren Angehörigen häufig nur ungern akzeptiert. Zudem vermitteln das Behandlungsmilieu, die Kostenträger und die Gesellschaft allgemein manchmal die explizite oder unterschwellige Botschaft, dass der Patient seine Störungen selbst zu verantworten habe, wenn ihm nicht sogar Übertreibung und Simulation von Symptomen unterstellt werden. Und schliesslich liegt bei diesen Patienten als psychiatrische Komorbidität häufig eine Persönlichkeitsstörung vor, die zwischenmenschliche Probleme begünstigt.

Auch wenn das Problem in der Praxis häufig ist, finden sich in der Literatur nur wenige Arbeiten über die Assoziation von Wut und chronischem Schmerz und anscheinend gar keine über den Zusammenhang zwischen Wut und der anhaltenden somatoformen Schmerzstörung. Es gibt jedoch Hinweise darauf [53], dass Wut sowohl depressive Affekte als auch somatische Beschwerden negativ beeinflusst. Obwohl Wut und Groll bei diesen Patienten verbreitet sind, kommt es aus unserer Sicht nur selten zu fremdschädigenden Handlungen. Dagegen ist gut belegt, dass das Suizidrisiko bei chronischen Schmerzpatienten höher ist als in der Allgemeinbevölkerung.

Für den Kliniker besteht kein Zweifel daran, dass das oft beobachtete Zusam-mentreffen von chronischem Schmerz, einer eventuellen Behinderung, einer somatischen Krankheit, von affektiven Störungen und von Rollenverlusten zu Suizidgedanken führen kann. Ein ausführliches Literaturreview [54] bestätigt, dass Suizidgedanken und Suizidversuche bei chronischen Schmerzpatienten häu-figer sind als in der Allgemeinbevölkerung. Deshalb wurde auch vorgeschlagen, chronischen Schmerz als spezifischen Risikofaktor für Suizidalität aufzuführen.

Die klinische Erfahrung bestätigt, so das Fazit, dass Wut in Situationen mit chronischem Schmerz häufig ist. Dieser Affekt erschwert wahrscheinlich die Behandlung und verschlechtert die Diagnose. Während fremdschädigende Handlungen bei chronischem Schmerz die Ausnahme sind, ist dieser definitiv ein Risikofaktor für Suizidalität.

11.4 Allgemeine Schlussfolgerung zu chronischem Schmerz und psychiatrischer Komorbidität

Komorbidität kann definiert werden als das Vorliegen einer oder mehrerer weiterer Krankheiten neben einer primären Krankheit. In der Regel sagt der Begriff Komorbidität nichts über den möglichen Kausalzusammenhang beim Zusammentreffen mehrerer Störungen aus. So kann Alkoholmissbrauch die Komorbidität einer depressiven Störung sein, ohne dass von vornherein bestimmt werden kann, ob der Alkoholismus die Ursache der Depression ist, oder ob die Depression die Ursache des Alkoholismus ist, oder ob es überhaupt einen Kausalzusammenhang gibt. Dagegen ist meist festzustellen, dass eine Begleitkrankheit eine Auswirkung auf die primäre Krankheit ausübt – und zwar mehrheitlich eine ungünstige.

Wird chronischer Schmerz als Krankheit an sich angesehen, lässt sich mit Fug und Recht sagen, dass er eine sehr hohe psychiatrische Komorbidität hat. Diese hohe Prävalenz psychischer Störungen ist besonders ausgeprägt für depressive Störungen, Angststörungen und Persönlichkeitsstörungen. Weniger offensichtlich ist dies bei Störungen durch psychotrope Substanzen, zumindest in europäischen Untersuchungen.

Die Mehrzahl der Arbeiten zu dieser Frage bestätigt die Vorannahme, dass die psychiatrische Komorbidität die Lebensqualität von Patienten mit chronischen Schmerzen beeinträchtigt, dass sie ihre Behinderung verstärkt, die Behandlung erschwert und die Prognose wesentlich verschlechtert.

Komorbide psychische Störungen müssen daher unbedingt erkannt werden. Zusätzlich zur korrekten Fallbeurteilung eröffnet sie therapeutische Möglichkeiten, selbst wenn es nur wenig Arbeiten über die spezifische Behandlung komorbider psychischer Störungen von chronischem Schmerz gibt. Die Wichtigkeit der Behandlung der komorbiden depressiven Störungen bei chronischem Schmerz ist seit langem bekannt, da es viele Überschneidungen bei Schmerz und Depression gibt. In den letzten Jahren hat sich die Behandlung von Angststörungen stetig weiterentwickelt. Ein besonders herausragendes Beispiel dafür ist die Umsetzung des Konzepts der *angstbedingten Vermeidung (fear avoidance)* und des Krankenverhaltens. Gleichwohl gibt es noch viele ungelöste Probleme.

Auf jeden Fall steht fest, dass systematisch nach komorbiden psychischen Störungen gesucht werden muss. Sie müssen diagnostiziert und in die biologische, psychologische und soziale Behandlung integriert werden. Auch wenn chronischer Schmerz und die anhaltende somatoforme Schmerzstörung meist nicht heilbar sind, können sie doch günstig auf realistische Behandlungsziele bezüglich der Lebensqualität ansprechen. Die Behandlung der psychiatrischen Komorbidität ist ein einfacher und sinnvoller Ansatz, mit dem das Befinden dieser Patienten erheblich verbessert werden kann.

Literatur zu Teil 2

1 Weltgesundheitsorganisation. ICD-10 Kapitel V (F). Internationale Klassifikation psychischer Störungen. Klinisch-diagnostische Leitlinien. Bern: Huber, 2005
2 Sass H, Wittchen HU, Zaudig M & Houben I (Hrsg.). Diagnostisches und Statistisches Manual Psychischer Störungen Textrevision. DSM-IV-TR. Göttingen: Hogrefe, 2003
3 Härter M, Reuter K, Weisser B, Schretzmann B, Aschenbrenner A, Bengel J. A descriptive study of psychiatric disorders and psychosocial burden in rehabilitation patients with musculoskeletal diseases. Arch Phys Med Rehabil 2002, 83, 461-468
4 De Waal MWM, Arnold IA, Eekhof JAH, Van Hemert AM. Somatoform disorders in general practice. Br J Psychiatry 2004, 184, 470-476
5 Proctor T, Gatchel RJ, Robinson RC. Psychosocial factors and risk of pain disability. Occup Med 2000, 15 (4), 803-812
6 Dersh J, Gatchel RJ, Polantin P, Mayer T. Prevalence of psychiatric disorders in patients with chronic work related musculoskeletal pain. J Occup Environ Med 2002, 44, 5, 459-468
7 Polantin PB, Kinney RK, Gatchel RJ, Lillo E, Mayer TG. Psychiatric illness and chronic back pain. The mind and the spine. Which goes first ? Spine 1993, 18, 1, 66-71
8 Dersch J., Polatin P.B., Gatchel R.J. Chronic pain and psychopathology : research findings and theoretical considerations. Psychosom Med 2002, 64, 773-786
9 Spinhoven P, Ter Kuile M, Kole-Snijders AM, Hutten Mansfeld M, Den Ouden DJ, Vlaeyen JW. Catastrophizing and internal pain control as mediators of outcome in the multidisciplinary treatment of chronic low back pain. Eur J Pain 2004, 8,3, 211-219.
10 Smith RG. The epidemiology and treatment of depression when it coexists with somatoform disorders, somatisation or pain. Gen Hosp Psychiatry 1992, 14, 265-272
11 Fishbain DA, Rosomoff HL, Rosomoff RS. Drug abuse, dependence, and addiction in chronic pain patients. Clin J Pain 1992, 8, 2, 77-85
12 Romano JM, Turner JA. Chronic pain and depression : does the evidence support a relationship ? Psychol Bull 1985, 97, 1, 18-34
13 Ey H, Bernard P, Brisset C. Manuel de psychiatrie, 5 édition. Paris : Masson, 1978, 249-253
14 Riso LP, Miyatake RK, Thase ME. The search for determinants of chronic depression : a review of six factors. J Affect Disord 2002, 70, 103-115

15 Keller MB. Issues in treatment-resistant depression. J Clin Psychiatry 2005, 66 (8), 5-12

16 Beck AT, Ward C, Mendelson M, Mock J, Erbaugh J. An inventory for measuring depression. Arch Gen Psychiatry 1961, 4, 561-571

17 Hamilton M. A rating scale for depression. J Neurol Neurosurg Psychiatry 1960,23, 56-62

18 Simon GE, VonKorff M, Piccinelli M, Fullerton C, Ormel J. An international study of the relation between somatic symptoms and depression. N Engl J Med 1999, 341, 18, 1329-1335

19 Melzack R, Wall P. Le défi de la douleur. Paris, Maloine, 1982, 203-220

20 Sadock BJ, Sadock VA, Kaplan & Sadock's, synopsis of psychiatry. Philadelphia : Lippincott Williams and Wilkins, 2003, 536-542

21 Stahl S, Briley M. Understanding pain in depression. Hum Psychopharmacol 2004, 19, 9-13

22 Fischbain DA, Cutler R, Rosomoff HL, Rosomoff RS. Chronic pain – associated depression : antecedent or consequence of chronic pain ? A review. Clin J Pain 1997, 13, 116-137

23 Blumer D, Heilbronn M. Chronic pain as a variant of depressive disease. The pain prone disorder. J Nerv Ment Dis 1982, 170, 7, 381-406

24 von Korff M, Simon G. The relationship between pain and depression. Br J Psychiatry 1996, 168, 30, 101-108

25 Sartorius N, Ustun T, Costa E, Silva J. and al. An international study of psychological problems in primary care : collaborative project on psychological problems in general health care. Arch Gen Psychiatry 1993, 55, 819-824

26 Magni G. Review article on the relationship between chronic pain and depression when there is no organic lesion. Pain 1987, 31, 1-21

27 Bair MJ, Robinson RL, Katon W, Kroenke K. Depression and pain comorbidity, a literature review. Arch Intern Med 2003, 163, 2433-2445

28 Karp JF, Scott J, Houck P, Reynolds CF, Kupfer DJ, Frank E. J Clin Psychiatry 2005, 66, 5, 591-597

29 Stahl SM. Does depression hurt ? J Clin Psychiatry 2002, 63, 4, 273-274

30 Wessely S, Rose S, Bisson J. Brief psychological interventions (debriefing) for trauma-related symptoms and prevention of post traumatic stress disorder. The Cochrane Library, 2000, Issue 4, 1-18

31 Otis JD, Keane TM, Kerns RD. An examination of the relationship between chronic pain and post traumatic stress disorder. J Rehabil 2003, 40, 5, 397-406

32 Asmundson GJ, Jacobson SJ, Allerdings MD, Norton GR. Social phobia in disabled workers with chronic musculoskeletal pain. Behav Res Ther 1996, 34, 11&12, 939-943

33 Barbee JG, Todorov AA; Kuczmierczyk AR, Mancuso DM, Schwab JJ, Maddock RJ, Hoehn-Saric R, Kelley LA, Davidson JR. Explained and unexplained medical symptoms in generalized anxiety and panic disorder: relationship to the somatoform disorders. Ann Clin Psychiatry 1997, 9, 3, 149-155

34 Lethem J, Slade PD, Troup JDG, Bentley G. Outline of fear avoidance model of exaggererated pain perception. Behav Res Ther 1983, 21, 4 401-408

35 Asmundson JG, Vlaeyen JWS, Crombez G. Understanding and treating fear of pain. Oxford University Press : Oxford, 2004

36 Vlaeyen JWS, Linton SJ. Fear avoidance and its consequences in chronic musculoskelettal pain : a state of the art. Pain 2000, 85, 317-332

37 Severeijns R, Vlaeyen JWS, van den Hout M, Weber WEJ. Pain catastrophizing predict pain intensity, disability and psychological distress independent of the level of physical impairment. Clin J Pain 200117, 2, 165-172

38 Kori SH, Miller RP, Todd DD. Kinesiophobia : A new view of chronic pain behavior. Pain management 1990 Jan/Feb, 35-43

39 Kugler K, Wijn J, Geilen M, de Jong J, Vlaeyen JWS.The photograph series of daily activities (PHODA). CD-rom version 1.0, Institute for rehabilitation research and school for physiotherapy, Heerlen, The Netherlands.

40 Vittengl JR, Clark LA, Owen-Salters E, Gatchel RJ. Diagnostic change and personality stability following functional restoration treatment in chronic low back pain patients. Assessment 1999, 6, 1, 79-92

41 Weisberg JN, Vaillancourt PD. Personality factors and disorders in chronic pain. Seminars in clinical psychiatry 1999, 4, 3, 155-166

42 Gatchel RJ, Polatin PB, Mayer TG. The dominant role of psychosocial risk factors in the development of chronic low back pain disability. Spine 1995, 15, 20, 24, 2702-2709

43 Centre de psychologie appliquée. Manuel de l'inventaire multiphasique du Minnesota (MMPI). Editions du centre de psychologie appliquée. 3édition, 1986, Paris

44 Fishbain DA. Approaches to treatment decisions for psychiatric comorbidity in the management of the chronic pain patient. Chronic pain. Med Clin NA 1999, 83 (7), 737-760

45 Daeppen JB. Vademecum d'alcoologie. Medecine et Hygiene : Geneve, 2003, 9-13

46 Dongier M, Legault L. Alcoolismes in Psychiatrie clinique. Ed. Gaetan Morin : Montreal, 199, tome I, 144-171

47 Brown RL, Patterson JJ, Rounds LA, Papasouliotis O. Substance abuse among patients with chronic back pain. J Fam Pract 1996, 43, 2, 152-160

48 Katzmann JW in Kaplan et Sadock's, Comprehensive textbook of psychiatry. Philadephia : Lippincott Williams and Wilkins., 8th ed, 2005, vol. 2, 2055-2062

49 Despland JN, Monod L, Besson J, Ferrero F. Les troubles de l'adaptation du DSM-III-R : un diagnostic insaisissable. Med et Hyg 1993, 51, 2215-2218

50 Schroer CAP in van der Klink JJL, van Dijk FJH. Dutch practice guidelines for managing adjustment disorders in occupational and primary health care. Scand J Work Environ Health 2003, 29, 6, 478-487

51 Lapierre O, Montplaisir J. in Lalonde P. and al. Psychiatrie clinique. Une approche biopsychosociale. Montreal : Gaëtan Morin, 2001, 538-576

52 Roehrs T, Roth T. Sleep and pain : interaction of two vital functions. Seminars in neurology 2005, 25, 1, 106-116

53 Koh KB, Kim DK, Kim SY, Park JK. The relationship between anger expression, depression and somatic symptoms in depressive disorders and somatoform disorders. J Clin Psychiatry 2005, 66, 485-491

54 Fishbain DA. The association of chronic pain and suicide. Sem Clin Neuropsychiatry 1999, 4, 3, 221-227

Teil 3

Formen und Modelle der somatoformen Schmerzstörung

Kapitel 12 befasst sich mit den allgemeinen Merkmalen der somatoformen Störungen und stellt die für diese Kategorien gemeinsamen diagnostischen Regeln vor. Es beschreibt die wesentlichen Elemente der *Somatisierungsstörung*, der *undifferenzierten Somatisierungsstörung*, der *hypochondrischen Störung*, der *Konversionsstörung* und anderer somatoformer Störungen. Zudem werden die Unterschiede zwischen ICD-10 [1] und DSM-IV-TR [2] für diese Kategorien herausgearbeitet. Synoptische Tabellen erleichtern das schnelle Auffinden der Störungen und ihrer diagnostischen Kriterien.

Kapitel 13 wendet sich mehr an Spezialisten für psychiatrische Evaluation als an Grundversorger. Es befasst sich mit zwei unterschiedlichen, aber häufig verwechselten Konzepten. Zum einen geht es auf die *Entwicklung körperlicher Symptome aus psychischen Gründen* ein, eine diagnostische Einheit der ICD-10 [1], zu der die *Entschädigungsneurose* gehört. Zum anderen wird die *Symptomausweitung* beschrieben, ein von L. N. Matheson Ende der 1980er Jahre beschriebener Invalidisierungsprozess, der neue Wege zum Verständnis und zur Behandlung von Rehabilitationspatienten eröffnen sollte. Eines der Ziele dieses Kapitels ist es, die Unterschiede dieser beiden Konzepte untereinander sowie gegenüber der anhaltenden *somatoformen Schmerzstörung* deutlich zu machen.

Kapitel 14 lässt klinische Bilder Revue passieren, die der anhaltenden somatoformen Schmerzstörung darin ähnlich sind, dass sie häufig von medizinisch nicht erklärbaren Schmerzen begleitet werden und offenbar stark von psychischen, sozialen und kulturellen Faktoren abhängen. Es befasst sich mit der gewöhnlichen Lumbalgie, den Spätfolgen nach einem kraniozervialen Beschleunigungstrauma (Whiplash-Verletzung) und bespricht das Bild der Fibromyalgie und des chronischen Fatigue-Syndroms. Eingegangen wird auch auf umstrittene nosologische Entitäten wie die idiopathische Umweltunverträglichkeit (multiple

Chemosensibilisierung) und soziogene Massenerkrankungen, bei denen kollektive suggestive Faktoren eine Hauptrolle spielen könnten. Und schliesslich werden die potenziellen Risiken einer sozialen Konstruktion neuer Krankheiten hervorgehoben, bei der die elementaren Regeln der evidenzbasierten Medizin ausser Acht gelassen werden.

Kapitel 15 behandelt die artifiziellen Störungen und die Simulation. Diesen beiden Situationen ist gemeinsam, dass körperliche oder psychische Symptome bewusst erzeugt werden. Bei der Simulation, einem Verhalten, das nicht in den Bereich der Medizin fällt, werden die Störungen bewusst hervorgerufen und willentlich gesteuert. Bei den artifiziellen Störungen werden diese bewusst hervorgerufen, ob das absichtlich geschieht, ist jedoch eine offene Frage; hier hat das Nachsuchen um Krankenhausaufnahmen, ärztliche Behandlungen und Untersuchungen meist zwanghaften Charakter. In Kapitel 15 werden diese beiden in der Klinik anzutreffenden Situationen sowie ihre Epidemiologie, ihr Erscheinungsbild, die Umstände ihres Auftretens und die notwendigen Massnahmen besprochen.

In Kapitel 16 werden die grundlegenden Prinzipien des biopsychosozialen Modells von G.L. Engel dargelegt. Vorgestellt werden auch Ergänzungen zu diesem Modell, die sich aus den Fortschritten auf dem Gebiet der Psychotraumatologie und des kognitiven Modells ergeben haben. Ausserdem wird auf andere Erklärungsversuche für bestimmte Fälle von Kranken- und Invalidenverhalten eingegangen, die auf dem Konzept des Invalidisierungsprozesses sowie auf psychodynamischen und soziokulturellen Modellen beruhen. Und schliesslich wird eine moderne Konzeption des Somatisierungsprozesses beschrieben, die biologische, psychologische und soziale Faktoren auf der Grundlage der neuesten wissenschaftlichen Erkenntnisse integriert.

Die Literatur zu diesem Teil findet sich anschliessend an Kapitel 16.

12 Somatoforme Störungen

12.1 Einleitung

Grundversorger sind häufig mit Situationen konfrontiert, in denen körperliche Beschwerden bestehen, die nicht durch überzeugende organische Befunde erklärt werden können. Wie S. Wessely und Mitarbeiter ausführen, gibt es in jedem medizinischen Fachgebiet klinische Bilder, die mehr oder weniger einer funktionellen Störung gleichen können. Unter anderem sind dies der Spannungskopfschmerz (Neurologie), das Reizdarmsyndrom oder Colon irritabile (Gastroenterologie), das chronische Fatigue-Syndrom (Infektiologie), die Fibromyalgie (Rheumatologie), das Hyperventilationssyndrom (Pneumologie), die atypische Präkordialgie (Kardiologie), das prämenstruelle Syndrom (Gynäkologie), die idiopathische Umweltunverträglichkeit (Allergologie) sowie temporomandibuläre Schmerzen und Dysfunktion (Zahnmedizin). Dies wirft die Frage auf, ob es ein gemeinsames funktionelles somatisches Syndrom gibt [3]. Die ICD-10 versucht einige dieser Störungen in die Kategorie der *somatoformen autonomen Funktionsstörung* zu gruppieren. Das Kapitel über somatoforme Störungen will ebenfalls funktionelle somatische Störungen, bei denen sehr häufig ein psychischer Distress erkennbar ist, unter einem gemeinsamen Konzept vereinen.

In der Medizin und in der Öffentlichkeit werden für diese Situationen die unterschiedlichsten Begriffe verwendet. Einige dieser Begriffe haben mit der Zeit eine negative Konnotation angenommen, die viel über das mit diesen klinischen Bildern verbundene Unbehagen aussagt. So ist es heute fast schon politisch inkorrekt, den Begriff *hysterisch* zu verwenden – selbst in einer Patientenakte. Dieses Wort wurde nämlich aus den diagnostischen Referenzwerken verbannt und in einigen seiner Bedeutungen durch den Begriff *histrionisch* ersetzt, der vom «Histrio», dem Gaukler, aus der Welt des Theaters abgeleitet ist.

Die neue Bezeichnung für diese Beschwerdekonstellation als *medizinisch nicht erklärbare Symptome* hat den grossen Vorteil, dass sie neutral ist. Auch wenn dieser Begriff nur wenig verwendet wird, könnte er von der Öffentlichkeit und Patienten gut angenommen werden, was ihm eine grosse Zukunft bescheren würde. Da er jedoch zu allgemein bleibt, ist es recht unwahrscheinlich, dass er den Erfordernissen der Sozialversicherungen und Gerichte gerecht wird, die für die Anerkennung von Leistungsansprüchen zuständig sind.

In Patientenakten finden sich häufig die Begriffe *psychosomatische Erkrankung* und *funktionelle Störung*. Sie unterstellen, dass hier ein psychosoziales Leiden zugrunde liegt, das weder manifest noch unbedingt bewusst ist. Die modernen psychiatrischen Klassifikationen dagegen möchten der Interpretation keinen Raum geben. Deshalb muss bei den meisten *somatoformen Störungen* ein psychosozialer Distress zu beobachten sein, der nach Ansicht des Arztes die Ursache der Störung sein könnte. Dies geben schon die allgemeinen diagnostischen Kriterien für somatoforme Störungen vor. Die Begriffe funktionelle und psychosomatische Erkrankung werden daher zunehmend aufgegeben.

12.2 Allgemeine diagnostische Kriterien der somatoformen Störungen

Somatoforme Störungen ordnen die klinischen Bilder neu ein, bei denen körperliche Symptome vorhanden sind, ohne dass eine körperliche Krankheit nachweisbar ist, die diese Symptome erklären könnte. Diese erste Voraussetzung legt von vornherein das Vorgehen bei der diagnostischen Abklärung aller dieser Störungen fest. Der Arzt muss dabei *per exclusionem* vorgehen, das heisst, er muss eine somatische Erkrankung ausschliessen, was notgedrungen ein gewisses Mass an Unsicherheit mit sich bringt, da ein solcher Ausschluss nie endgültig erreicht werden kann.

Bei somatoformen Störungen dürfen die Beschwerden nicht auf eine bekannte körperliche Krankheit zurückzuführen sein, aber auch nicht besser durch eine andere psychische Störung erklärbar sein. Diese zweite Voraussetzung wird manchmal vernachlässigt, hat jedoch durchaus ihre Berechtigung. So können sich in zwei Situationen differentialdiagnostische Probleme ergeben, nämlich bei Panikattacken und depressiven Störungen.

Panikattacken gehen mit einer Vielzahl neurovegetativer Symptome einher (Herzklopfen, Schweissausbrüche, Zittern, Übelkeit, Parästhesien). Sie sind das Grundmerkmal bei bestimmten Angststörungen wie der *Panikstörung*. Aber auch wenn die betroffenen Patienten häufig internistische und kardiologische Notdienste aufsuchen, sind ihre Beschwerden gänzlich durch die Angststörung erklärbar. Hier darf daher nicht die Diagnose einer somatoformen Störung gestellt werden.

Bei *depressiven Störungen* können sich in einigen Fällen noch schwierigere Probleme bei der Differenzialdiagnose ergeben. Bekanntlich kann eine Depression zu somatischen Beschwerden führen. Nach solchen Beschwerden wird übrigens in der universellen Referenzskala gefragt, der *Hamilton-Depressions-Skala* [4]. Es handelt sich dabei um Störungen verschiedener Organsysteme (gastrointestinal, kardiovaskulär, respiratorisch und urogenital) und um Schmerzen in Form von Lumbalgien, Kopfschmerzen, Bauchschmerzen, Muskel- und Gelenkschmerzen. Wird ein klinisches Bild deutlich von der depressiven Störung dominiert (pathologisches Schuldgefühl, Suizidgedanken, massive Beeinträchtigung des Selbstwertgefühls), darf für die somatischen Beschwerden und *körperlichen Schmerzen bei einer Depression* nicht zusätzlich die Diagnose einer somatoformen Störung gestellt werden. Die depressive Störung wird übrigens als Ausschlussfaktor in der Definition der meisten somatoformen Störungen und insbesondere bei der anhaltenden somatoformen Schmerzstörung aufgeführt.

Im DSM-IV-TR ist die dritte Voraussetzung für eine somatoforme Störung, dass das Leiden erheblich ist, oder dass eine Beeinträchtigung in persönlichen, sozialen und beruflichen Funktionsbereichen vorliegt. Dies ist ein allgemein gültiges Kriterium für psychiatrische klinische Bilder, da diese nur unter dieser Bedingung die Kriterien für eine Krankheit oder Störung erfüllen.

Eine letzte Voraussetzung ist schliesslich, dass die Symptome nicht absichtlich erzeugt werden, womit der Unterschied gegenüber den *artifiziellen Störungen* und der *Simulation* deutlich gemacht werden soll. Dieser spezielle Punkt kann in der Klinik manchmal schwierig zu beurteilen sein. Hier bleibt viel der subjektiven Einschätzung überlassen, weil es keine wirklich objektiven Kriterien für eine solche Beurteilung gibt. Dieser Punkt wirft nicht nur bei rechtsmedizinischen Beurteilungen komplexe Fragen auf, sondern auch im Hinblick auf die Arzt-Patienten-Beziehung, die in manchen Fällen von gegenseitigem Misstrauen geprägt sein kann.

Diese allgemeinen diagnostischen Kriterien für somatoforme Störungen lassen sich in vier Punkten zusammenfassen **(Tab. 12-1)**, die im Wesentlichen auf den Ausführungen im DSM-IV-TR basieren. In der ICD-10 ist die allgemeine einführende Beschreibung dieses Themas eher klinisch orientiert. Im Unterschied zum DSM-IV-TR stellt die ICD-10 vor allem in den Vordergrund, dass diese Patienten um medizinische Untersuchungen nachsuchen und sich jeder psychologischen Erklärung für ihre Beschwerden verschliessen. In den spezifischen Beschrei-

Tabelle 12-1: Allgemeine diagnostische Kriterien somatoformer Störungen nach DSM-IV-TR

Körperliche Symptome, die an einen medizinischen Krankheitsfaktor denken lassen, ohne vollständig erklärt werden zu können

• durch eine allgemeine somatische Erkrankung

• durch eine andere psychische Störung

Diese Symptome verursachen signifikantes Leiden oder eine Funktionsbeeinträchtigung

Diese Symptome werden im Gegensatz zu artifiziellen Störungen und zur Simulation nicht absichtlich erzeugt

Bei allen somatoformen Störungen erfolgt die Diagnosestellung *per exclusionem*, das heißt durch Ausschluss eines medizinischen Krankheitsfaktors oder einer Substanz als ursächlichem Auslöser (und nicht auf der Grundlage einer gemeinsamen Ätiologie oder gemeinsamer möglicher pathogener Mechanismen).

bungen für die einzelnen Kategorien werden präzise diagnostische Kriterien angegeben, die in den Forschungskriterien [5] der ICD streng gefasst sind.

Abgesehen davon sind die Unterschiede zwischen ICD-10 und DSM-IV-TR im Abschnitt über somatoforme Störungen nicht sehr ausgeprägt **(Tab. 12-2)**. Die ICD-10 ordnet mit einer gewissen Logik die *Konversionsstörung* in Abschnitt F44 bei den *dissoziativen Störungen* ein. Neben rein theoretischen Argumenten lässt sich dies schon allein dadurch begründen, dass die Konversionsstörung häufig reversibel ist, während somatoforme Störungen in der Regel chronisch verlaufen. Die ICD-10 enthält auch die selten verwendete Kategorie der *somatoformen autonomen Funktionsstörung*, in der die grossen somatischen funktionellen Syndrome mit autonomen Manifestationen unter einen Hut gebracht werden sollen. Das DSM-IV-TR schafft eine spezifische Einheit für die *körperdysmorphe Störung*, während die ICD-10 daraus eine spezifische Untergruppe (Dysmorphophobie) der hypochondrischen Störung macht. Die konzeptuellen Unterschiede zwischen der *Schmerzstörung* und der *anhaltenden somatoformen Schmerzstörung* wurden bereits in einem anderen Kapitel besprochen. Die übrigen diagnostischen Kategorien der beiden Manuale sind gleich und die diagnostischen Kriterien entsprechen einander. Diese Kriterien sind in einer synoptischen Tabelle dargestellt **(Tab. 12-3)**. Im Folgenden werden die verschiedenen somatoformen Störungen auf der Grundlage von ICD-10, DSM-IV-TR, verschiedenen Referenzwerken und -autoren [6–9] sowie der klinischen Erfahrung des Autors beschrieben.

Tabelle 12-2: Somatoforme Störungen nach ICD-10 und DSM-IV-TR

Codes	ICD-10	DSM-IV-TR
F45.0	Somatisierungsstörung	Somatisierungsstörung
F45.1	Undifferenzierte Somatisierungsstörung	Undifferenzierte somatoforme Störung
F45.2	Hypochondrische Störung	Hypochondrie
F45.2	–	Körperdysmorphe Störung
F45.3	Somatoforme autonome Funktionsstörung	–
F45.4	Anhaltende somatoforme Schmerzstörung –	Schmerzstörung in Verbindung mit psychischen Faktoren Schmerzstörung in Verbindung mit sowohl psychischen Faktoren wie einem medizinischen Krankheitsfaktor
F44.9	Dissoziative Störung (Konversionsstörung)*	Konversionsstörung
F45.8	Sonstige somatoforme Störungen	–
F45.9	Nicht näher bezeichnete somatoforme Störung	Nicht näher bezeichnete somatoforme Störung

* In der ICD-10 wird die dissoziative Störung (Konversionsstörung) nicht den somatoformen Störungen zugerechnet.

Tabelle 12-3: Zusammenfassung der diagnostischen Kriterien somatoformer Störungen nach ICD-10 und DSM-IV-TR

Code	ICD-10		DSM-IV-TR	
F45.0	Somatisierungsstörung	Eine Vielzahl unterschiedlicher körperlicher Beschwerden seit mindestens 2 Jahren, für die keine ausreichende somatische Erklärung gefunden wurde. Es müssen mindestens 6 Symptome aus mindestens 2 Gruppen einer vorgegebenen Liste vorliegen (gastrointestinale, kardiovaskuläre, urogenitale, Haut- und Schmerzsymptome). Sie führen zu Leiden und wiederholtem Nachsuchen um Arztkonsultationen, ohne dass der Betroffene sich dadurch beruhigt fühlt.	Somatisierungsstörung	Eine Vielzahl wiederholt auftretender körperlicher Beschwerden, die nicht durch eine körperliche Krankheit erklärt werden können, vor Vollendung des 30. Lebensjahres auftraten und über mehrere Jahre anhalten. Es müssen mindestens 4 Schmerzsymptome, 2 gastrointestinale Symptome, 1 sexuelles Symptom und 1 pseudoneurologisches Symptom aus einer vorgegebenen Liste vorliegen.
F45.1	Undifferenzierte Somatisierungsstörung	Weniger schwere Form der Somatisierungsstörung, Mindestdauer nur 6 Monate, weniger starkes Leiden und weniger als 5 Symptome.	Undifferenzierte somatoforme Störung	Weniger schwere Form der Somatisierungsstörung, die Mindestdauer beträgt nur 6 Monate und es liegen weniger als 6 Symptome vor.
F45.2	Hypochondrische Störung	Mindestens 6 Monate anhaltende Überzeugung, an einer ernsthaften körperlichen Krankheit zu leiden (zumindest eine wird vom Patienten benannt), oder übermässige Beschäftigung mit einer vermeintlichen Entstellung oder Missbildung (dysmorphophobe Störung). Dies führt zu Leiden und wiederholtem Nachsuchen um medizinische Behandlung, ohne dass der Betroffene sich dadurch beruhigt fühlt.	Hypochondrie	Mindestens 6 Monate lang übermässige Beschäftigung mit der Befürchtung oder Überzeugung, an einer ernsthaften Krankheit zu leiden, was auf einer Fehlinterpretation körperlicher Symptome beruht und trotz adäquater medizinischer Abklärung und Rückversicherung durch den Arzt bestehen bleibt.

F45.2	–	Diese Kategorie gibt es in der ICD-10 nicht als eigenständige Einheit, sondern wird der hypochondrischen Störung zugeordnet (dysmorphophobe Störung).	Körperdysmorphe Störung	Übermässige Beschäftigung mit einem vermeintlichen Makel des äusseren Erscheinungsbilds.
F45.3	Somatoforme autonome Funktionsstörung	Symptome einer autonomen Erregung (Palpitationen, Schweissausbrüche usw.), die vom Patienten auf eine körperliche Erkrankung eines der grossen Organsysteme zurückgeführt werden.	–	Diese Kategorie gibt es im DSM-IV-TR nicht.
F45.4	Anhaltende somatoforme Schmerzstörung	Mindestens 6 Monate lang starker Schmerz, der nicht ausreichend durch organische Ursachen erklärt werden kann; dieser ist begleitet von einem Leidensgefühl und anhaltend der Hauptfokus der Aufmerksamkeit des Patienten.	Schmerzstörung	Im Zentrum des klinischen Bildes stehen erhebliche Schmerzen, für deren Beginn, Schweregrad, Exazerbation oder Aufrechterhaltung psychischen Faktoren eine wichtige Rolle beigemessen wird.
F44.9	Dissoziative Störung (Konversionsstörung)*	Sensible, sensorische, motorische und andere Störungen, die im Kontext von Problemen, Bedürfnissen oder belastenden Ereignissen auftreten, ohne dass eine körperliche Krankheit vorliegt, welche die Symptome erklären könnte.	Konversionsstörung	Motorische, sensible oder sensorische und andere Ausfälle, die nicht durch eine körperliche Krankheit erklärt werden können und bei denen angenommen wird, dass psychische Faktoren eine wichtige Rolle spielen, da ihnen Konflikte oder andere Belastungsfaktoren vorausgehen.
F45.8	Sonstige somatoforme Störungen	Restgruppe	–	
F45.9	Nicht näher bezeichnete somatoforme Störung	Restgruppe	Nicht näher bezeichnete somatoforme Störung	Restgruppe

* In der ICD-10 wird die dissoziative Störung (Konversionsstörung) nicht den somatoformen Störungen zugeordnet.

12.3 Somatisierungsstörung

Die *Somatisierungsstörung* ist ein klinisches Bild mit vielfältigen, immer wieder auftretenden Beschwerden, die nicht durch einen medizinischen Krankheitsfaktor erklärbar sind. Falls eine körperliche Krankheit vorliegt, erklärt deren Schweregrad nicht das Ausmass der von den Patienten vorgebrachten Symptome.

Ursprünglich trug diese Störung den Namen *Briquet-Syndrom*. Sie umfasste eine Vielzahl von Symptomen. Die Symptomliste wurde verkürzt, vor allem um Beschwerden auszuschliessen, die für Panikattacken oder eine Depression typisch sind. Im DSM-III [10] wurden nur 37 Symptome beibehalten, von denen 14 bei Frauen und 12 bei Männern erforderlich waren. Das DSM-IV-TR verlangt heute 8 Symptome aus einer in 4 Gruppen eingeteilten Liste (Schmerzsymptome, gastrointestinale, sexuelle und pseudoneurologische Symptome). Nach der ICD-10 sind nur 6 Symptome aus einer Liste von 14 erforderlich. Die Tatsache, dass die Anzahl der notwendigen Symptome reduziert wurde, hat die Validität der Diagnose offenbar nicht beeinflusst.

Die Liste dieser Symptome ist in den Diagnoseschlüsseln leicht zu finden. Als wesentlich gilt ein solches Symptom, wenn es Leiden oder funktionelle Beeinträchtigungen hervorruft sowie zu wiederholten Arztkonsultationen, medizinischen Untersuchungen oder Behandlungen führt.

Die Patienten mit dieser Störung können ihre Krankengeschichte oft nur schlecht schildern. Die Arzt-Patienten-Beziehung kann daher von vornherein angespannt sein. Die Patienten sind als impulsiv und manchmal suizidal bekannt (Suiziddrohungen, -versuche). Paarkonflikte sind fast die Regel. Bei diesen Patienten, die häufig bei mehreren Ärzten in Behandlung sind, ist der Gebrauch psychotroper Substanzen keine Seltenheit. Komorbide psychiatrische Störungen sind häufig, insbesondere Angststörungen, depressive Störungen und Persönlichkeitsstörungen. Diese Patienten nehmen sehr häufig ein Invalidenverhalten ein.

Nach DSM-IV-TR beginnt die Störung vor dem dreissigsten Lebensjahr. Die Diagnose kann nur gestellt werden, wenn das klinische Bild schon über mehrere Jahre hinweg bestand; die ICD-10 verlangt hier einen Zeitraum von mindestens 2 Jahren. Die Somatisierungsstörung betrifft vor allem Frauen, bei denen die Lebenszeitprävalenz in der Grössenordnung von 0,2 % bis 2 % liegt. Es handelt sich um eine chronische Erkrankung mit fluktuierendem Verlauf. In der Regel zielt die Behandlung nicht auf eine Heilung ab, sondern darauf, das Leiden der Patienten zu lindern und ihre Funktionsfähigkeit zu verbessern. Bei der Behandlung sollte auch eine Verringerung des Medikamentenkonsums angestrebt werden, nicht nur um die Kosten zu senken, sondern vor allem auch, um die Entwicklung einer *iatrogenen Erkrankung* zu verhüten.

12.4 Undifferenzierte Somatisierungsstörung bzw. undifferenzierte somatoforme Störung

Die *undifferenzierte Somatisierungsstörung* (ICD-10) oder *undifferenzierte somatoforme Störung* (DSM-IV-TR) ist eine abgeschwächte Form oder Restkategorie der Somatisierungsstörung. Definitionsgemäss bestehen dabei wiederholte körperliche Beschwerden, die nicht durch einen medizinischen Krankheitsfaktor zu erklären sind und mindestens 6 Monate anhalten. Es handelt sich meist um Erschöpfung, Appetitverlust, Magen-Darm- oder Harnwegssymptome. Weder die Anzahl, noch der Typ der Beschwerden erfüllen die Voraussetzungen für eine Somatisierungsstörung. Falls eine körperliche Krankheit besteht, kann deren Schweregrad das Ausmass der Symptomatik beim Patienten nicht erklären.

Nach DSM-IV-TR sind die Validität und Spezifität dieser diagnostischen Kategorie recht gut belegt. Die Störung tritt vor allem bei jungen Frauen aus den unteren sozialen Schichten auf, findet sich aber auch bei anderen sozialen Gruppen. Die medizinische und psychiatrische Komorbidität ist erhöht. Der Verlauf ist fluktuierend und insgesamt gesehen chronisch. Die Patienten mit dieser Störung suchen häufig Ärzte in der Grundversorgung auf und können dort einen nicht zu vernachlässigenden Teil der Klientel ausmachen. Auch wenn die Funktionsstörungen im zwischenmenschlichen, sozialen und beruflichen Bereich geringer sind als bei der Somatisierungsstörung, entwickelt sich häufig ebenfalls ein Invalidenverhalten. Die Behandlung entspricht der, die für die Somatisierungsstörung empfohlen wird.

Das Bild, das die Begriffe *Neurasthenie* und *chronisches Fatigue-Syndrom* abdecken, erfüllt recht genau die diagnostischen Kriterien der undifferenzierten Somatisierungsstörung. Die Neurasthenie wird im DSM-IV-TR nicht aufgeführt, ist aber in der ICD-10 unter dem Code F48.0 enthalten. Während diese Diagnose in Nordamerika und Europa nur selten verwendet wird, wird sie in China und der ehemaligen UdSSR häufig gestellt. Nach DSM-IV-TR muss die Neurasthenie als undifferenzierte somatoforme Störung kodiert werden, wenn die Beschwerden länger als sechs Monate anhalten.

Die Neurasthenie kommt dem so genannten chronischen Fatigue-Syndrom sehr nahe. Dieses Syndrom kommt zwar nicht als solches in den psychiatrischen Klassifikationen vor, weist aber ebenfalls die allgemeinen Merkmale einer somatoformen Störung auf (vgl. Tab. 12-1). Übrigens kann es meist ohne weiteres einer undifferenzierten Somatisierungsstörung zugerechnet werden, weil es alle diagnostischen Kriterien dieser Störung erfüllt.

Die *Neurasthenie* ist im DSM-IV-TR nicht aufgeführt, dagegen als solche in der ICD-10 unter dem Code F48.0 enthalten. Während diese Diagnose in Nordamerika und Europa nur selten verwendet wird, wird sie in China und der ehemaligen UDSSR häufig gestellt. Die Beschwerden kommen denen des umstrittenen *chronischen Fatigue-Syndroms* sehr nahe.

Nach DSM-IV-TR muss die *Neurasthenie* als *undifferenzierte somatoforme Störung* kodiert werden, wenn die Beschwerden länger als sechs Monate anhalten. Für den Autor gelten dieselben Bedingungen auch für das *chronische Fatigue-Syndrom*, das meist alle erforderlichen diagnostischen Kriterien für eine *undifferenzierte somatoforme Störung* erfüllt.

12.5 Hypochondrische Störung bzw. Hypochondrie

Die *Hypochondrie* (DSM-IV-TR) oder *hypochondrische Störung* (ICD-10) ist durch die Überzeugung gekennzeichnet, an einer ernsthaften Krankheit zu leiden, oder aber durch die übermässige Beschäftigung mit dieser Befürchtung. Die Störung beruht meist auf einer Fehlinterpretation körperlicher Empfindungen, während entsprechende Untersuchungen negativ ausfallen. Diese Diagnose darf nur gestellt werden, wenn das klinische Bild mindestens sechs Monate lang besteht.

Hier liegt eine ähnliche Situation vor wie bei Angststörungen und insbesondere wie bei der *Zwangsstörung*. Die Hypochondrie unterscheidet sich von diesen Störungen jedoch durch die Tatsache, dass die Zwänge hier auf eine übermässige Beschäftigung mit der eigenen Gesundheit beschränkt sind. P. Verrier und J. Charbonneau erwähnen auch, dass Hypochonder gern über ihre Befürchtungen sprechen und diese nicht als anomal empfinden. Man könnte sagen, dass diese Befürchtungen *ichsynton* sind, während Zwanghafte ihre Zwänge als anomales, quälendes und krankhaftes Phänomen erleben (*ichdyston*). Die Störung unterscheidet sich auch von einer *Wahnvorstellung* (psychotischen Störung). Die Befürchtungen hypochondrischer Patienten kreisen nicht um völlig Irrationales und ihre Überzeugungen sind nicht fest fixiert, da sie im Gegensatz zu Psychotikern auch Alternativen zu ihren Annahmen in Betracht ziehen können.

Hypochonder akzeptieren meist nicht, dass ihre Beschwerden psychische Ursachen haben könnten. Die psychiatrische Komorbidität (Angststörungen, depressive Störungen, andere somatoforme Störungen, Persönlichkeitsstörungen) ist jedoch erhöht. Diese Patienten können sich gegenüber ihrer Umgebung wie Tyrannen aufführen. Ihre familiären und sozialen Beziehungen sind meist gestört.

Auch wenn in einigen Fällen eine Remission beschrieben wurde, gelingt es diesen Patienten im Allgemeinen nicht, normal zu funktionieren, und es kann zur Übernahme einer Invalidenrolle kommen.

Im Gegensatz zu den meisten somatoformen Störungen (Konversionsstörung, Somatisierungsstörung, undifferenzierte Somatisierungsstörung) ist die Hypochondrie bei Frauen nicht häufiger als bei Männern. Sie betrifft alle sozialen Gruppen. Die Prävalenz in der Allgemeinbevölkerung beträgt 1 bis 2 %. Simple hypochondrische Züge sind in der Grundversorgung sehr häufig und bei bestimmten depressiven Störungen ein integraler Bestandteil des klinischen Bildes.

Die Hypochondrie beginnt im Allgemeinen im jungen Erwachsenenalter und nur selten nach dem fünfzigsten Lebensjahr. Der Verlauf ist fluktuierend und meist chronisch. Die Behandlung zielt im Wesentlichen darauf ab, die Lebensqualität der Patienten zu erhalten sowie den Medikamentenkonsum und das damit verbundene Risiko iatrogener Komplikationen zu begrenzen. Die Hypochondrie spricht offenbar zum Teil auf bestimmte Antidepressiva an, die auch bei der Zwangsstörung verwendet werden.

12.6 Körperdysmorphe Störung (Dysmorphophobie)

Die ICD-10 hat ihre Definition der *hypochondrischen Störung* durch eine Unterkategorie ergänzt, die für Patienten gilt, bei denen sich die übermässige Beschäftigung auf einen vermeintlichen körperlichen Defekt oder Makel bezieht *(Dysmorphophobie)* und nicht auf die Befürchtung, an einer ernsthaften Krankheit zu leiden. Das DSM-IV-TR definiert für Patienten, die sich übertrieben mit einer vermeintlichen Entstellung des körperlichen Erscheinungsbilds beschäftigen, die spezifische Kategorie der *körperdysmorphen Störung*.

Die Dysmorphophobie wird von Ärzten und der Öffentlichkeit gern verkannt. Sie findet sich zumeist in der Dermatologie und der ästhetischen Chirurgie. Psychiater müssen bei Beurteilungen vor einer ästhetischen Operation an diese mögliche Diagnose denken. Das Vorliegen einer solchen Störung gilt meist als Kontraindikation gegen jeglichen chirurgischen Eingriff, weil das Verlangen nach einer Korrektur im Allgemeinen unbegründet ist und ein Eingriff weitere Eingriffe nach sich ziehen kann, deren Ergebnisse für den Patienten stets enttäuschend sind.

Die betroffenen Körperteile sind meist Nase, Lippen, Augenlider, Kinn und andere Gesichtspartien. Weniger häufig werden Brüste, Gesäss und Penis angegeben. Diese Patienten verbringen zuweilen mehrere Stunden am Tag damit, sich ihrer Mängel zu vergewissern. Schliesslich können sie nicht mehr damit aufhören und isolieren sich völlig. In der Regel möchten die Patienten nicht wahrhaben, dass eine psychische Störung vorliegen könnte, und lehnen die Einleitung einer psychiatrischen Behandlung ab.

Die Dysmorphophobie ist nicht häufig. Bei Patienten, die Zentren der ästhetischen Chirurgie aufsuchen, denn dies tun diese Patienten meist, wird ein Prozentsatz von 2 % angenommen. Als Komorbidität liegt offenbar häufig eine soziale Phobie, eine majore depressive Störung und eine Zwangsstörung vor. Diese Patienten haben vermutlich ein relativ hohes Suizidrisiko. Die Störung verläuft im Allgemeinen chronisch und es kommt häufig zur Invalidisierung. Es stehen nur sehr wenige Behandlungsmöglichkeiten zur Verfügung. Einige Autoren berichten über Therapieversuche mit Antidepressiva, die bei einer Zwangsstörung wirksam sind, und erzielten damit ganz ordentliche Ergebnisse.

Dass sowohl die Hypochondrie, die körperdysmorphe Störung als auch die Zwangsstörung auf Medikamente ansprechen, ist eines der Argumente, das die Ähnlichkeiten zwischen diesen drei diagnostischen Kategorien bestätigt.

12.7 Anhaltende somatoforme Schmerzstörung bzw. Schmerzstörung

Wenn Schmerzen die Hauptbeschwerden sind, wird der Schmerz im Abschnitt der somatoformen Störungen separat als spezifische Kategorie klassifiziert.

Die ICD-10 sieht dafür die diagnostische Einheit der *anhaltenden somatoformen Schmerzstörung* vor. Dieses diagnostische Manual definiert die Störung als andauernden, schweren und quälenden Schmerz, der mindestens sechs Monate anhält und mit dem sich der Patient ständig und ausschliesslich beschäftigt. Der Schmerz lässt sich nicht ausreichend durch organische Ursachen erklären. Man spricht hier von einem *Missverhältnis*. Dieser Begriff wurde kritisiert, da manche der Ansicht sind, dass er der klinischen Beurteilung des Untersuchers zuviel Spielraum überlässt. Es gibt nämlich keine Vorgaben, wie dieses Missverhältnis objektiv zu beurteilen ist.

Im DSM-IV und später im DSM-IV-TR wurde dieses Kriterium eines Missverhältnisses aufgegeben. Die *Schmerzstörung* wird hier definiert als signifikanter Schmerz, der im Zentrum des klinischen Bildes steht und für dessen Auslösung, Intensität, Verstärkung und Dauerhaftigkeit vermutlich psychische Faktoren eine wichtige Rolle spielen.

12.8 Konversionsstörung

Die Konversionsstörung ist auch heute noch Anlass für zahlreiche Diskussionen, weil sie stark in der Geschichte der *Hysterie* verankert und an der Grenze zwischen Neurologie und Psychiatrie angesiedelt ist. Verbindungen bestehen auch zu psychischen Phänomenen epidemischer Natur wie der *idiopathischen Umweltunverträglichkeit,* zu der das *Golfkriegssyndrom* und die *soziogenen Massenerkrankungen* gehören, auf die weiter hinten in diesem Buch eingegangen wird. Für manche Autoren sind diese Störungen Ausdruck einer Massenhysterie.

Theoretische Vignette: Hysterie

Seit dem Altertum wurde die *Hysterie* mit der Gebärmutter und dem weiblichen Geschlecht in Zusammenhang gebracht. Die Wechselfälle der europäischen Geschichte rückten sie bald in die Nähe von Hexerei und Besessenheit durch Dämonen, bald in die Nähe der Epilepsie und anderer neurologischer Erkrankungen. Seltener wurde sie mit der Simulation in Verbindung gebracht. Die Hysterie steht auch im Zusammenhang mit grossen Namen der Medizin wie Jean Martin Charcot und Sigmund Freud. Für viele Psychoanalytiker ist sie immer noch die Referenzneurose und stellt folglich eine Indikation für die psychoanalytische Kur dar.

Das allgemeine Konzept der Hysterie ist in den modernen diagnostischen Klassifikationen etwas verwässert. Man findet es bei der *histrionischen Persönlichkeitsstörung* und im Abschnitt der somatoformen Störungen bei der *Somatisierungsstörung,* die dem alten Begriff *Briquet-Syndrom* entspricht. Die Hysterie ist auch im Abschnitt der *dissoziativen Störungen* enthalten, die durch Verlust der normalen Funktionen der Integration von Erinnerungen, Bewusstsein, Identität und Aussenwahrnehmung charakterisiert sind; man spricht heute von *dissoziativer Amnesie, dissoziativer Fugue, dissoziativer Identitätsstörung (multiple Persönlichkeit)* und von *Depersonalisation.* Auch in der Kategorie der *Konversionsstörung* ist dieses Konzept enthalten. Und schliesslich kommt es bei den *soziogenen Massenerkrankungen* vor, die manche Autoren als Ausdruck einer Massenhysterie sehen.

Das DSM-IV-TR definiert die *Konversionsstörung* als partielle oder komplette Ausfälle willkürlicher motorischer, sensibler oder sensorischer Funktionen, die an eine neurologische oder systemische Krankheit erinnern, wobei sich die Symptome jedoch nicht ausreichend durch organische Ursachen erklären lassen. Die Störung tritt im Kontext von Konflikten oder erkennbaren Stressfaktoren auf. Die Symptome werden – im Gegensatz zu den artifiziellen Störungen und zur Simulation – nicht absichtlich erzeugt.

Die Symptome der Konversionsstörung werden manchmal als «pseudoneurologisch» bezeichnet, weil es sich um Lähmungen, Sensibilitätsstörungen oder Koordinations- und Gleichgewichtsstörungen handelt. Manchmal kommt es auch zum Ausfall von Sehen, Hören, Riechen oder zu Sprachstörungen (Aphasie). Gut bekannt ist der «*Globus hystericus*» («*boule de Charcot*») – ein Klossgefühl in der Kehle mit Schluck- oder Atembeschwerden. Und schliesslich können auch grosse epileptiforme Anfälle auftreten.

Da die Patienten in der Regel die Vorstellung reproduzieren, die sie sich von einer Krankheit machen, äussert sich die Konversionsstörung je nach Epoche, Kultur und den Kenntnissen des Patienten über die betreffende Krankheit unterschiedlich. Die Symptome entsprechen häufig nicht den physiologischen und anatomischen Regeln. Die Lähmungen oder Sensibilitätsstörungen decken sich nicht mit einem bestimmten neurologischen Gebiet. Der Zustand ist inkohärent und Lähmungen können in bestimmten Situationen oder Positionen verschwinden. Die üblichen medizinischen Untersuchungen (Labor, bildgebende Verfahren, Elektromyographie, Elektroenzephalographie) ergeben nichts offensichtlich Auffälliges, weil eine somatische Erkrankung, die die Störungen erklären könnte, der Definition zufolge ja ausgeschlossen ist.

Das DSM-IV-TR definiert vier Untergruppen von Konversionsstörungen, nämlich solche *mit motorischen Symptomen oder Ausfällen, mit sensorischen Symptomen oder Ausfällen, mit Anfällen oder Krämpfen* und *mit gemischtem Erscheinungsbild*. Die ICD-10 klassifiziert die Konversionsstörung nicht bei den somatoformen Störungen, sondern im Abschnitt der dissoziativen Störungen, und unterscheidet dieselben Untergruppen. Die Codes F44.4 bis F44.7 sind in beiden Klassifikationen gleich.

Eine Konversionsstörung tritt bei Frauen weitaus häufiger auf als bei Männern. Sie ist in armen Ländern weiter verbreitet als in reichen. Sie wird häufig in ländlichen Regionen und in den unteren Einkommensschichten beobachtet. Das DSM-IV-TR hebt hervor, dass die Störung bei Männern häufig im Kontext von Unfällen bei der Arbeit, in der Fabrik oder beim Militär auftritt und dann sorgfältig von der Simulation abgegrenzt werden muss.

Entgegen der Vorstellung, es gäbe einen Zusammenhang zwischen der Konversionsstörung und der histrionischen Persönlichkeitsstörung, ist dies nicht der Fall. Die Konversionsstörung findet sich auch in Verbindung mit einer abhängigen Persönlichkeitsstörung und insbesondere bei Männern mit einer antisozialen

Persönlichkeitsstörung. Sie kann auch mit einer anderen dissoziativen Störung oder einer majoren Depression assoziiert sein.

Im Gegensatz zu den anderen Störungen in diesem Kapitel hat die Konversionsstörung eine gute Prognose. Sie heilt innerhalb einiger Tage oder Wochen aus. Manchmal treten erneute Episoden auf. Sie verläuft nur selten chronisch. Sie ist eine Störung im jungen Erwachsenenalter.

Die erste Voraussetzung für die Behandlung ist eine gute Arzt-Patienten-Beziehung. Das heisst, der Arzt lässt dem Patienten einen ehrenvollen Ausweg, indem er ihnen versichert, dass die Symptome nicht absichtlich erzeugt sind. Die Suggestion, eventuell im Rahmen von Hypnosesitzungen, ist hier ein nicht zu vernachlässigendes therapeutisches Instrument. Man kann schliesslich auch versuchen, das Gewicht auslösender Ereignisse wie Konflikte oder Stress zu verringern. Aufgrund des meist günstigen Verlaufs ist bei der Konversionsstörung nur selten eine Langzeitbehandlung notwendig. Bisher ist keine Art der Behandlung nach evidenzbasierten Kriterien definitiv validiert worden [11].

Die ICD-10 klassifiziert die *Konversionsstörung* im Abschnitt der *dissoziativen Störungen*. Das DSM-IV-TR ordnet sie dem Abschnitt der *somatoformen Störungen* zu, um die Bedeutung der differenzialdiagnostischen Abgrenzung von neurologischen oder somatischen Erkrankungen hervorzuheben.

Die Konversionsstörung ist durch einen häufig plötzlichen Ausfall sensibler (Anästhesie), sensorischer (Blindheit, Taubheit) und motorischer Funktionen (Lähmung) oder das Auftreten anderer Symptome (Aphasie, Krampfanfall) gekennzeichnet, die an eine neurologische Krankheit denken lassen. Die Diagnose darf nur gestellt werden, wenn ein erkennbarer Konflikt oder Stressfaktor vorliegt.

Die Störung ist sehr eng mit somatischen Erkrankungen verbunden. Es ist bekannt, dass fast ein Drittel der Patienten mit einer Konversionsstörung eine neurologische Krankheit hat oder hatte. In einigen Fällen wird die Diagnose auch irrtümlich gestellt und bei einem signifikanten Prozentsatz dieser Patienten erst verspätet eine neurologische Erkrankung festgestellt [12]. Der Arzt muss daher regelmässig die Diagnose einer Konversionsstörung kritisch überprüfen, vor allem wenn die Störung in einem ungewöhnlichen Alter auftritt oder wenn sie länger anhält.

Im Gegensatz zu den meisten anderen Krankheitskategorien in diesem Kapitel hat die Konversionsstörung im Allgemeinen eine gute Prognose.

12.9 Spezielle Kategorien

Die ICD-10 enthält die Kategorie der *somatoformen autonomen Funktionsstörung*, deren Symptome ein im Wesentlichen vom autonomen Nervensystem inner- viertes System oder Organ betreffen. Darunter werden einige grosse funktionelle somatische Syndrome gruppiert, z. B. die Herzneurose, die psychogenen Formen von Colon irritabile, Husten, Hyperventilation usw. Diese Kategorie, die es im DSM-IV-TR nicht gibt, wird in der klinischen Praxis kaum verwendet.

Sowohl ICD-10 als auch DSM-IV-TR definieren Restkategorien für somato- forme klinische Bilder, die nicht den spezifischen Störungen zugeordnet werden können. Dies sind die *sonstigen somatoformen Störungen* und die *nicht näher bezeichnete somatoforme Störung*.

12.10 Schlussfolgerungen

Grundversorger begegnen häufig Situationen, in denen Patienten über körper- liche Beschwerden klagen, die sich nicht durch eine organische Erkrankung erklären lassen.

In einigen Fällen können diese somatischen Beschwerden ohne weiteres einer bekannten psychiatrischen Störung zugeordnet werden. Dies ist beispielsweise der Fall bei Symptomen von *Panikattacken* und *körperlichen Schmerzsymptomen im Rahmen einer Depression*. Im Fall der Depression wurden mit alten Begriffen wie *larvierte Depression*, *lächelnde Depression* und *Depression ohne Depression* bereits besondere depressive Zustände bezeichnet, bei denen sich die Patienten auf ihre körperlichen Beschwerden fixieren und nicht akzeptieren wollen, dass eine Depression vorliegt. Bei Panikattacken und den meisten depressiven Stö- rungen lassen sich die körperlichen Symptome durch eine bekannte psychische Erkrankung erklären, die einer kodifizierten diagnostischen Kategorie entspricht, welche diese Art von Beschwerden umfasst. Deshalb kann man in diesen Fällen weder von *medizinisch nicht erklärbaren Symptomen* noch von einer *somato- formen Störung* sprechen.

Grundversorger stehen sehr häufig Patienten gegenüber, die medizinisch nicht erklärbare Symptome in Verbindung mit offensichtlichem psychosozialen Distress aufweisen, ohne dass die körperlichen Beschwerden der Patienten zu einer somatischen oder psychiatrischen Diagnose passen. Diese Situation sollte mit dem Konzept der somatoformen Störung abgegrenzt werden.

Es wurde bereits darauf hingewiesen, dass diese diagnostische Gruppe Gegen- stand von Kritik ist. Meist wird sie weder von Patienten noch von Ärzten gern akzeptiert. Zudem ist bekannt, dass die diagnostischen Entitäten dieser Gruppe heterogen sind und einige davon an anderer Stelle klassifiziert werden sollten. Es gibt in der Tat viele Argumente dafür, die *Hypochondrie* und die *körperdysmorphe Störung* den *Angststörungen* und insbesondere der *Zwangsstörung* zuzuordnen. Die *Konversionsstörung* könnte wegen ihrer Merkmale und ihres Verlaufs ebenfalls durchaus in einen anderen Abschnitt eingeordnet werden, wie dies übrigens in der ICD-10 der Fall ist. Des Weiteren gibt es kein definitives Argument dafür, warum Schmerz in eine spezifische Kategorie wie die Schmerzstörung oder anhaltende somatoforme Schmerzstörung klassifiziert werden sollte. Und schliesslich wäre es wünschenswert, Kriterien für ein gemeinsames funktionelles somatisches Syndrom definieren zu können. Die ist mit der Somatisationsstörung, der undifferenzierten somatoformen Störung und der autonomen somatoformen Störung nicht zufriedenstellend gelungen.

Bis zum Erscheinen der nächsten diagnostischen Klassifikationen muss jedoch durchaus anerkannt werden, dass die Schaffung des Kapitels der somatoformen Störungen die Forschung und das Nachdenken angeregt hat – und zwar nicht nur bei den Ärzten, sondern auch bei den Versicherern, den Juristen und in der Politik. Die Kategorie der somatoformen Störungen hat auch dazu beigetragen, dass eine bestimmte Gruppe von Patienten besser wahrgenommen wird und ihr Leiden Gehör gefunden hat. Diese Entwicklung der modernen psychiatrischen Klassifikationen bedeutet daher einen gewissen Fortschritt für diese «somatoformen» Patienten und diejenigen, die mit ihnen zu tun haben. Allein schon deswegen ist diese Kategorie trotz ihrer Unzulänglichkeiten positiv zu bewerten [13].

13 Entwicklung körperlicher Symptome aus psychischen Gründen und Symptomausweitung: zwei ähnliche, aber unterschiedliche Konzepte

13.1 Einleitung

Die medizinische Fachliteratur zeigt recht gut die Schwierigkeiten, eine gemeinsame Terminologie zu finden, wenn es um das kontroverse Gebiet medizinisch nicht erklärbarer Symptome geht. Dies gilt insbesondere dann, wenn sich die Frage nach möglichen Entschädigungsleistungen stellt. Im Englischen sind nicht weniger als sechsunddreissig verschiedene Begriffe für Situationen mit Unfallfolgen bekannt, für welche eine Entschädigung möglich wäre **(Tab. 13-1)**. Die Kontroversen über die Validität der diagnostischen Kategorien somatoformer Störungen illustrieren dieses Problem ebenfalls. In der Tat gibt es keine einheitliche Terminologie, die gleichzeitig praktisch tätigen Ärzten, Wissenschaftlern, Patienten und anderen im Gesundheitswesen Tätigen zusagen würde.

Ende der 1980er Jahre beschrieb ein nordamerikanischer Psychologe einen Prozess (und keine Krankheit), den er auf Englisch «symptom magnification syndrome» nannte. Dieses Konzept wird im Französischen meist mit «amplification de symptômes» und im Deutschen mit «Symptomausweitung» übersetzt **(Tab. 13-2)**.

Tabelle 13-1: Englische Begriffe zur Beschreibung entschädigungsfähiger Unfallfolgen*

Accident aboulia	Mediterranean disease
Accident neurosis	Neurotic neurosis
Accident victim syndrome	Postaccident victim syndrome
Aftermath neurosis	Postaccident syndrome
American disease	Postraumatic syndrome
Attitudinal pathosis	Profit neurosis
Compensation hysteria	Railway brain
Compensationitis	Railway spine
Compensation neurosis	Secondary gain neurosis
Entitlement neurosis	Syndrome of disproportionate disability
Erichsen's disease	Traumatic hysteria
Functional overlay	Traumatic neurasthenia
Fright neurosis	Traumatic neurosis
Greek disease	Triggered neurosis
Greenback neurosis	Unconscious malingering
Justice neurosis	Vertebral neurosis
Litigation neurosis	Wharfie's back
Mediterranean back	Whiplash neurosis

* Mendelson G. Compensation neurosis revisited: outcome studies of the effects of litigation. J Psychosom Res 1995, 39 (6), 695-706. Wiedergabe mit freundlicher Genehmigung

Tabelle 13-2: Aktuelle Terminologie

Sprache	Deutsch	Französisch	Englisch
ICD-10 (F68.0)	Entwicklung körperlicher Symptome aus psychischen Gründen	Majoration de symptômes physiques pour des raisons psychologiques	Elaboration of physical symptoms for psychological reasons
Zugehöriger Begriff	*Entschädigungsneurose*	*Névrose de compensation*	*Compensation neurosis*
Matheson	Symptomausweitung	Amplification de symptômes	Symptom magnification syndrome

Die ICD-10 ihrerseits definiert eine diagnostische Kategorie psychischer Störungen namens «Entwicklung körperlicher Symptome aus psychischen Gründen». Hierbei handelt es sich um eine Kategorie von Diagnosen mit Krankheitswert und nicht um einen Prozess zur Diagnosestellung. Zu dieser diagnostischen Einheit gehört das alte Konzept der *Entschädigungsneurose* (vgl. Tab. 13-2).

Die Konzepte der ICD-10 und von L.N. Matheson grenzen die Entitäten auf einer anderen Ebene ab. Sie werden wegen der sehr ähnlichen Bezeichnung häufig verwechselt, was zu Missverständnissen führen und die Fallbeurteilung beeinträchtigen kann, insbesondere im Bereich der Versicherungsmedizin. Im Folgenden werden diese Konzepte beschrieben und die Unterschiede zwischen ihnen sowie gegenüber der anhaltenden somatoformen Schmerzstörung aufgezeigt. Weil diese Bezeichnungen in die Argumentation einiger Experten eingehen und in der Rechtsprechung vorkommen, ist es wichtig, sich damit gut auszukennen.

13.2 Entwicklung körperlicher Symptome aus psychischen Gründen (und Entschädigungsneurose)

Unter dem Code F68.0 beschreibt die ICD-10 eine diagnostische Einheit namens *Entwicklung körperlicher Symptome aus psychischen Gründen*, die demselben Abschnitt wie die *artifiziellen Störungen* (F68.1) zugeordnet ist. Zu dieser Störung gehört auch die *Entschädigungsneurose*.

Die diagnostischen Kriterien [5] setzen voraus, dass es für die Symptome einen körperlichen Ausgangspunkt gibt. Dieser kann eine Störung, eine Krankheit oder eine körperliche Beeinträchtigung sein. Die körperlichen Symptome weiten sich dann aus oder halten viel länger an als die ursprüngliche somatische Störung. Diese Symptomausweitung tritt im Kontext eines erkennbaren psychischen Faktors auf. Die ICD-10 nennt drei solche Faktoren:

- deutliche Angst vor einer Behinderung oder dem Tod
- mögliche finanzielle Entschädigung
- Enttäuschung über die erhaltene medizinische Betreuung.

Die *Entwicklung körperlicher Symptome aus psychischen Gründen* ist eine diagnostische Kategorie der ICD-10. Der Ausgangspunkt ist dabei eine körperliche Erkrankung, deren Symptome sich in einem bestimmten psychischen Kontext deutlich ausweiten oder länger anhalten. Zu dieser Kategorie gehört der alte Begriff der *Entschädigungsneurose*.

Dieser diagnostischen Kategorie war bei Ärzten und in der Öffentlichkeit kein sehr grosser Erfolg beschieden. Die Suche in medizinischen Datenbanken nach diesem Begriff als Schlüsselwort ergibt nicht einmal fünf neue Literaturquellen, während es für somatoforme Störungen Hunderte davon gibt.

Während diese Entität heute kaum noch verwendet wird, gibt es bis zur Mitte der 1990er Jahre über die *Entschädigungsneurose* jede Menge Literatur. Die Validität dieser Diagnose ist jedoch strittig, vor allem weil ihre Bedeutung je nach örtlichen Gewohnheiten oder den Gegebenheiten einer bestimmten Schule unterschiedlich ist. In diesem Konzept kommt nämlich auch der Begriff der «Neurose» vor, der sich explizit auf das psychodynamische Modell bezieht und deshalb aus den modernen theoriefreien Klassifikationen verbannt wurde. Von daher wird verständlich, dass die Entschädigungsneurose nicht als solche in den diagnostischen Kategorien der psychiatrischen Referenzklassifikationen ICD-10 und DSM-IV-TR vorkommt. Sie wird nicht mehr verwendet und heute in der medizinischen Fachliteratur zunehmend durch moderne diagnostische Kategorien ersetzt. Meist wird sie einer der somatoformen Störungen gleichgesetzt, deren diagnostische Kriterien sie erfüllen kann. Seltener wird sie als Entwicklung körperlicher Symptome aus psychischen Gründen kodiert, wie dies die ICD-10 vorsieht.

Dazu merkte übrigens F. Kennedy [14] schon 1946 lapidar an, dass «die Entschädigungsneurose ein Geisteszustand ist, der aus Angst geboren, durch Gier am Leben erhalten, durch Rechtsanwälte gefördert und durch ein Urteil geheilt wird». Der Autor berichtete dann über den erheblichen Unterschied unfallbedingter Invaliditätskosten in Deutschland und Dänemark. Im Gegensatz zur Situation in Deutschland war bei den Dänen, deren damaliges System keine Möglichkeit für eine dauerhafte Entschädigung nach einem Unfall vorsah, eine Invalidität selten. In dieser Zeit wurde die Entschädigungsneurose bewusst mit dem Nachsuchen um eine ökonomische Anerkennung in Verbindung gebracht.

Mehrere Autoren erweiterten jedoch den Begriff der Entschädigung auf Beziehungsaspekte, womit die Forderung nach einer Wiedergutmachung oder Anerkennung über das blosse Verlangen nach einer finanziellen Entschädigung hinausgeht. Hier kommt man dem heute obsoleten Begriff der *Sinistrose* nahe und es handelt sich dann eindeutig um eine *Entwicklung körperlicher Symptome aus psychischen Gründen*, wie sie die ICD-10 definiert. Nach diesem Manual umfasst der psychische Kontext nicht nur das Verlangen nach einer finanziellen Entschädigung, sondern auch eine als unbefriedigend erlebte ärztliche Behandlung oder eine deutliche Angst vor Behinderung oder Tod.

Die Erweiterung des Konzepts der Entschädigungsneurose ermöglichte es, eine so genannte «systemische» Perspektive mit einzubeziehen, die die interpersonellen und interaktionellen Aspekte des Verhaltens dieser schwierigen Patienten stärker berücksichtigt [15]. Diese Perspektive eröffnete neue Wege für die Behandlung. Heute wird meist anerkannt, dass das früher als Entschädigungsneurose bezeichnete Bild mit sehr viel komplexeren persönlichen, interpersonellen, beruflichen und sozialen Faktoren zusammenhängt als lediglich mit dem Verlangen nach einer finanziellen Entschädigung.

Würde das als *Entschädigungsneurose*, *Rentenneurose* und *Versicherungsneurose* bezeichnete Bild nur von einem rein finanziellen Aspekt abhängen, müssten die Symptome folglich in dem Moment verschwinden, in dem die Betroffenen endgültig eine Rente oder eine ansehnliche Geldsumme erhalten. Deshalb empfehlen manche Ärzte die Gewährung *therapeutischer Renten*. Jedoch zeigen sowohl die klinische Erfahrung als auch die Literatur [16], dass das Ende des Verfahrens und die Bewilligung einer finanziellen Entschädigung meist nicht ausreichen, um die Beschwerden der Betroffenen zum Verschwinden zu bringen. Das Bild, das die alte Entschädigungsneurose beschreibt, hängt mit weitaus komplexeren persönlichen, interpersonellen, beruflichen und sozialen Faktoren zusammen.

13.3 Symptomausweitung

Ende der 1980er Jahre prägten A. J. Barsky und Mitarbeiter [17] das Konzept der *somatosensorischen Ausweitung (somatosensory amplification)*. Damit wurde die Neigung hypochondrischer Patienten beschrieben, in ihrem Körper ständig nach somatosensorischen Empfindungen zu suchen, diese auszuweiten und als Symptome eines Krankheitsprozesses zu interpretieren. Der Originalartikel trägt den Titel «The amplification of somatic symptoms». In der gleichen Zeit beschrieb L. N. Matheson [18], ein nordamerikanischer kognitiv-behavioraler Psychologe, einen Invalidisierungsprozess, den er als *Symptomausweitungssyndrom* bezeichnete. Er wollte damit ein konzeptionelles Modell entwickeln, das neue Wege zum Verständnis und zur Behandlung schwieriger Patienten in Rehabilitationszentren eröffnet.

Der Ausgang dieses Prozesses wird definiert als «Verhaltenskonstellation mit Vorbringen und/oder Demonstrieren von Symptomen, die in einer derartigen Kontrolle über das Umfeld endet, dass das Symptomverhalten maladaptiert ist». Der Autor präzisiert, dass dieses Verhalten bewusst oder unbewusst sein kann, «autodestruktiv» ist und dass die Bemühungen der Betreuer «konterkariert» werden. Diese «Verhaltenskonstellation ist erlernt und wird durch soziale Verstärkung aufrechterhalten».

Die Symptomausweitung beschreibt einen Invalidisierungsprozess, der in ein Verhalten mit Vorbringen und Demonstrieren von Symptomen mündet, welches eine derartige Kontrolle des Betroffenen über sich selbst, andere und das Umfeld ausübt, dass es maladaptiv und autodestruktiv wird. Dieses Verhalten wird bewusst oder unbewusst hervorgerufen. Es ist erlernt und wird durch soziale Verstärkung aufrechterhalten. Die Symptomausweitung ist keine Krankheit und wird in den diagnostischen Referenzmanualen nicht aufgeführt. Insofern ist die Verwendung des Begriffs «Syndrom», der von L. N. Matheson vorgeschlagen wird, nicht angemessen.

Bei seiner Beschreibung dieses Prozesses weist L. N. Matheson darauf hin, dass die Symptome, die von einem Patienten beim Auftreten eines Gesundheitsproblems vorgebracht werden, eine grosse kommunikative Rolle spielen. Die Symptome üben in diesem Moment Kontrolle über das Umfeld aus, um dieses zu alarmieren, Betreuung und Untersuchungen in die Wege zu leiten, bis die Störung benannt und mit geeigneten Massnahmen behandelt wird. Danach haben die Beschwerden weit weniger Gewicht. Die meisten Menschen erwerben nämlich Fähigkeiten, um einen Teil ihrer Probleme selbstständig zu bewältigen, und lernen mit den mit ihren Störungen verbundenen Einschränkungen umzugehen. Bei manchen Patienten ist der Verlauf jedoch weit weniger günstig.

In Kapitel 6 wurde kurz auf das von M. Seligman entwickelte Modell der *erlernten Hilflosigkeit (learned helplessness)* eingegangen. Wir haben gesehen, dass Hunde, die Elektroschocks ausgesetzt waren, welche sie mit einem entsprechenden Apparat kontrollieren konnten, schnell lernten, diese unangenehmen Reize zu vermeiden. Diejenigen Hunde, die denselben Stromstössen ausgesetzt wurden, diese jedoch nicht kontrollieren konnten, resignierten schliesslich und blieben passiv. Wurden sie danach in eine Situation gebracht, in der sie die Möglichkeit gehabt hätten, die Stromstösse zu kontrollieren, war diese zweite Gruppe nicht in der Lage, zu lernen, diese zu vermeiden, und die Tiere akzeptierten die Situation passiv. Dieses passiv-resignative Verhalten wird mit dem Begriff *erlernte Hilflosigkeit* bezeichnet. Nach L. N. Matheson ist dieses Modell möglicherweise ein Schlüssel zum Verständnis des Syndroms der Symptomausweitung.

Bedingt durch ihre Persönlichkeit und ihre Vorgeschichte kommen manche Patienten zu der Überzeugung, dass sie keinerlei eigene Kontrolle darüber haben, was ihnen zustösst. Bei einer Gesundheitsstörung wird diese Überzeugung durch die Verluste verstärkt, die objektiv nicht der Kontrolle der Patienten unterliegen, selbst wenn es sich nur um eine vorübergehende Situation handelt. Es geht dabei um Verluste der Funktion (Behinderung) und der Selbstständigkeit, um den Verlust des Arbeitsplatzes und um Verluste der sozialen Rollen. Die Überzeugung von der eigenen Machtlosigkeit wird auch durch das allgemeine Gefühl eines Verlusts der Selbstwirksamkeit *(self-efficacy* [19]*)* und der sozialen Wirksamkeit verstärkt. Bei einigen Patienten werden die Folgen einer Gesundheitsstörung schliesslich völlig unabhängig von möglichen adaptiven Strategien oder Verhaltensweisen. Eine solche psychische Haltung wird mit dem Konzept der erlernten Hilflosigkeit beschrieben.

Es kann vorkommen, dass sich diese Patienten dann in einem Gefüge diffuser Beschwerden einrichten, über die sie ihre Innen- und Aussenwelt steuern, weil sich diese Beschwerden ja als wirksames Kommunikationsmittel erwiesen haben, das als solches von den Behandlern und vom Umfeld bereits ab Beginn der Beschwerden verstärkt wurde. Solche Beschwerden sind häufig unveränderliche, ständige Schmerzen, die auf nichts ansprechen und auf Schmerzbeurteilungsskalen als sehr hoch eingestuft werden. Alles dreht sich um die Symptome, die über den Betroffenen, seine Angehörigen und sein Umfeld absolute Kontrolle ausüben. Die funktionellen Einschränkungen stehen eindeutig in keinem Verhältnis zum Symptom-Schweregrad. Die Haltung der betroffenen Patienten beschränkt sich dann auf eine reine Selbstbeobachtung. Die klinische Untersuchung bringt zahlreiche Unstimmigkeiten zutage. Behandlungen sind entweder nicht wirksam oder sie verstärken sogar noch die Beschwerden. Dieses dysfunktionale Bewältigungsmuster ist das Endergebnis des Prozesses der Symptomausweitung, der meist in eine Chronifizierung mündet, obwohl er zu Beginn nicht notwendigerweise irreversibel ist.

Dieser Prozess hat keinen Krankheitswert an sich. Er ist in zahlreichen klinischen Situationen zu beobachten, wie zum Beispiel bei den *somatoformen Störungen* (Somatisierungsstörung, undifferenzierte Somatisierungsstörung, Konversionsstörung, hypochondrische Störung und anhaltende somatoforme Schmerzstörung). Er kann auch bei *artifiziellen Störungen* vorkommen. Und schliesslich kann er bei einem Krankenverhalten beobachtet werden, das nicht in den medizinischen Bereich fällt, sondern mit bewusster und absichtlicher *Übertreibung* und *Simulation* zusammenhängt.

Das Konzept von L. N. Matheson wurde bei der Behandlung dieser Patienten in ergonomischen Schulungsprogrammen (work hardening) umgesetzt. Dabei wird an den Überzeugungen und sozialen Interaktionen der Patienten gearbeitet.

Auch wenn das Konzept der Symptomausweitung immer noch Anhänger hat, wird es in internationalen Wissenschaftlerkreisen kaum noch verwendet. Literaturrecherchen nach diesem Begriff ergeben praktisch keine aktuellen Literaturquellen, während die Begriffe Invalidität, Invalidisierung, chronischer Schmerz und somatoforme Störungen in wissenschaftlichen Publikationen reichlich vorkommen.

13.4 Positionierung der anhaltenden somatoformen Schmerzstörung

Die *anhaltende somatoforme Schmerzstörung* ist eine diagnostische Kategorie der ICD-10. Sie ist definiert als eine klinische Situation, bei der seit mindestens sechs Monaten und an fast allen Tagen ein anhaltender und quälender Schmerz besteht, der nicht vollständig durch eine körperliche Störung oder durch eine weitere psychische Störung erklärt werden kann. Der Schmerz ist der ständige und wesentliche Fokus der Aufmerksamkeit des Patienten.

Die *Entwicklung körperlicher Symptome aus psychischen Gründen* ist eine diagnostische Kategorie der ICD-10, die eine klinische Situation beschreibt, in der sich ursprünglich durch eine Störung bedingte körperliche Symptome in einem bestimmten psychischen Kontext ausweiten oder länger anhalten als die Störung selbst. Dabei handelt es sich um Situationen, in denen der Patient nach einer Anerkennung oder Kompensation strebt, die über eine mögliche finanzielle Entschädigung hinausgeht, wo er über die Qualität der ärztlichen Behandlung enttäuscht ist oder Angst vor einer Behinderung oder dem Tod hat.

Die *Symptomausweitung* ist keine diagnostische Kategorie. Dieses Konzept beschreibt einen Prozess, der in ein Verhalten mit demonstrativ vorgebrachten Beschwerden mündet, das zu einer derartigen Kontrolle des Patienten über sich selbst, andere und das Umfeld führt, dass dieses schliesslich maladaptiv und autodestruktiv wird. Dieser Prozess ist häufig im Kontext bekannter und kodifizierter diagnostischer Kategorien zu beobachten, zum Beispiel bei artifiziellen Störungen und somatoformen Störungen. Eine Symptomausweitung kann auch in Situationen zu finden sein, in denen das Einnehmen eines Invalidenstatus nicht in den Bereich der Medizin fällt. Anhand dieser Situation wird dieses Konzept mit den anderen in diesem Kapitel behandelten Einheiten verglichen **(Tab. 13-3)**.

Tabelle 13-3: Vergleichende Tabelle

	Anhaltende somatoforme Schmerzstörung	Entwicklung körperlicher Symptome aus psychischen Gründen	Symptomausweitung
Diagnosecode	F45.4	F68.0	Nein
Klassifiziert in ICD-10	Ja	Ja	Nein
Klassifiziert in DSM-IV-TR	Ja*	Nein	Nein
Symptome	Schmerz als Hauptbeschwerde	Ausweitung der anfänglichen Symptome einer Störung und manchmal Generalisierung der Beschwerden	Ausweitung der anfänglichen Symptome und häufig Generalisierung der Beschwerden
Schmerz	Hauptbeschwerde	Nicht notwendigerweise die Hauptbeschwerde	Nicht notwendigerweise die Hauptbeschwerde
Funktion der Symptome	Etwas zu vermeiden oder Unterstützung zu erhalten	Eine Entschädigung oder Anerkennung zu erhalten	Kontrolle über sich selbst, andere und das Umfeld
Symptomerzeugung	Unabsichtlich Unbewusst	?	Kann bewusst und absichtlich sein
Klinisch erkennbares Leiden	Ja	Ja/nein	Eher nein

* Die Entsprechung im DSM-IV-TR ist die „Schmerzstörung"

13.5 Symptomausweitung und Versicherungsmedizin

A priori würde es eigentlich keinen Grund geben, hier auf die Symptomausweitung einzugehen, die als solche heute praktisch in Vergessenheit geraten ist und in den neuen medizinischen Datenbanken fast nicht mehr auftaucht.

Dieses Konzept ist hier jedoch deshalb von Interesse, weil Referenzautoren [20–21] aus der Ostschweiz darauf zurückgreifen, um Situationen zu benennen, in denen das Einnehmen eines Invalidenstatus offensichtlich *nicht in den*

Bereich der Medizin fällt. Der Begriff der Symptomausweitung wurde zudem von einigen Gerichten wieder aufgenommen und war Gegenstand von Entscheiden des Bundesgerichtshofs, der höchsten Schweizer Gerichtsinstanz im Gebiet der Sozialversicherungen.

Zugegebenermassen kann die Verwendung des Konzepts der Symptomausweitung in Beurteilungen für Versicherungen bestimmte Vorteile haben, weil dieser Terminus im Gegensatz zu den Begriffen *Übertreibung* oder *Simulation* nicht stigmatisierend ist. Zudem beschreibt dieses Konzept einen Prozess, der in Situationen mit erheblichem Stress und Leiden auftreten kann, ohne unbedingt in den Bereich einzugehen, den unsere Sozialversicherungen abdecken. Dies sind Situationen, in denen ungehobeltes Benehmen, rudimentäre Schulbildung, fehlende Berufsausbildung, mangelnde Sprachkenntnisse, ökonomische Armut, Familien- oder Partnerschaftsprobleme und negative Folgen einer Immigration vorliegen, die alle zum Einnehmen eines Invalidenstatus beitragen können. Sofern keine weiteren Störungen vorhanden sind, gilt generell, dass eine Symptomausweitung allein die Anerkennung einer Arbeitsunfähigkeit ausschliesst.

Daher ist es wichtig, gut zwischen einer Symptomausweitung und der anhaltenden somatoformen Schmerzstörung zu unterscheiden, weil nur die letztere Krankheitswert hat und von der aktuellen Rechtsprechung in der Schweiz in besonderen Ausnahmesituationen sogar entschädigungsfähig ist. Dies gilt dagegen nicht für die Symptomausweitung, die keinen Krankheitswert hat und daher auch keinen Anspruch auf Entschädigung begründet.

Die Kriterien, anhand derer sich diese beiden Konzepte unterscheiden lassen, sind in einer Tabelle aufgeführt, die gänzlich der Arbeit von Oliveri M. und Mitarbeitern entnommen ist (Tab. 13-4). Bei einer globalen Beurteilung erleichtern diese Kriterien für die Autoren die Unterscheidung zwischen einem als «nicht krankheitswertig» beschriebenen Verhalten, das nicht von unseren Sozialversicherungen abgedeckt wird, und einer «krankheitswertigen» Störung, die einer diagnostischen Kategorie der somatoformen Störungen entspricht.

13.6 Schlussfolgerungen

In diesem Kapitel wurden Konzepte aufgegriffen, die in den aktuellen medizinischen Datenbanken zumeist nicht vorkommen. Bei der Mehrzahl der Autoren ist der als *Symptomausweitung* beschriebene Prozess heute in Vergessenheit geraten. Das Konzept der *Entwicklung körperlicher Symptome aus psychischen Gründen* hat sich in internationalen Ärztekreisen nie durchgesetzt. Dazu trägt sicherlich viel bei, dass es nur in der ICD-10 und nicht im DSM-IV-TR enthalten ist.

Tabelle 13-4: Unterschiede zwischen der Ausweitung nicht krankheitswertiger Symptome und der somatoformen Störung*

Art der Symptome, Befunde	Symptomausweitung	Somatoforme Störung
Somatische Erklärung für die Symptome	Unzureichend	Keine oder unzureichende Erklärung
Beschreibung der Symptome	Häufig dramatisch und demonstrativ (Externalisierung) Ständige und häufig anklagend vorgebrachte Beschwerden (der Arzt ist schuld, er heilt die Schmerzen nicht)	Die Patienten betonen ebenfalls den Schweregrad der Probleme, aber häufig mit einer gewissen Zurückhaltung (Internalisierung) Verzweiflungsgefühl, Gefühl der Schwerfälligkeit
Deutlicher Leidensdruck	Nein/ Situation häufig unklar	Ja Häufig wiederholte Darbietung der Krankheit Häufig beharrliche Forderung nach zusätzlichen Untersuchungen Gelegentlich Befürchtung oder beharrliche Überzeugung, an einer Krankheit zu leiden, aufgrund einer Fehlinterpretation bestimmter Körperempfindungen
Kooperation und Mitarbeit (Anstrengungsbereitschaft)	Mitarbeit im Allgemeinen ungenügend Recht frappierende Inkohärenzen Oft fordernde Haltung Keine Eigeninitiative Ungenügende Kooperationsbereitschaft	Fixierung auf die Symptome, manchmal Inkohärenz, aber oft guter Wille. Der Patient vermittelt den Eindruck, sein Möglichstes zu tun
Psychosozialer «Zweck» der Symptome («Krankheitsgewinn»)	«Zweck» häufig erkennbar (mehr oder weniger bewusste Haltung)	Nicht offensichtlich (falls ja: im Allgemeinen unbewusst)

Komorbidität		
Andere psychische Störungen wie Angststörungen, Depression	Im Allgemeinen keine	Häufig
Andere somatoforme Störungen (z.B. Herz-, Kreislauf-, Magen-Darm-Probleme)	Eher selten	Eher häufig
Existenzielle Traumatisierungen	Eher selten	Häufig

* Oliveri M, Kopp HG, Stutz K, Klipstein A, Zollikofer J. Principes fondamentaux de l'appréciation médicale de l'exigibilité et de la capacité de travail. 2ème partie. Forum Med Suisse 2006, 6, 448-454. Wiedergabe mit freundlicher Genehmigung

Der Autor bezieht sich in den meisten klinischen Situationen mit medizinisch nicht erklärbaren Symptomen bei der Diagnosestellung gewöhnlich auf die Kategorien der somatoformen Störungen. Wenn das klinische Bild nicht in eine diagnostische Referenzeinheit passt, benennt er dies explizit, indem er darauf verweist, dass ein Patienten- oder Invalidenverhalten «nicht in den Bereich der Medizin fällt».

Bei einem Invalidenverhalten, das nicht durch eine somatische oder psychiatrische Erkrankung – wozu auch eine somatoforme Störung gehört – erklärbar ist, kann als Alternative von «Symptomausweitung» gesprochen werden. Dieser Begriff hat den Vorteil, dass eine gewisse Stigmatisierung des Patienten vermieden wird und eine Abgrenzung gegenüber einer reinen Simulation erfolgt. Er kann auch beinhalten, dass bei den Betroffenen ein gewisses Mass an Leiden und fehlenden Anpassungsleistungen vorliegt, und gleichzeitig abgrenzen, wofür die Sozialversicherungen aufkommen und wofür nicht.

Unabhängig von dem jeweils verwendeten Begriff gilt auf jeden Fall, dass das Leiden und das Krankenverhalten dieser Patienten nicht von unseren Sozialversicherungen abgedeckt werden. Aufgrund des Fehlens einer definitiven Terminologie für diese speziellen Fälle muss der Arzt bereits bei der medizinischen und psychiatrischen Diagnostik streng wissenschaftlich vorgehen, insbesondere auf dem kontroversen Gebiet der somatoformen Störungen. Der Arzt muss bei der Beurteilung auch aufzeigen, wie das Leiden von der Krankheit oder das Nichtmedizinische vom Medizinischen abzugrenzen ist, was sicherlich keine leichte Aufgabe ist. Die Bezeichnung Symptomausweitung läuft Gefahr, dass nichtmedizinische Situationen unter ein medizinisches Etikett subsumiert werden, vor allem wenn hier – wie von L. N. Matheson – der Begriff Syndrom verwendet und dadurch eine gewisse Verwirrung gestiftet wird.

14 Fibromyalgie, chronisches Fatigue-Syndrom und der anhaltenden somatoformen Schmerzstörung verwandte klinische Bilder

14.1 Einleitung

In der medizinischen Praxis ist man heutzutage mit einigen nosologischen Entitäten konfrontiert, von denen die Mehrzahl *medizinisch nicht erklärbare Symptome* aufweist [22]. Diese Krankheitseinheiten sind zuweilen relativ geläufig, wie das *chronische Fatigue-Syndrom* und die *Fibromyalgie*. Auch zahlreiche Fälle von *banaler Lumbalgie (low back pain)* und von Spätfolgen nach einem *kraniozervikalen Beschleunigungstrauma (Whiplash)* können dazu gerechnet werden. Sie umfassen einen Grossteil der Kategorien, die bei den somatoformen Störungen definiert wurden. Andere symptomatologische Bezeichnungen kommen weniger häufig vor. Hier wäre die Gruppe der *idiopathischen Umweltunverträglichkeit* oder *multiplen Chemikaliensensibilität* zu nennen, zu der die *Gebäudekrankheit*, *die Bürokrankheit* und die *Elektrosensibilität* gehören. Manche Entitäten sind der Ausdruck von geradezu polemischen Vorwürfen, die Nordamerika aufgeschreckt haben, wie das *Golfkriegssyndrom* oder die *Toxizität von Silikonbrustimplantaten*. Und schliesslich kursieren in den Medien gelegentlich Informationen über *soziogene Massenerkrankungen*, die sich epidemisch ausbreiten und keine nachweisbaren organischen Ursachen haben. Diese klinischen Bilder sind in **Tabelle 14-1** aufgeführt, ohne dass damit jedoch ein Anspruch auf Vollständigkeit erhoben werden soll.

Alle diese diagnostischen Bezeichnungen beziehen sich auf klinische Situationen mit gemeinsamen Merkmalen, [23–24] von denen manche bereits in der Literatur beschrieben werden. Die erste Gemeinsamkeit ist, dass diese Einheiten wie echte organische Krankheiten erscheinen und die betroffenen Patienten eine von den Ärzten vermutete psychische Problematik weit von sich weisen. Der Ursprung dieser Störungen ist unbekannt oder nicht gut bekannt, auch wenn es in der Literatur zahlreiche ätiologische Hypothesen dazu gibt. In einigen Fällen ist bei diesen klinischen Bildern ein auslösender Faktor (Unfall, Infektion) erkennbar, während der Beginn in anderen Fällen als schleichend beschrieben wird. Manchmal nehmen diese Bilder epidemischen Charakter an (idiopathische Umweltunverträglichkeit, Golfkriegssyndrom, soziogene Massenerkrankungen). Das klinische Bild ist häufig vage und schlecht systematisiert. Meist werden unspezifische Beschwerden vorgebracht, wie sie jeder aus dem Alltag kennt: Erschöpfung, Muskelschmerzen, Kopfschmerzen, Schlafstörungen.

Die Betroffenen scheinen die Symptome unter Kontrolle zu haben. Sehr häufig besteht ein starkes Missverhältnis zwischen den organischen Befunden und dem

Tabelle 14-1: Einige umstrittene somatische funktionelle Syndrome

Gewöhnliche oder unspezifische Lumbalgie (Kreuzschmerz, low back pain)
Spätfolgen nach einem Schleudertrauma (late whiplash syndrome)
Fibromyalgie
Chronisches Fatigue-Syndrom
Myofasziales Schmerzsyndrom (myofascial pain syndrome)
Temporomandibuläres Schmerz- und Dysfunktionssyndrom
Idiopathische Umweltunverträglichkeit
Multiple Chemikaliensensibilität (multiple chemical sensitivity)
Golfkriegssyndrom
Gebäudesyndrom (sick building syndrome) oder Gebäudekrankheit
Bürokrankheit
Amalgamtoxizität
Toxizität von Silikonbrustimplantaten
Elektrosensibilität
Soziogene Massenerkrankung oder Psychogene Massenerkrankung

Schweregrad der angeblichen Beeinträchtigungen. Es gibt kaum diagnostische Instrumente und Laboruntersuchungen und die Bild gebenden Verfahren liefern keine auffälligen Befunde. Man findet keine spezifische histologische oder anatomisch-pathologische Läsion. Meist bestehen sogar Zweifel, ob es die betreffende diagnostische Einheit überhaupt gibt, was in der Medizin wirklich ungewöhnlich ist. Diese Störungen sind schwer zu behandeln, bleiben jedoch – abgesehen von ihrem behindernden Charakter – stabil und relativ gutartig. Sie sind nicht lebensbedrohlich. Weil die von solchen Beschwerden Betroffenen den Eindruck haben, nicht anerkannt und genügend entschädigt zu werden, organisieren sie sich in Selbsthilfegruppen und bringen ihre Ansprüche in den Medien vor. Die gemeinsamen Merkmale dieser klinischen Einheiten sind in **Tabelle 14-2** zusammengefasst.

Die hier besprochenen Symptombilder präsentieren sich ähnlich wie die *anhaltende somatoforme Schmerzstörung*. Sie werfen nicht nur Fragen bezüglich der

Tabelle 14-2: Gemeinsame Merkmale somatoformer Störungen und anderer umstrittener somatischer funktioneller Syndrome

- Das klinische Bild wirkt wie eine organische Krankheit
- Der Patient streitet psychische Probleme ab
- Die Symptome scheinen unter Kontrolle des Patienten zu sein
- Die Ätiologie der Störungen ist nicht bekannt
- Es gibt nur wenige oder gar keine objektiven diagnostischen Instrumente
- Das klinische Bild ist häufig vage und schlecht systematisiert
- Die Symptome beruhen auf der üblichen Erfahrung von jedermann
- Es ist keine spezifische Läsion nachweisbar
- Beschwerden und objektive organische Befunde stehen in einem Missverhältnis
- Diese Störungen sind schwer zu behandeln und meist chronisch
- Diese Störungen sind gutartig und nicht lebensbedrohlich
- Diese Störungen sind meist sehr behindernd
- Diese Störungen haben manchmal epidemischen Charakter
- Es wird bezweifelt, ob es diese Störungen überhaupt gibt
- Die Anerkennung und Entschädigung dieser Störungen bereiten Probleme
- Die Patienten organisieren sich manchmal in Patientengruppen und vertreten ihre Ansprüche in den Medien

Differenzialdiagnose auf, sondern geben auch Anlass zu allgemeineren Überlegungen über die Entstehung und Aufrechterhaltung medizinisch nicht erklärbarer Symptome. Im Folgenden wird auf die für diese Überlegungen und die klinische Praxis wichtigsten Situationen eingegangen. Im Einzelnen werden die gewöhnliche oder unspezifische Lumbalgie, die Spätfolgen nach einem kraniozervikalen Beschleunigungstrauma (Whiplash-Verletzung), das klinische Bild der Fibromyalgie und das des chronischen Fatigue-Syndroms behandelt. Der Rest des Kapitels ist der idiopathischen Umweltunverträglichkeit und den soziogenen Massenerkrankungen gewidmet, wobei auf das implizite Risiko einer sozialen Konstruktion neuer Krankheiten eingegangen wird, bei der die üblichen Regeln der evidenzbasierten Medizin ausser Acht gelassen werden.

14.2 Gewöhnliche oder unspezifische Lumbalgie

Unter *Lumbalgie* versteht man gewöhnlich Kreuzschmerzen, das heisst einen Schmerz, der vom Oberrand des Gesässes bis zum Unterrand der Rippen reicht. Die Schmerzbeschwerden gehen meist mit Muskelverhärtungen und -verspannungen im gleichen Bereich einher. Bei der Lumbalgie können die Schmerzen auch in die Beine ausstrahlen; dieses Bild wird unter Bezug auf den Bereich des Ischiasnervs als *Ischialgie* bezeichnet. Häufig wird auch der Begriff *Lumboischialgie* verwendet.

Die meisten Autoren sprechen von *akuter Lumbalgie*, wenn die Beschwerden nicht länger als vier Wochen andauern, von *subakuter Lumbalgie* bei einer Dauer von vier bis zwölf Wochen und von *chronischer Lumbalgie* bei einer Dauer über drei Monate.

Lumbalgien [25] sind häufige Beschwerden in der Grundversorgung. Sie sind als anhaltend und rezidivierend bekannt. Ihre Prognose ist jedoch nicht von vorneherein schlecht. Nach einer akuten Episode nehmen nämlich 60 bis 70 % der Patienten nach sechs Wochen wieder ihre Arbeit auf und dasselbe gilt für über 90 % der Patienten nach einem Jahr. Den grössten Anteil der Kosten (direkte medizinische Kosten und Arbeitsunfähigkeit) verursacht der kleine Anteil dauerhaft invalider Patienten mit Lumbalgien. Wegen der allgemein hohen Prävalenz von Lumbalgien stellt dieser kleine Anteil von Invaliden jedoch in den Industrieländern ein grosses Problem im Gesundheitssektor dar.

Da die Lumbalgie ein Symptom und keine Krankheit ist, muss bei der Diagnostik nach der zugrunde liegenden Erkrankung oder Läsion gesucht werden. Ärzte stützen sich dabei auf spezifische klinische Daten (Anamnese des Patienten, Alter, Befunde, Symptome, bestimmte Untersuchungsergebnisse). Wird eine biomedizinische Ursache festgestellt und dokumentiert, spricht man üblicherweise von einer *spezifischen Lumbalgie*. Dies ist insbesondere bei nachgewiesenen Tumoren, Infektionen, entzündlichen rheumatischen Erkrankungen, Frakturen und durch eine Diskushernie verursachten neurologischen Störungen der Fall.

Die meisten Autoren geben an, dass spezifische Lumbalgien kaum mehr als 10 % der Lumbalgien insgesamt ausmachen [26]. Bei fast 90 % der Patienten kann die Schmerzursache nicht durch eine gut kodifizierte Krankheit erklärt werden. In diesem Fall spricht man von *gewöhnlicher* oder *unspezifischer Lumbalgie*.

Mehrere Autoren beschrieben die Zeichen und Symptome, die auf eine nicht organische Ursache hinweisen. Die bekanntesten Zeichen sind die von G. Waddell [27]. Sie dokumentieren ein Schmerzverhalten, das in einem Missverhältnis zu den objektiven körperlichen Befunden steht. G. Waddell wollte damit ein schnelles und wirksames Instrument zur Erkennung von Patienten bereitstellen, bei denen nach Stellung der Diagnose einer gewöhnlichen Lumbalgie eine eingehende psychologische und soziale Abklärung erfolgen sollte.

In den Industrieländern hat die Invalidisierung [28] wegen einer gewöhnlichen Lumbalgie seit Mitte der 1980er Jahre explosionsartig zugenommen, ohne dass es überzeugende Belege für einen schwereren Verlauf von Rückenerkrankungen oder für eine Zunahme der Prävalenz und des Schweregrades von Kreuzschmerzen gäbe. Dieser Anstieg von Invalidisierungsfällen lässt sich demnach nicht durch biomedizinische Faktoren erklären. Zudem wurde auch keine Zunahme psychiatrischer Störungen im Zusammenhang mit gewöhnlichen Lumbalgien festgestellt. Daher sind auch psychiatrische Störungen nicht für diese Entwicklung verantwortlich. Die meisten Autoren neigen derzeit zu der Hypothese, dass dies auf einen Einfluss psychischer und soziokultureller Faktoren zurückzuführen ist, die teilweise nicht mehr in den Bereich der Medizin fallen. Dieses Phänomen ist in der Tat wohl weniger einer objektiven Zunahme von Lumbalgien als vielmehr einer gesellschaftlichen Entwicklung in den Industrieländern zuzuschreiben.

Werden ausreichend gravierende emotionale Konflikte und psychosoziale Probleme festgestellt, die vom Arzt als Grundursache der Störung angesehen werden, nähert sich das klinische Bild der unspezifischen Lumbalgie dem der *anhaltenden somatoformen Schmerzstörung* mit der zusätzlichen Präzisierung, dass der Schmerz im Lumbalbereich lokalisiert ist.

Die durch eine Lumbalgie bedingte Invalidität hat seit Mitte der 1980er Jahre beträchtlich zugenommen. Es gibt zudem Hinweise darauf, dass sich diese Tendenz heute wieder umkehren könnte.

Die Gründe für diese Zunahme könnten in erster Linie soziokulturelle Faktoren sein, die teilweise nicht mehr in den Bereich der Biomedizin fallen, weil es keine stichhaltigen Belege für eine objektive Zunahme von Rückenerkrankungen in den letzten Jahrzehnten gibt.

Die *gewöhnliche* bzw. *unspezifische Lumbalgie* ist zudem ein klinisches Bild, das dem der *anhaltenden somatoformen Schmerzstörung* sehr nahe kommen kann, weil auch hier die Hauptbeschwerden Schmerzen sind, die nicht durch eine gut kodifizierte medizinische oder psychiatrische Erkrankung erklärt werden können.

Die beiden Krankheitseinheiten können sich übrigens in bestimmten Fällen überschneiden, wenn der Schmerz nach ICD-10 [1] «in Verbindung mit emotionalen Konflikten oder psychosozialen Problemen auftritt. Diese sollten schwerwiegend genug sein, um als entscheidende ursächliche Einflüsse zu gelten».

14.3 Spätfolgen nach kraniozervikalem Beschleunigungstrauma (Whiplash)

In der französischen Umgangssprache ist der «coup du lapin» das einfache und zweifellos wirksame Manöver, mit dem früher auf den Bauernhöfen Hasen getötet wurden. Gemeint ist damit ein gezielter und präziser Schlag in den Nacken, die Körperstelle, die in diesem Fall als besonders verwundbar gilt. Deshalb beinhaltet dieser französische Ausdruck die Ansicht, dass bereits ein minimales Trauma immense und definitive Auswirkungen haben kann. Im Englischen wird der Begriff «whiplash» – das heisst «Peitschenschlag» – verwendet, der hier die schnelle Vor- und Rückwärtsbewegung des Nackens veranschaulichen soll. Unseres Wissens hat der Begriff nicht die negative Konnotation wie der französische Ausdruck. Im Deutschen wird der Begriff «Schleudertrauma» verwendet, der ebenfalls neutral ist.

Das «Schleudertrauma» oder die «Whiplash»-Verletzung bezeichnet ein kraniozervikales Beschleunigungstrauma, das meist durch Verkehrsunfälle hervorgerufen wird. Nach einem 2004 veröffentlichten Expertenbericht [29] werden dadurch in der Schweiz Kosten von über 300 Millionen Euro im Jahr verursacht und von den jährlich 10.000 auftretenden Fällen verlaufen mindestens 10 % chronisch.

Der typische Auslöser ist ein Auffahrunfall von hinten. Zunächst bestehen nur geringe oder gar keine Symptome. In den folgenden Stunden entwickeln sich dann Nackenschmerzen, es erfolgt eine Notfallkonsultation und die klinische und radiologische Untersuchung sind völlig beruhigend. Der Patient geht dann mit Analgetika, einer Arbeitsunfähigkeitsbescheinigung, manchmal mit einem Halskragen und meist mit der impliziten oder expliziten Diagnose eines «Schleudertraumas» nach Hause.

Während sich die Symptomatik bei der Mehrzahl der Patienten innerhalb von vier bis sechs Wochen bessert, werden die Beschwerden bei einem kleinen Teil chronisch. Sehr häufig treten zahlreiche weitere Symptome auf. Das Bild umfasst dann diffuse Kopfschmerzen, Sehstörungen, Schwindel, Übelkeit, erhöhte Ermüdbarkeit mit Gedächtnis- und Konzentrationsstörungen. Es kommt auch zu affektiver Labilität, Reizbarkeit, Charakterveränderungen und Anzeichen für einen depressiven Zustand. Manchmal wird von «Spätfolgen nach einer HWS-Distorsion» gesprochen, selbst wenn anatomisch keine Distorsion nachweisbar war. In den Patientenakten finden sich unter Bezugnahme auf den Verletzungsmechanismus auch Begriffe wie «Whiplash-Verletzung» oder Schleudertrauma. Manchmal wird die Bezeichnung «Spätfolgen nach indirektem Zervikaltrauma» bevorzugt. Im Übrigen gibt es endlose Diskussionen [30] über den Ursprung dieser Störung, ohne dass eine überzeugende ätiologische Hypothese nach den Regeln der evidenzbasierten Medizin eindeutig bestätigt werden konnte.

Vieles spricht dafür, dass bei der Entstehung der nach einem «Schleudertrauma» beobachteten Symptome vornehmlich psychische und soziokulturelle Faktoren eine Rolle spielen. Ein starkes Argument hierfür ist die Tatsache, dass die Spätfolgen nach einem Schleudertrauma nicht überall vorkommen. Das chronische Bild könnte stark davon abhängen, ob die Störung in einer bestimmten Kultur anerkannt ist, von der betreffenden Öffentlichkeit als Krankheit aufgefasst und durch das Versicherungssystem entschädigt wird. Nahrung erhält diese Debatte durch Meta-Analysen [31–33] die eine überwiegend biomedizinische Genese bei diesem speziellen klinischen Bild erheblich in Frage stellen.

Wird der Arzt bei Spätfolgen nach einem Schleudertrauma mit einem klinischen Bild konfrontiert, bei dem Schmerzen im Vordergrund stehen und keine organischen Ursachen nachweisbar sind, ist die Problematik ähnlich wie beim Konzept der *anhaltenden somatoformen Schmerzstörung* und anderen somatoformen Störungen wie der *undifferenzierten Somatisierungsstörung*. Diese Ähnlichkeit wird übrigens noch stärker, wenn darüber hinaus ein gewisser psychosozialer Distress sowie emotionale Konflikte und psychosoziale Probleme festgestellt werden, die schwerwiegend genug sind, um vom Arzt als wesentliche Ursache der Störung angesehen zu werden.

14.4 Fibromyalgie

Die *Fibromyalgie* ist ein chronisches Schmerzsyndrom des Bewegungsapparats, bei dem sowohl diffuse Schmerzen, wie auch durch Druck auf bestimmte Sehnenansatzpunkte auslösbare Schmerzen auftreten. Begleitend kommt es zu Muskelverhärtungen, Erschöpfung und Schlafstörungen. Manchmal sind auch Kopfschmerzen vorhanden, sowie weitere Beschwerden im Verdauungstrakt, in den Harnwegen und an den Extremitäten. Die diagnostische Einheit der Fibromyalgie wurde 1996 in die zehnte Revision der internationalen Klassifikation der Krankheiten der WHO (ICD-10) aufgenommen.

Die diagnostischen Kriterien des ACR (American College of Rheumatology) [34] erfordern beidseitige Schmerzen seit mindestens drei Monaten am Unter- und Oberkörper sowie Schmerzen am Achsenskelett, das heisst an der Wirbelsäule und/oder am Thorax. Und schliesslich muss bei der Palpation an mindestens elf von achtzehn vorgegebenen Punkten ein elektiver Schmerz auslösbar sein, der stärker ist als bei Druck auf die benachbarten Zonen, was als objektiver diagnostischer Nachweis gelten soll. Allerdings ist die Interpretation dieser druckempfindlichen Punkte und der eigentlich schmerzfreien Referenzpunkte Anlass für zahlreiche Kontroversen. Die wissenschaftliche Stringenz dieses diagnostischen Vorgehens wird häufig angezweifelt.

Das klinische Bild der Fibromyalgie [35] betrifft Frauen mindestens dreimal häufiger als Männer. Die Prävalenz beträgt 2 % in der Allgemeinbevölkerung und fast 20 % in Rheumasprechstunden. Dieses Bild wird vor allem in Industrieländern beobachtet. Die psychiatrische Komorbidität ist erhöht. Die Ursachen der Fibromyalgie sind nicht bekannt, auch wenn in der Literatur eine Vielzahl sowohl biologischer, als auch psychosozialer Hypothesen vorgebracht wird. Bisher konnte kein kausaler Mechanismus eindeutig nachgewiesen werden. Faktisch decken sich die Merkmale dieser Störung recht gut mit denen, die in Tabelle 14-2 für die Gruppe der in diesem Kapitel erwähnten umstrittenen klinischen Entitäten aufgeführt sind.

Wie bei anderen hier diskutierten klinischen Situationen gibt es keine überzeugenden Beweise für die Existenz der Fibromyalgie als eigentliche Krankheit, die als Folge als eigenständige diagnostische Kategorie anerkannt werden muss [36–37]. Nach Meinung mancher Spezialisten unterscheidet sich die Fibromyalgie wahrscheinlich nicht von anderen chronischen Schmerzzuständen ohne nachweisbare organische Ursachen. Sie wäre damit eher eine soziale Konstruktion als eine Krankheit im eigentlichen Sinne, womit allerdings nicht das Leiden der Menschen bestritten werden soll, die von diesem Symptombild betroffen sind.

Die Fibromyalgie ist tatsächlich ein klinisches Bild, welches viele Ähnlichkeiten mit der *anhaltenden somatoformen Schmerzstörung* aufweist. Wie diese basiert sie auf einer syndromatologischen und nicht auf einer nosologischen Klassifikation. Sie wird nämlich durch eine Symptomkonstellation definiert, für die es keine erwiesene pathophysiologische Erklärung gibt. Bei der körperlichen Untersuchung finden sich keine wirklich objektiven Zeichen, da der Aussagewert der Schmerzpunkte umstritten und anfechtbar ist. Weder in Laboruntersuchungen noch in Bild gebenden Verfahren gibt es einen spezifischen Marker. Zudem sind die Hauptbeschwerden Schmerzen, nebst Schlafstörungen und weiteren nicht zusammenpassenden Symptomen wie Problemen mit der Verdauung, der Miktion und den Gliedmassen. Und schliesslich steht die durch eine Fibromyalgie bedingte Invalidität häufig in keinem Verhältnis zu den vom Arzt objektiv beobachteten Defiziten [38].

Das mit dem Begriff *Fibromyalgie* bezeichnete klinische Bild ist der *anhaltenden somatoformen Schmerzstörung* sehr ähnlich, wenn nicht gar mit dieser Störung identisch, wenn sie, wie die ICD-10 verlangt, «in Verbindung mit emotionalen Konflikten oder psychosozialen Problemen auf[tritt]. Diese sollten schwerwiegend genug sein, um als entscheidende ursächliche Einflüsse zu gelten».

Da sie zu den rheumatologischen Erkrankungen gerechnet wird, müsste die Fibromyalgie theoretisch als medizinischer Krankheitsfaktor gelten, der die Genese der Schmerzen erklärt. Demnach muss definitionsgemäss die anhaltende somatoforme Schmerzstörung ausgeschlossen werden. Werden die Regeln der Diagnoseschlüssel beachtet, dürfen diese beiden diagnostischen Einheiten daher nicht zusammen diagnostiziert werden. Wenn der Arzt diagnostisch streng sein will, muss er zwischen Fibromyalgie und anhaltender somatoformer Schmerzstörung wählen, selbst wenn die beiden klinischen Bilder faktisch einander sehr ähnlich oder sogar miteinander identisch sind.

Wird die Diagnose einer Fibromyalgie eindeutig gestellt und wird davon ausgegangen, dass diese die Schmerzen des Patienten erklärt, muss die anhaltende somatoforme Schmerzstörung theoretisch ausgeschlossen werden. Diese beiden Diagnosen sollten nicht zusammen gestellt werden.

In dieser Situation geht es um den Ausschluss einer somatoformen Störung, weil nämlich ein medizinischer Krankheitsfaktor – hier die Fibromyalgie – die Schmerzen zumindest theoretisch besser erklären würde als die somatoforme Störung. Der Arzt muss eigentlich zwischen Fibromyalgie und anhaltender somatoformer Schmerzstörung wählen, selbst wenn diese bei den klinischen Situationen faktisch einander sehr ähnlich, wenn nicht gar miteinander identisch sind.

Will der Arzt die psychische Komponente in einem klinischen Fall von Fibromyalgie angeben, kann er zusätzlich die Kategorie *psychologische Faktoren und Verhaltensfaktoren bei andernorts klassifizierten Krankheiten (F54)* der ICD-10 wählen.

14.5 Chronisches Fatigue-Syndrom

Das *chronische Fatigue-Syndrom* ist eine klinische Entität, die viel Ähnlichkeit mit dem Bild der Fibromyalgie aufweist, da sie wie diese mit Muskelschmerzen, Erschöpfung und Schlafstörungen einhergeht. Für einige Spezialisten handelt es sich genau genommen um dieselbe Krankheitseinheit.

Wie bei der Fibromyalgie wurden beim chronischen Fatigue-Syndrom keine objektiven organischen Veränderungen nachgewiesen. Zudem gibt es weder spezifische Laboruntersuchungen noch Bild gebende Untersuchungen. Wie bei der Fibromyalgie kann daher die Diagnose eines chronischen Fatigue-Syndroms nicht nach den Regeln der evidenzbasierten Medizin mit Sicherheit gestellt werden. Und wie bei der Fibromyalgie werden zahlreiche Ursachen vermutet. Manche gehen von einer infektiösen Ätiologie aus, da diese Störung einen epidemischen Charakter hat; allerdings konnte in dieser Richtung bisher nichts definitiv nachgewiesen werden. Die psychiatrische Komorbidität ist erhöht, wie beim klinischen Bild der Fibromyalgie.

Die CDC (Centers for Disease Control and Prevention) in den USA schlagen für diese Störung deskriptive Kriterien [39] vor. Sie wurden für Forschungszwecke erstellt und sind daher keine diagnostischen Kriterien im eigentlichen Sinne. Zu diesen Kriterien gehört das Vorliegen einer neu aufgetretenen, unerklärten, anhaltenden oder rezidivierenden Erschöpfung, die nicht Folge starker Anstrengungen ist, sich nicht durch Ruhe bessert und zu einer deutlichen Abnahme der Aktivitäten führt. Zudem müssen mindestens sechs Monate lang mindestens vier aus einer Liste von acht Symptomen vorliegen. Diese Symptome sind Gedächtnis- und Konzentrationsstörungen (1), Halsschmerzen (2), auf Berührung empfindliche axilläre oder zervikale Lymphknoten (3), Muskelschmerzen (4), multiple Gelenkschmerzen ohne Rötung oder Schwellung (5), neu aufgetretene oder verstärkte Kopfschmerzen (6), nicht erholsamer Schlaf (7) und Malaise in den vierundzwanzig Stunden nach körperlicher Betätigung (8).

Wie die Fibromyalgie ist das chronische Fatigue-Syndrom bei Frauen häufiger als bei Männern. Es tritt manchmal epidemieartig gehäuft auf. Für gewöhnlich setzen die Betroffenen ihre üblichen Tätigkeiten fort und geben nur die Freizeitaktivitäten auf. Manche fühlen sich nicht mehr arbeitsfähig, was soweit gehen kann, dass sie schliesslich von ihrem Umfeld abhängig werden. Die Ergebnisse von Untersuchungen zur Prognose sind sehr unterschiedlich: Im Mittel heilt die Störung bei 5 % dieser Patienten aus und bei 40 % kommt es zu einer Teilremission. Bei Patienten, die zu Beginn weniger stark erschöpft sind und ihre Störungen nicht auf ein körperliches Problem zurückführen, ist die Prognose besser, bei Vorliegen einer komorbiden psychiatrischen Störung dagegen schlechter [40].

Obwohl es keinen Nachweis für eine Entzündung von Rückenmark und Gehirn gibt, wird das chronische Fatigue-Syndrom (CFS) manchmal als *myalgische Enzephalomyelitis* (ME) bezeichnet, womit auf eine vor dreissig Jahren in einem Londoner Krankenhaus aufgetretene Epidemie Bezug genommen wird. Die britischen Behörden fassen heute ME und CFS unter einem einzigen psychiatrischen Code zusammen (und nicht unter einem neurologischen). Die englischen Patienten-Selbsthilfegruppen verwenden seither dafür die Doppelbezeichnung CFS/ME (chronisches Fatigue-Syndrom/myalgische Enzephalomyelitis), damit die Störung einer neurologischen und keiner psychiatrischen Krankheit entspricht. Diese von Prins J. B, van der Meer J. W. M. et Bleijenberg G. berichtete Anekdote vermittelt einen Eindruck davon, in welchem Klima sich die Debatte um das chronische Fatigue-Syndrom herum abspielt, und von der Frustration mancher Patienten wegen der mangelnden Anerkennung, die ihnen von Seiten der Ärzte und der Gesellschaft entgegengebracht wird. Über ähnliche Beobachtungen könnte bei der Mehrzahl der in diesem Kapitel beschriebenen klinischen Bilder berichtet werden.

Auf jeden Fall ist das chronische Fatigue-Syndrom eine umstrittene nosologische Einheit, womit aber keinesfalls das Leiden der Menschen mit diesem klinischen Bild bestritten werden soll. Manche Fachleute stellen die Existenz der Störung als eigenständige Krankheit in Frage. Für andere ist sie wegen der erhöhten psychiatrischen Komorbidität ganz einfach eine psychische Störung. Sie halten sie für eine banale *depressive Störung*, weil die Erschöpfung, die Schlafstörungen und die Schmerzen am Bewegungsapparat integraler Bestandteil klassischer depressiver Bilder sind. Wieder andere sehen darin schliesslich eine aktualisierte Bezeichnung für die – bei uns inzwischen ungebräuchliche – gute alte *Neurasthenie*, obwohl diese als solche in der ICD-10 mit dem Code F48.0 noch existiert. Und weil das chronische Fatigue-Syndrom eine Konstellation vielschichtiger Symptome ohne organische Ursachen ist, die sie erklären könnten, kann es mit den somatoformen Störungen und insbesondere mit der *undifferenzierten Somatisierungsstörung* gleichgesetzt werden.

Das chronische Fatigue-Syndrom ist eine umstrittene diagnostische Einheit, weil sie eine Konstellation vielschichtiger Symptome ohne bekannte Ursache und Pathogenese ist.

Es gibt zahlreiche Gemeinsamkeiten mit dem klinischen Bild der Fibromyalgie, nämlich ähnliche epidemiologische Daten und diagnostische Hypothesen und sehr ähnliche Beschwerden: Schmerzen am Bewegungsapparat, Kopfschmerzen und Schlafstörungen. Und schliesslich ist sowohl bei der Fibromyalgie als auch beim chronischen Fatigue-Syndrom die psychiatrische Komorbidität erhöht.

Es gibt gewichtige Argumente dafür, das chronische Fatigue-Syndrom mit den somatoformen Störungen gleichzusetzen. Wenn die Beschwerden mindestens sechs Monate andauern, sind beim chronischen Fatigue-Syndrom meist alle erforderlichen diagnostischen Kriterien für eine *undifferenzierte somatoforme Störung* erfüllt.

Fallvignette

Frau N. ist eine 56-jährige Lehrerin. Sie ist verheiratet und hat drei Kinder. Sie stammt aus einer Schweizer Mittelschichtfamilie ohne besondere Probleme. Sie gibt an, ihre psychomotorische Entwicklung sei normal und ihre Schulzeit bis zum Alter von 13 Jahren unauffällig gewesen.

Damals wäre sie von ihrer Lehrerin gemobbt worden. Sie hätte dann psychotherapeutisch behandelt werden müssen. Obwohl sie sich völlig erholt hätte, sei sie immer noch sehr wütend auf diese Lehrerin, die niemals zu Rechenschaft gezogen worden wäre.

Frau N. schloss ihre Schulzeit ab und machte eine Ausbildung zur Lehrerin, die sie in der Regelzeit abschloss. Sie gründete eine Familie und war weiterhin berufstätig. Ihre Berufstätigkeit beschreibt sie als völlig zufrieden stellend; sie unterrichtete fast dreissig Jahre lang an derselben Schule. Sie gibt an, ihr Leben sei vollkommen unbeschwert gewesen und sie sei zufrieden mit ihren persönlichen, familiären und sozialen und beruflichen Erfolgen gewesen.

Mit fünfzig Jahren wurde Frau N. damit konfrontiert, dass in der Schule Informatik eingeführt wurde und sich die Unterrichtsmethoden radikal veränderten. Obwohl sie angibt, sie habe sich nicht geschont, fühlte sie sich überfordert und hatte den Eindruck, ihre Fähigkeiten würden nicht mehr anerkannt. In derselben Zeit hatte ihre 13-jährige Tochter Schulprobleme, fing sich aber nach einer kurz dauernden Psychotherapie wieder.

Damals traten bei Frau N. Gelenk- und Muskelschmerzen auf, für die auch nach eingehenden medizinischen Untersuchungen keine Erklärung gefunden wurde. Die Beschwerden seien kurz nach einem grippalen Infekt aufgetreten, die sie für eine infektiöse Mononukleose hält, obwohl dies auch mit gründlichen Laboruntersuchungen nie eindeutig diagnostiziert wurde. Die Patientin gab an, ständig erschöpft und schnell ermüdbar zu sein. Sie klagte über Schlafstörungen und wenig erholsamen Schlaf. Die kleinste körperliche Anstrengung würde sie «umwerfen». Schliesslich hörte Frau N. auf zu arbeiten.

Auch sechs Jahre später hat Frau N. ihre Berufstätigkeit nicht wieder aufnehmen können. Sie führt ein genügsames und wohlgeordnetes Leben mit einem Morgenspaziergang, der Versorgung ihrer Volière und einigen Nachhilfestunden für Kinder von Freunden und Nachbarn. Ihr soziales Netz ist intakt geblieben. Ihre Familie wird als harmonisch und unterstützend beschrieben. Die medizinische Betreuung von Frau N. ist minimal, sie geht einmal im Monat zu ihrem Hausarzt. Ein- bis zweimal pro Woche würde sie eine Tablette Paracetamol 500 mg nehmen. Eine anderweitige Behandlung findet nicht statt.

Frau N. spricht jetzt von ihrer «Fibromyalgie» und ihrem «Chronischen Fatigue-Syndrom». Sie ist wütend auf die Ärzte und kann nicht verstehen, dass diese unfähig sind, sie zu behandeln. Sie zeigt sich sehr betroffen darüber, dass man psychische Probleme bei ihr feststellen konnte, abgesehen von denen, die Folgen ihrer Schmerzen sind. Sie äussert ihre Empörung über das Sozialversicherungssystem, das ihr Leiden nicht anerkennt und ihr deswegen die Leistungen verweigert. Und schliesslich ist sie sehr darüber erschüttert, dass sie ihre «Diagnose» selbst stellen musste, nachdem sie ihre Krankheiten bei einer Internetrecherche gefunden hatte und die Diagnose durch Mitglieder einer Patientenselbsthilfegruppe bestätigt worden war.

14.6 Neue Umweltkrankheiten

Die Medien berichten heute regelmässig über Krankheiten, die auf Umweltfaktoren zurückgeführt werden, ohne dass eine kausale Verbindung zwischen dem jeweiligen Faktor und den Störungen eindeutig nachgewiesen ist. Die Terminologie ist bei weitem nicht festgelegt, weil sich diese Situationen ständig verändern. Die meisten gebräuchlichen Begriffe werden im Folgenden erwähnt.

Heute wird anstelle der alten Bezeichnung *multiple Chemikaliensensibilität (multiple chemical sensitivity)* der Oberbegriff *idiopathische Umweltunverträglichkeit* vorgeschlagen. Für Störungen, die mit spezifischen Situationen zusammenhängen, gibt es spezielle Begriffe. Dies ist beispielsweise der Fall beim *Golfkriegssyndrom*, bei der *Elektrosensibilität* und bei Störungen, die von einigen Personen auf eine *Amalgamtoxizität* von Zahnfüllungen oder auf die *Toxizität von Silikonbrustimplantaten* zurückgeführt werden. Bei der *Gebäudekrankheit (sick building syndrome)* werden Störungen mit einem Gebäude oder Gebäudeteil in Zusammenhang gebracht. Da es sich meist um Arbeitsplätze handelt, wird manchmal die spezifische Bezeichnung *Bürokrankheit* verwendet.

Bei diesen klinischen Bildern liegt wie bei der Mehrzahl der in diesem Kapitel aufgeführten Störungen eine Konstellation vager und schlecht systematisierter Beschwerden [41–42] vor. Die Patienten klagen über Symptome wie Erschöpfung, Kopfschmerzen, Schwindel, Gedächtnis- und Konzentrationsstörungen. Manchmal entsprechen die Beschwerden den Symptomen, die zu Recht von einer tatsächlich toxischen Menge der angeschuldigten Substanz zu erwarten wären, ohne dass die Exposition jedoch signifikant wäre. Die betroffenen Patienten bringen auch andere Störungen dieses Kapitels vor, z. B. das chronische Fatigue-Syndrom. Bei einer idiopathischen Umweltunverträglichkeit – so auf den Internetseiten einiger nordamerikanischer Patientenorganisationen zu lesen – muss «systematisch nach weiteren Krankheiten gesucht werden», z. B. nach einer *Fibromyalgie* oder einem *chronischen Fatigue-Syndrom*.

Das *Golfkriegssyndrom* ist ein spezieller Fall einer solchen idiopathischen Umweltunverträglichkeit. Es betraf Veteranen des Golfkriegs von 1991, bei denen im Wesentlichen vielfältige Symptome auftraten, zu denen chronische Erschöpfung, Schmerzen sowie andere vage und recht unspezifische Beschwerden an einem Organsystem oder Organ gehörten. Die Ursachen des Golfkriegssyndroms sind unbekannt, auch wenn zahlreiche Hypothesen vorgebracht wurden: Mehrfachimpfungen, Kontakt mit chemischen Waffen, abgereichertem Uran und anderen potenziell toxischen Stoffen. Weder konnte festgestellt werden, über welchen Mechanismus diese Symptome hervorgerufen werden, noch ist die Störung durch eine biomedizinische Untersuchung nachweisbar. Nachgewiesen ist offenbar lediglich, dass bei Veteranen des Golfkriegs von 1991 die Wahrscheinlichkeit für spätere vielfältige und recht unspezifische Beschwerden höher ist als bei Soldaten, die nicht an diesem bewaffneten Konflikt beteiligt waren [43].

Generell sind die Mechanismen der *idiopathischen Umweltunverträglichkeit* unbekannt und es ist nicht möglich, die Diagnose nach den üblichen Regeln der evidenzbasierten Medizin zu stellen. Es gibt keine Laboruntersuchungen, mit denen die Störung nachgewiesen werden könnte. Weder bildgebende Untersuchungen noch das übrige diagnostische Arsenal der modernen Medizin ergeben spezifische Befunde. Da nie eindeutig eine Gewebeläsion festgestellt wurde, stellt sich zudem die Frage, ob diese klinischen Bilder überhaupt eine Krankheit darstellen.

Bei diesen Störungen geht es häufig um das geltend machen von Ansprüchen und manchmal, aber nicht immer, auch um Entschädigungsforderungen. Dabei wird beispielsweise vorgebracht, ein Arbeitgeber habe nicht die erforderlichen Vorsichtsmassnahmen ergriffen, ein Fabrikant habe ein potenziell gefährliches Produkt in den Handel gebracht, eine Regierung habe ihre Bürger nicht genügend geschützt oder militärische Vorgesetzte hätten ihre Soldaten vermeidbaren Risiken ausgesetzt.

Die betroffenen Patienten sind im Allgemeinen in Interessensgruppen organisiert. Diese Organisationen stellen ärztliche Kompetenzen sehr häufig in Frage. Sie bringen vor, die betreffende Krankheit wäre nicht wegen mangelnder objektiver Beweise nicht anerkannt, sondern wegen der Inkompetenz und des Desinteresses der Ärzteschaft oder sogar wegen gewisser politischer Bestrebungen, unliebsame Fakten zu vertuschen. Und schliesslich wird die wissenschaftliche Methode selbst in Frage gestellt; so erklärte ein Mitglied eines nordamerikanischen Berufsverbands in einem Internetforum, «dass es nicht notwendig ist, auf Studien zu warten, um das nachzuweisen, was wir tagtäglich feststellen können».

Abgesehen von dem ausgeprägteren polemischen Kontext hat die idiopathische Umweltunverträglichkeit eigentlich sehr viel Ähnlichkeit mit den *somatoformen Störungen* und insbesondere mit der *undifferenzierten somatoformen Störung*. Bei den somatoformen Störungen hat es der Arzt mit körperlichen Symptomen zu tun, die nicht durch objektive organische Ursachen oder eine andere spezifische psychische Erkrankung erklärbar sind. Auch bei einer *idiopathischen Umweltverträglichkeit* bringen die Patienten körperliche Symptome vor, die nicht durch somatische Ursachen erklärt werden können. Zudem glauben diese Patienten, dass ihre Beschwerden durch einen Umweltfaktor verursacht werden, ohne dass diese Behauptung durch stichhaltige medizinische und wissenschaftliche Daten erhärtet werden könnte.

Es gibt viele Argumente dafür, dass die Umweltkrankheiten in der Regel eine soziale Konstruktion sind, die im Gegensatz zu dem üblichen medizinischwissenschaftlichen Krankheitsparadigma steht. Sie haben zweifellos Ähnlichkeit mit den im Folgenden besprochenen *soziogenen Massenerkrankungen*.

Die neuen Umweltkrankheiten können unter den Oberbegriff *idiopathische Umweltunverträglichkeit* subsumiert werden, der den älteren Begriff *multiple Chemosensibilität* ersetzt. Eine aktuelle Form dieses Syndroms wird als *Golfkriegssyndrom* bezeichnet.

Das klinische Bild hat Ähnlichkeit mit der *Fibromyalgie* und dem *chronischen Fatigue-Syndrom*. Es besteht eine Konstellation vager und unsystematischer Symptome, für die es nach der evidenzbasierten Medizin keine organischen Ursachen gibt.

Diese neuen Umweltkrankheiten haben viel Ähnlichkeit mit den *soziogenen Massenerkrankungen,* weil sie in einem besonderen Kontext kollektiver Angst auftreten, in dem die Patienten ihre Symptome auf Umweltfaktoren zurückführen, ohne dass dies wissenschaftlich nachweisbar wäre. Für manche Autoren sind diese Bilder eine rein soziale Konstruktion.

14.7 Soziogene Massenerkrankungen

Die *soziogenen Massenerkrankungen* [44] sind dadurch charakterisiert, dass Symptome ohne organische Grundlage in einer bestimmten sozialen Gruppe plötzlich auftreten und sich oft bald wieder verflüchtigen. Diese Störungen treten meist im Kontext kollektiver Angst auf und die Medien tragen dazu bei, dass sie heute in bisher nie da gewesenem Mass Bekanntheit und Verbreitung erfahren. Derartige Pseudoepidemien können übrigens zuweilen zu einem echten Problem des Gesundheitswesens werden.

Von einer solchen Massenerkrankung kann die Population einer Schule, Kaserne oder einer Einrichtung in einer bestimmten Region bzw. eine mit einer speziellen Situation konfrontierte soziale Gruppe betroffen sein. Bei einem ungewöhnlichen Geruch an einem Ort oder einem speziellen Geschmack eines verbreiteten Nahrungsmittels können die heutigen Umweltängste dazu beitragen, dass Gerüchte über eine Verseuchung aufkommen. Die Bedrohung durch Terrorismus hat zudem zahlreiche Situationen kollektiver Panik mit akuten Somatisierungen erzeugt, wobei sich die vermeintliche Gefahr letztendlich als grundlos erwiesen hat.

Auf Internetseiten finden sich zahlreiche Beispiele für soziogene Massener-krankungen. So ist beispielsweise bekannt, dass die Feststellung einer weissen Ablagerung auf einem Fenster in einer Metrostation in Maryland einen falschen Anthraxalarm ausgelöst hat. Es handelte sich jedoch um keine Kontamination, weder durch Anthrax noch durch ein anderes toxisch-infektiöses Agens. Dennoch wurden über dreissig Personen mit Übelkeit sowie Kopf- und Halsschmerzen stationär aufgenommen.

1998 glaubten mehrere hundert jordanische Kinder und Jugendliche, dass sie an Nebenwirkungen eines Kombinationsimpfstoffs gegen Diphtherie und Tetanus litten. Hundert von ihnen kamen im Zuge eines grossen Medienrum-mels ins Krankenhaus. In der Mehrzahl der Fälle wurde nachgewiesen, dass die Beschwerden rein psychischen Ursprungs waren und der Impfstoff nicht dafür verantwortlich gemacht werden konnte.

Am Ende der 1990er wurde eine Schule in Nordfrankreich für kurze Zeit geschlossen, weil die regionalen Medien in grosser Aufmachung Gerüchte über eine Intoxikation oder Infektion verbreiteten. Die Untersuchung ergab schliess-lich, dass es sich wahrscheinlich um ein durch einige Unruhestifter ausgelöste Erkrankung gehandelt hatte, die sich in der Folge durch die Besorgnis der Öffent-lichkeit ausgebreitet hatte. Der Kontext und die Symptomatik erinnern fast an Szenarien wie in der Kultserie «Akte X». Die festgestellten Hautläsionen erwiesen sich letzten Endes als selbst beigebracht. Und schliesslich verbreitete sich dieses Phänomen am Abend vor der Ausgabe der Zeugnishefte. Die erwachsenen Mit-arbeiter der Schule waren nicht davon betroffen.

Im Juni 1999 gaben Schüler einer Schule in Bornem, Belgien, massenhaft Beschwerden an, die sie auf den Konsum von Coca-Cola zurückführten. Sie klag-ten über Übelkeit, Erbrechen, Bauchschmerzen, Schwindel und Kopfschmerzen. Die Affäre erfuhr in den Medien starke Beachtung. Einige Tage später klagten Nachbarklassen über die gleichen Symptome. Andere derartige Beschwerden tra-ten bald auch an anderen Orten in Belgien und im benachbarten Frankreich auf. Die Coca-Cola-Compagnie gab bekannt, dass möglicherweise einige Flaschen mit Schwefelwasserstoff verunreinigt waren und sich auf der Aussenseite einiger Dosen 4-Chlor-3-Methylphenol von den Transportpaletten befunden haben könnte. Die sehr niedrige Konzentration dieser Substanzen hätte allerdings keine toxischen Phänomene verursachen können. Coca-Cola nahm trotzdem in Bel-gien, Frankreich und Luxemburg 15 Millionen Getränkekisten vom Markt und schloss vorübergehend drei Fabriken in Europa. Auch wenn die ersten berichte-ten Fälle organische Ursachen gehabt haben könnten, wird die grosse Mehrzahl der anderen Fälle auf eine soziogene Massenerkrankung zurückgeführt [45–46].

Soziogene Massenerkrankungen sind ein bei Ärzten und Gesundheitsbehörden noch wenig bekanntes Phänomen. Sie treten im Allgemeinen regional anlässlich eines bestimmten Falls auf und geraten nach ihrem Abklingen schnell wieder in Vergessenheit. Die Verbreitung und die Schnelligkeit der Informationsmittel, die kollektiven Umweltängste und die weltweite Bedrohung durch Terrorismus könnten jedoch dazu führen, dass solche Phänomene in den nächsten Jahren das öffentliche Gesundheitswesen stark beschäftigen.

14.8 Schlussfolgerungen

Dieses Kapitel schildert eine Reihe von Situationen, in denen die Patienten Beschwerden vorbringen, die nicht durch eine körperliche oder psychische Erkrankung erklärt werden können. Dies entspricht der Situation wie bei der Mehrzahl der *somatoformen Störungen*, weil darüber hinaus ein gewisses Mass an psychosozialem Distress zu beobachten ist.

Die in diesem Kapitel besprochenen Störungen wurden bewusst in einer Reihenfolge aufgeführt, welche nach Ansicht des Autors die wachsende Bedeutung psychischer, interpersoneller, sozialer und kultureller Faktoren wiedergibt. Während es bei der gewöhnlichen Lumbalgie noch eine eindeutige organische Basis gibt, wird diese bis zum anderen Extrem der soziogenen Massenerkrankungen immer unklarer **(Abb. 14-1)**.

Die *gewöhnliche Lumbalgie* ist ein klinisches Bild mit Schmerzen, Muskelverhärtungen und -verspannungen im Lendenbereich, die manchmal nach unten ausstrahlen, ohne dass dafür eindeutig eine organische Ursache nachweisbar ist. Die Zahl der Invalidisierungsfälle wegen dieser Störung hat in den letzten Jahrzehnten explosionsartig zugenommen, obwohl nichts darauf hinweist, dass sich Erkrankungen der Lendenwirbelsäule wesentlich verstärkt hätten. Diese Entwicklung zeigt deutlich den Einfluss soziokultureller Faktoren.

Bei den Spätfolgen nach einem *Schleudertrauma (Whiplash-Verletzung)* wirkt das klinische Bild häufig von vornherein komplexer. Die Symptomatik reicht hier von Schmerzen in der Nackenregion über eine breite Palette von Beschwerden hinweg, die bis hin zu affektiven Störungen, kognitiven Beeinträchtigungen und Persönlichkeitsveränderungen gehen können. Die soziokulturelle Prägung ist belegt. Die in den letzten Jahren zu beobachtende epidemieartige Zunahme ist offenbar auf bestimmte Industrieländer beschränkt. Bezüglich der Prävalenz bestehen regionale Unterschiede, die sich nicht rein biologisch erklären lassen.

Die *Fibromyalgie*, das *chronische Fatigue-Syndrom* und die *idiopathische Umweltunverträglichkeit* sind eindeutig durch soziokulturelle Faktoren geprägt.

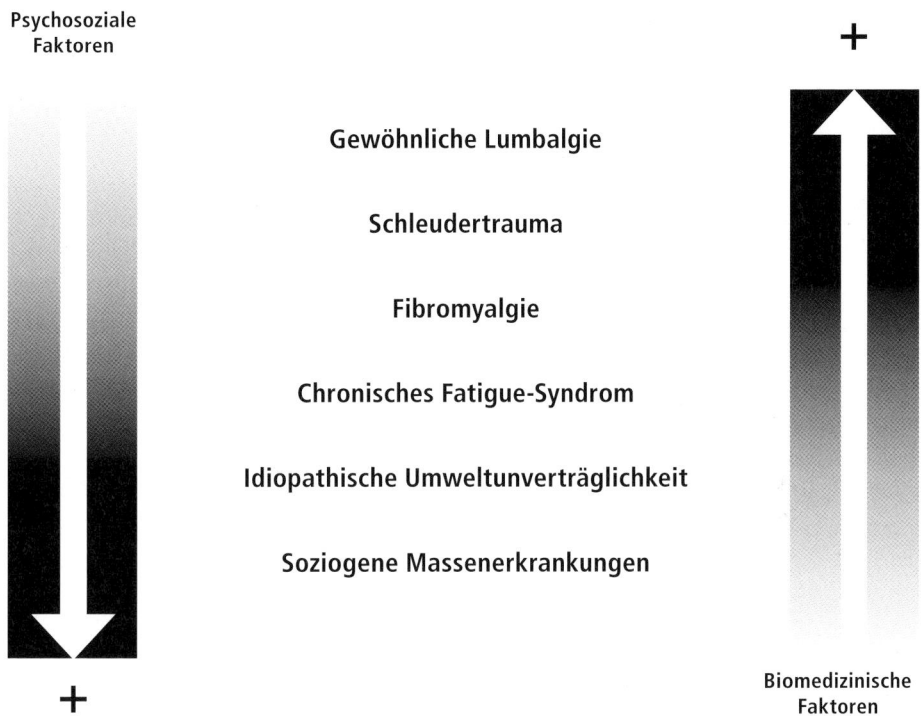

Abbildung 14-1: Relative Bedeutung biomedizinischer und psychosozialer Faktoren bei den somatoformen Störungen ähnlichen Bildern

Nach Meinung einiger Spezialisten sind diese Störungen übrigens wohl eher eine soziale Konstruktion als echte Krankheiten im eigentlichen biomedizinischen Sinn. Die Beschwerden stützen sich häufig auf ein bestehendes Modell. Diese Patienten identifizieren sich stark mit der Bezeichnung ihrer Krankheit, die zu einer Art Etikett wird, die ihr Leben und das ihres sozialen Umfelds bestimmt. Sie diskutieren über ihre Diagnose und reduzieren den Arzt dabei häufig auf die Rolle eines Beobachters. Patienten-Selbsthilfegruppen legitimieren dann schliesslich die soziale Anerkennung ihrer Krankheit. Meist negieren sie die grundlegenden Regeln der evidenzbasierten Medizin und stellen sogar die Prämissen des wissenschaftlichen Vorgehens in Frage.

Als äusserste Konsequenz steht heute zu befürchten, dass allein schon die Existenz bestimmter «Krankheiten» letztlich eher auf politischem Wege durchgesetzt wird, durch Lobbyarbeit und Interessengruppen, als sich auf medizinischwissenschaftliche Überlegungen zu stützen. Diese besorgniserregende Entwicklung könnte dazu führen, dass sich solche Gruppen als neuer Akteur im öffentlichen Gesundheitswesen etablieren, was soziale und ökonomische Konsequenzen von unerwarteter Tragweite haben könnte [47].

Aufgrund der Entwicklung der Medien und des Einflusses bestimmter Interessengruppen ist es heute möglich, dass die Abgrenzung einer krankheitswertigen diagnostischen Einheit nicht mehr nur auf wissenschaftlichen Überlegungen basiert, sondern auch auf dem sozialen Druck bestimmter Interessengruppen beruht. Sollte sich dies bestätigen, wäre dies eine sehr besorgniserregende Entwicklung, die sozioökonomische Konsequenzen von unerwarteter Tragweite haben könnte.

15 Artifizielle Störungen und Simulation

15.1 Einleitung

Dieses Kapitel befasst sich mit dem heiklen Problem, dass Patienten die impliziten Bedingungen des *Behandlungsauftrags* nicht einhalten. In der Regel muss der Arzt hilfesuchenden Patienten seine sämtlichen Fähigkeiten und Mittel zur Verfügung stellen. Von den Patienten ihrerseits wird erwartet, dass sie ihre Beschwerden ehrlich schildern, bei Untersuchungen und Behandlungen kooperieren und ihr Möglichstes dazu beitragen, um ihre Gesundheit zu bessern oder zu erhalten. Diese Voraussetzungen der Arzt-Patienten-Beziehung bleiben meist unausgesprochen und werden für selbstverständlich gehalten. Die therapeutische Beziehung beruht von Natur aus auf einem gegenseitigen Vertrauensverhältnis.

Es kann vorkommen, dass der Arzt die Regeln des Behandlungsauftrags nicht einhält. Dies wird als Kunstfehler bezeichnet. Der Arzt kann angeklagt, zum Leisten einer Entschädigung verurteilt oder sogar strafrechtlich belangt werden. Aussergerichtliche Instanzen (Schiedsstellen der Berufsverbände, Ehrenrat, Überwachungskommissionen der Gesundheitsbehörden) können unterschiedliche Massnahmen ergreifen, die bis zum Entzug der ärztlichen Berufserlaubnis gehen können. Diese Möglichkeiten wurden zum Schutz der Patienten geschaffen. Die Gesellschaft geht nämlich davon aus, dass sich der Patient in der Beziehung zu seinem Arzt in einem Abhängigkeitsverhältnis befindet.

Es kann auch vorkommen, dass Patienten die therapeutischen Anweisungen und insbesondere die Verordnungen zur Medikamenteneinnahme nicht beachten. Dieses Verhalten ist sehr häufig und wird von den im Gesundheitssektor Tätigen erstaunlicherweise mit Schweigen übergangen. Seltener kommt es vor, dass Patienten nicht aufrichtig sind oder ihre behandelnden Ärzte sogar absichtlich täuschen. Wieder andere Patienten gehen schliesslich noch weiter und manipulieren Untersuchungsverfahren oder fügen sich selbst Verletzungen zu, um in den Genuss eines Krankenstatus zu gelangen.

Während ein Patient den Arzt, der die Regeln des Behandlungsvertrags nicht einhält, belangen kann, ist der Arzt in einer Situation, in der er vom Patienten getäuscht wird, relativ machtlos. Er hat kaum eine andere Wahl, als das Übel bei der Wurzel zu packen und den Behandlungsvertrag nötigenfalls aufzukündigen. Solche Situationen spielen sich häufig in einem sehr emotionalen Klima ab. Manchmal wird der Kontakt sehr abrupt abgebrochen. Nicht selten zieht es der Arzt vor, dem Patienten Glauben zu schenken, um keinen Konflikt mit diesem aufkommen zu lassen oder weil er fremd- oder selbstschädigende Handlungen (Gewalttätigkeit, Suizid) befürchtet.

Artifizielle Störungen und Simulation kommen in der Klinik vermutlich nur unter speziellen Rahmenbedingungen gehäuft vor, nämlich in Situationen, in denen es um eine mögliche Entschädigung oder ein Gerichtsverfahren geht, sowie in der Gefängnis- oder Militärmedizin. Sie sind aber auch nicht aussergewöhnlich und der Umgang damit stellt den Arzt stets vor sehr schwierige Führungsfragen. Dieser muss daher solche Situationen erkennen und über die notwendigen Massnahmen informiert sein. Im Folgenden werden die artifiziellen Störungen und die Simulation anhand der klinischen Erfahrung des Autors, der ICD-10 [5], dem DSM-IV-TR [2] sowie von Referenzwerken und -autoren besprochen [48–51].

15.2 Artifizielle Störungen

Zunächst einmal ist zu präzisieren, dass die *artifizielle Störung* einer Krankheit entspricht. Im Gegensatz zur Simulation gilt sie als psychische Störung und Verhaltensstörung. Sie ist als solche in der ICD-10 und im DSM-IV-TR mit dem Code F68.1 aufgeführt. Patienten mit dieser Störung nehmen manchmal derart grosse Risiken in Kauf, dass ihr Verhalten eigentlich nur auf einer psychischen Störung beruhen kann. Dass diese Patienten in der Regel auch manifeste Persönlichkeitsstörungen haben, ist ein weiteres Argument, das für eine psychiatrische Erkrankung spricht. Während das DSM-IV-TR von *vorgetäuschter Störung* spricht, verwendet die ICD-10 die detailliertere Bezeichnung *absichtliches Erzeugen oder Vortäuschen von körperlichen oder psychischen Symptomen oder Behinderungen (artifizielle Störung)*.

Gemäss den diagnostischen Kriterien der artifiziellen Störungen müssen drei Voraussetzungen erfüllt sein. Erstens müssen körperliche oder psychische

Zeichen und Symptome absichtlich erzeugt werden. Zweitens muss die Motivation darin bestehen, in die *Krankenrolle* schlüpfen zu können. Drittens dürfen keine äusseren Gründe wie bei der Simulation vorliegen (die materielle Situation verbessern, Geld oder andere Vorteile erlangen, einer Gefahr entkommen oder sich vor Pflichten drücken). Das DSM-IV-TR geht mehr in die Details und unterscheidet drei Untergruppen: eine Gruppe mit vorwiegend körperlichen Zeichen und Symptomen, eine mit vorwiegend psychischen Zeichen und Symptomen und eine weitere Gruppe mit sowohl psychischen, wie auch körperlichen Zeichen und Symptomen.

Die Prävalenz der artifiziellen Störung lässt sich nur schwer beziffern. Nach Meinung der meisten Spezialisten wird dieses Phänomen unterschätzt. Zum einen wurde es nicht systematisch untersucht, so dass vermutlich eine Reihe von Fällen verpasst wurden. Zum anderen neigen die Patienten dazu, sich zu verbergen oder sogar den Wohnort und ihre Identität zu ändern, was die epidemiologische Arbeit nicht gerade erleichtert.

Die Störung wird im Wesentlichen in den psychiatrischen Ambulanzen der Allgemeinspitäler erfasst (Liaisonpsychiatrie). Dorthin werden diese stationären Patienten nämlich überwiesen, wenn ein klinisches Bild nicht durch eine bekannte Krankheit erklärbar ist oder wenn festgestellt wird, dass Zeichen und Symptome absichtlich erzeugt werden. In solchen psychiatrischen Ambulanzen wird die Diagnose laut DSM-IV-TR regelmässig bei etwa 1 % der Patienten gestellt [52]. Geht man davon aus, dass Liaisonpsychiater im Durchschnitt etwa 5 % der stationären Patienten im Allgemeinspital untersuchen, hätten mindestens 5 von 10.000 aufgenommenen Patienten eine artifizielle Störung.

Das klinische Bild [53] ist unterschiedlich und kann an Störungen aller grossen Organsysteme denken lassen. Bekannt ist das Erzeugen von Pseudo-Koma, Pseudo-Paralysen und epileptischen Pseudo-Krisen. Beschrieben wurden auch Fälle von Asthma, starker Atemnot und artifizieller Hämoptyse. Ebenfalls bekannt sind vorgetäuschte abdominale Notfälle wie akute Bauchschmerzen, Nierenkoliken, bei denen der Patient dem Urin Blut zufügt, sowie Nierensteine, deren chemische Analyse eine renale Entstehung ausschliesst. Vorgetäuscht werden auch Symptome verschiedener kardialer Notfälle: Infarktsymptomatik, Arrhythmien durch Einnahme von Substanzen, die den Herzrhythmus verändern. Und weiter ist bekannt, dass durch Injektion von Salzen, Speichel, Tierblut und anderen Substanzen Abszesse erzeugt werden oder dass sich die Patienten selbst Hautläsionen und Wunden zufügen, die wegen wiederholter Selbstverstümmelungen nicht heilen. Weitere artifizielle Bilder sind ein Phäochromozytom durch Selbstinjektion von Adrenalin oder ein hypoglykämisches Koma durch Selbstinjektion von Insulin. Auch Blutungen werden selbst induziert oder vorgetäuscht.

Und schliesslich wird durch Manipulation des Thermometers unerklärtes Fieber erzeugt. Artifizielle psychische Störungen bieten meist das Bild, das sich der Patient unter einer Psychose, unter einer Depression oder unter pathologischer Trauer (für die jeweilige Kultur ungewöhnliche Dauer oder Schwere) vorstellt.

> Hier stellt sich vor allem die Frage, inwieweit *chronischer Schmerz* Gegenstand einer artifiziellen Störung nach den oben dafür definierten Kriterien sein kann. Bei einem in der Klinik beobachteten Fall sollte nach Meinung der Referenzautoren D. A. Fishbain [54] und Mitarbeiter an diese Diagnose dann gedacht werden, wenn es der Arzt mit einem Patienten aus einem medizinischen oder paramedizinischen Beruf zu tun hat, der viele medizinischen Einrichtungen aufsucht, den Eindruck macht, von Ärzten abhängig zu sein, bei dem der Verdacht auf chronischen Medikamentenmissbrauch besteht und der zudem Züge einer Borderline-Persönlichkeitsstörung aufweist.

Die schwerste Form der artifiziellen Störung wird häufiger bei Männern beobachtet. Sie ist unter dem Begriff Münchhausen-Syndrom bekannt [55]. Die Hauptmerkmale dieses von R. Asher [56] 1951 beschriebenen klinischen Bildes sind wiederholte stationäre Aufnahmen, Reisen von einer Stadt und einem Spital zum anderen, Identitätsänderungen, durch wiederholte chirurgische Eingriffe mit «Schmissen» übersätes Abdomen und eine «Pseudologia fantastica», da diese Patienten krankhaft erlogene Krankengeschichten erzählen, die sie für die Ärzte unglaublich «interessant» machen sollen.

In ihrer gewöhnlichen und weniger schweren Form wird die artifizielle Störung häufiger bei Frauen beobachtet. Sie tritt oft bei Patienten mit engen Verbindungen zur Medizin auf, entweder weil sie selbst oder Angehörige (der Vater oder Ehepartner ist Arzt) einen medizinischen oder paramedizinischen Beruf haben oder in der Kindheit lange Spitalaufenthalte hatten. Die Erhebung der Anamnese ist häufig schwierig. Die Patienten widersetzen sich dem Einholen objektiver Informationen bei Angehörigen und anderen Ärzten. Eine medizinische Fachsprache ist quasi die Regel, da diese Patienten ein gewisses heimliches Einverständnis mit dem Arzt herstellen möchten. Beim üblichen Erscheinungsbild «mit überwiegend körperlichen Symptomen» weisen die Patienten psychische Störungen vehement von sich. Eine Untersuchung durch einen Psychiater wird nur widerwillig akzeptiert, von vorne herein entwertet oder auch abgelehnt. Es besteht stets eine erhöhte Komorbidität mit Persönlichkeitsstörungen (Borderline-Persönlichkeitsstörung) und Missbrauch oder Abhängigkeit von psychotropen Substanzen. Werden diese Patienten mit dem Nachweis einer artifiziellen Störung konfrontiert oder mit

Massnahmen, bei denen diese entdeckt werden könnte, lassen sie sich meist auf eigenen Wunsch entlassen.

Zu erwähnen ist auch das *Münchhausen-Stellvertreter-Syndrom* (Münch-hausen-by-proxy-Syndrom), eine ganz eigenartige Form der Kindesmisshand-lung. Dabei schildert ein Erwachsener, im Allgemeinen die Mutter, angebliche Symptome (wie Krampfanfälle) oder erzeugt sogar beim Kind Störungen, um in Kontakt mit Ärzten zu treten oder zu bleiben. Manchmal hat die oder der Erwachsene selbst eine artifizielle Störung. Da Ärzte diese Erkrankung offenbar nicht immer erkennen, können sich die notwendigen Massnahmen bei diesen besonderen Fällen von Kindesmisshandlung verzögern [57].

Wegen der wiederholten Kontaktabbrüche ist nur wenig darüber bekannt, wel-che Behandlung bei Patienten mit einer artifiziellen Störung geeignet ist. Wenn diese Diagnose gestellt wird, empfehlen die meisten Autoren, die Patienten damit in nicht wertender Weise zu konfrontieren, damit diesen ein ehrenvoller Ausweg bleibt. Manchmal kann betont werden, dass der Patient selbst Fähigkeiten hat, die festgestellten Störungen verschwinden zu lassen. Auf diese Weise kann versucht werden, ein Bündnis für eine Zusammenarbeit herzustellen, die darauf abzielt, diese Ressourcen zu stärken. Auch bei einem Kontaktabbruch sollte die Tür möglichst offen bleiben, falls der Patient seine Meinung ändert und sich im Nach-hinein auf einen psychotherapeutischen Prozess einlassen möchte. Nach Ansicht des Autors sind erzwungene therapeutische Massnahmen bei einer artifiziellen Störung wenig sinnvoll.

Fallvignette

Frau C. ist eine 56-jährige Arzthelferin, sie ist geschieden und lebt mit ihrem 25-jährigen Sohn zusammen. Die Beziehung zwischen Mutter und Sohn wech-selt seit vielen Jahren zwischen Beziehungsabbrüchen und Versöhnungen. Der junge Mann habe an einer sehr seltenen angeborenen Erkrankung gelitten und erhalte aus diesem Grund eine Invaliditätsrente. Der Vater hat vor einigen Jah-ren Suizid begangen. Das soziale Netz ist offenbar wenig tragfähig. Die Patien-tin bekam während ihres kurzen stationären Aufenthalts überhaupt keinen Besuch.

Frau C. wurde erstmals wegen chronischer Bauchschmerzen ohne Nach-weis organischer Ursachen untersucht, danach wegen anderer körperlicher Beschwerden, die schliesslich zur Diagnose einer undifferenzierten somato-formen Störung führten. An eine artifizielle Störung wurde jedoch auch gedacht.

Beim Gespräch mit dem Arzt zeigt sich die Frau distanziert, behauptet, ihre Symptome seien «real», und weist jegliche psychische Problematik vehement von sich. Die Patientin verwendet eine Fachsprache und möchte dadurch ein gewisses heimliches Einverständnis mit dem Untersucher herstellen.

Die Anamnese erscheint unglaubwürdig: Der Vater, ein Psychiater, wird als inzestuös beschrieben, bei einer Psychotherapie sei sie vom Psychotherapeuten missbraucht worden, dann hätte sie einen Psychiater geheiratet. Auch wenn es sehr schwierig ist, eine kohärente Schilderung zu erhalten, ergeben sich doch einige Hinweise: die Vorgeschichte, die aus vielen Geschichten besteht, eine Labilität, häufige medizinische Behandlungen wegen «aussergewöhnlicher» Beschwerden und schliesslich die deutliche Unfähigkeit, ohne ständige soziale Unterstützung zu funktionieren. Die Patientin erhält eine Invaliditätsrente und Sozialhilfe. Kürzlich wurde die Einrichtung einer Vormundschaft erwogen.

Einige Monate später tritt diese Patientin im Rahmen einer anderen stationären Behandlung in einer anderen klinischen Einrichtung in Erscheinung. Von Bauchschmerzen ist nicht mehr die Rede. Dieses Mal geht es um Hautläsionen an den Unterarmen. Für den Dermatologen sind diese Läsionen eindeutig selbstinduziert, wahrscheinlich durch Applikation einer säurehaltigen Substanz.

Als die Patientin behutsam mit dieser Vermutung konfrontiert wird, wird sie wütend und verlässt die Abteilung. Sie lehnt jegliche Behandlung ab. Seither ist sie im örtlichen Gesundheitssystem nicht mehr in Erscheinung getreten.

Der Beruf der Patientin, die «unglaublich» interessante Anamnese und das Bemühen, durch eine sehr medizinische Fachsprache ein Einverständnis mit den Ärzten herzustellen, lenken den Verdacht von vornherein auf eine artifizielle Störung. Angesichts der anfänglichen Symptomatik schien jedoch die Diagnose einer undifferenzierten somatoformen Störung am zutreffendsten zu sein. Es gab nämlich keinen stichhaltigen Hinweis darauf, dass die Bauchschmerzen und anderen Beschwerden vorgetäuscht waren, auch wenn keine organischen Befunde nachweisbar waren. Das unerwartete Verschwinden der Beschwerden bei der ersten stationären Aufnahme und die Feststellung der selbstinduzierten Läsionen erlaubten es, beim zweiten Mal mit recht guter Sicherheit die Diagnose einer artifiziellen Störung zu stellen.

15.3 Simulation

Während über die artifizielle Störung in der Medizin problemlos gesprochen werden kann, ist das offene Ansprechen der Simulation weit weniger akzeptabel und löst bei Ärzten manchmal Entrüstung aus. Der Arzt, der sich gänzlich der Behandlung, Heilung und Linderung von Leiden widmet, kann sich kaum ohne Groll oder Skepsis eingestehen, dass ihn ein Patient absichtlich täuschen könnte. Die Basis des *Behandlungsauftrags* ist und bleibt ja das gegenseitige Vertrauen, das eine Voraussetzung für die normale Ausübung des Heilberufs ist.

Bei einem *Gutachtenauftrag* und einer Beurteilung gelten dagegen andere Regeln als beim Behandlungsauftrag. Der Arzt, der eine Gutachtertätigkeit übernimmt, muss die medizinische Situation neutral, objektiv und kritisch beurteilen. Nach den berufsrechtlichen Regeln muss er zudem die beurteilte Person über die spezielle Art seines Auftrags informieren. Wird eine Übertreibung (Simulation) oder die absichtliche Erzeugung von Störungen vermutet, muss dies besprochen werden, damit der Auftraggeber beispielsweise eine Entscheidung über Leistungen, Wehrtauglichkeit oder Straffähigkeit treffen kann. Das Problem der Simulation stellt sich nämlich für gewöhnlich in einem medicolegalen Kontext.

In der Grundversorgung scheint die Simulation selten zu sein. Sie wird auf weniger als 1 % geschätzt. Die Zahlen steigen im militärischen Bereich, wo eine Prävalenz von schätzungsweise 5 % erreicht wird, sowie in Situationen von Strafverfolgung und Strafvollzug (10 bis 20 %). Allerdings gibt es aus offensichtlichen Gründen dazu keine zuverlässigen Zahlen.

Die Simulation ist keine Krankheit. Sie ist ein Verhalten, das nicht in den Bereich der Medizin fällt. Sie kann übrigens als angepasstes Verhalten angesehen werden, wenn beispielsweise eine Geisel oder ein Kriegsgefangener darauf zurückgreift, um zu entkommen. Die Diagnoseschlüssel ordnen die Simulation in von den Krankheiten getrennten Kapiteln ein. Die ICD-10 schliesst die Simulation in Kapitel XXI ein, unter «Faktoren, die den Gesundheitszustand beeinflussen und zur Inanspruchnahme von Gesundheitsdiensten führen» mit dem Code Z76.5. Das DSM-IV-TR platziert sie in das Kapitel «Weitere klinisch relevante Probleme». Sie wird dort definiert als absichtliches Erzeugen oder starke Übertreibung körperlicher oder psychischer Symptome, das durch besondere Anreize motiviert ist: Beschaffung von Drogen, Erhalt finanzieller Entschädigung, Vermeidung des Militärdienstes oder Entgehen einer gerichtlichen Verfolgung. Der Verdacht auf eine Simulation ist dort angebracht, wo es um einen forensischen Kontext, mangelnde Kooperation der Person, deutliche Diskrepanz zwischen Beschwerden und objektiven Befunden und eine antisoziale Persönlichkeitsstörung geht.

Theoretisch unterscheidet sich die Simulation von der artifiziellen Störung dadurch, dass die Störungen willentlich erzeugt werden und durch externe Anreize motiviert sind. Bei der artifiziellen Störung ist der willentliche Charakter weniger klar und das Verhalten resultiert aus dem zwanghaften Bedürfnis, eine Krankenrolle beizubehalten. Anderen Autoren [58] zufolge lassen sich anhand der Merkmale der Symptomerzeugung, wie sie im DSM-IV-TR definiert sind, verschiedene ähnliche klinische Situationen anführen (**Tab. 15-1**). Bei dieser Zusammenfassung fällt besonders auf, dass es keine deutlichen Grenzen zwischen diesen klinischen Situationen gibt. Sie liegen alle auf einem Kontinuum zwischen zwei Extremen, das von der unbewussten und unabsichtlichen Erzeugung von Symptomen (somatoforme Störungen) bis zu einer völlig absichtlichen und bewussten Erzeugung (Simulation) reicht. Infolgedessen kann es sehr schwer sein, zu entscheiden, ob es sich um eine somatoforme Störung, eine artifizielle Störung oder eine Simulation handelt. Daher kann nicht genug betont werden, wie wichtig eine eingehende und umfassende Beurteilung ist, um eine Indizienkette zu erhalten, die in eine Richtung deutet, damit man in jedem Einzelfall so fundiert wie möglich Stellung beziehen kann.

Wie bei der artifiziellen Störung können auch bei der Simulation die meisten grossen Krankheiten nachgeahmt werden. Für Simulanten am besten geeignet sind Amnesie und Schmerzen, da sich diese beiden Symptome objektiv nur schwer bestätigen lassen. Eine Amnesie wird häufig in strafrechtlichen Situationen und bei Gewalttätigkeiten vorgeschützt. In Nordamerika geben 30 % bis 35 % der wegen Tötungsdelikten Angeklagten eine Amnesie zum Zeitpunkt der Tat an.

Wie häufig eine Simulation oder Übertreibung von Schmerzen in der medizinischen Alltagspraxis ist, lässt sich nicht angeben. Ob der Arzt eine Simulation erkennt oder nicht, hängt wahrscheinlich auch von den Charaktereigenschaften

Tabelle 15-1: Charakteristische Merkmale der Symptomerzeugung: ein Kontinuum

Somatoforme Störungen und Konversionsstörung	Artifizielle Störungen	Simulation
Unbewusst Unabsichtlich	Bewusst Unabsichtlich	Bewusst Absichtlich

Kontinuum

des Arztes ab. Eine Umfrage [59] bei Orthopäden und Neurochirurgen ergab, dass 60 % von ihnen den Anteil von Simulanten bei Patienten mit Lumbalgien für gering halten, mit einer geschätzten Prävalenz von weniger als 5 %. Jedoch gaben 10 % dieser Kollegen an, dass die Prävalenz von Simulanten über 25 % liegen würde, und einer von ihnen bezifferte sie auf über 75 %.

Alle Methoden zum Aufdecken simulierter Schmerzen sind unbefriedigend. In einem Literaturreview führten G. und D. Mendelson [60] auf, welche Möglichkeiten dabei die körperliche Untersuchung, verschiedene Fragebögen, die Beurteilung des Gesichtsausdrucks, dynamometrische Tests, differenzielle Spinalblocks, die Thermographie und die Verabreichung von Pentothal bieten. Jedoch lässt sich mit keiner dieser Methoden eine Schmerzsimulation definitiv verneinen oder bestätigen.

Letzten Endes stellt sich die Frage, ob medizinische Beurteilungsinstrumente einer nicht medizinischen Problematik überhaupt gerecht werden können. Schliesslich ist es nicht Aufgabe des Arztes, festzustellen, ob jemand ein Simulant ist, da Simulation weder eine Diagnose noch eine Krankheit ist. Vielleicht sollte sich der Arzt auf seinen Bereich beschränken und gegebenenfalls einfach angeben, dass das von ihm beobachtete Bild «nicht in den Bereich der Medizin fällt».

Zeichen für Nichtorganizität wurden von mehreren Autoren beschrieben. Am bekanntesten sind die Zeichen von G. Waddell [27]. Auch wenn sie manchmal dazu verwendet werden, sind diese Tests eigentlich nicht dafür gedacht, potenzielle Simulanten zu erkennen. In einer umfassenden Literaturreview [61] kommen D. Fishbain und Mitarbeiter zu dem Schluss, dass es nur wenige Belege für eine Verbindung zwischen positiven Waddell-Zeichen und einer Simulation gibt; die allermeisten Erkenntnisse legen eher das Gegenteil nahe.

Die Waddell-Zeichen dokumentieren chronisches Schmerzverhalten im speziellen Fall der gewöhnlichen Lumbalgie, das in einem Missverhältnis zu den objektiven somatischen Befunden steht. G. Waddell wollte damit ein schnelles und effizientes Instrument zur Erkennung von Patienten schaffen, bei denen «eine eingehende psychologische und soziale Abklärung» erfolgen sollte.

In den Ausnahmefällen, in denen sich der behandelnde Arzt eindeutig mit einer Simulation konfrontiert sieht, sollte er diese Frage gegenüber dem Patienten am besten offen ansprechen und mit diesem die Grundregeln des *Behandlungsauf-*

trags neu klären. Dies ist wahrscheinlich eine unabdingbare Voraussetzung, um die therapeutische Beziehung aufrechtzuerhalten.

Bei einem *Gutachterauftrag* hat der Begutachtete nach Auffassung des Autors ein absolutes Recht darauf, über Angaben in Kenntnis gesetzt zu werden, die seine Aufrichtigkeit in Frage stellen, beispielsweise Denunziationen und Untersuchungsberichte, die manchmal in der Akte enthalten sind. Der ärztliche Gutachter muss dem Patienten die Möglichkeit geben, sich dazu zu äussern und sich zu rechtfertigen. Die Ergebnisse einer solchen Konfrontation müssen im ärztlichen Bericht aufgeführt werden, wodurch dessen Beweiswert verstärkt wird. Im seltenen Fall einer anonymen Denunziation kommt es übrigens gar nicht so selten vor, dass es die untersuchte Person ist, die ehrlich ist.

Fallvignette

Herr T. gibt an, aus einer vielköpfigen Familie mit bescheidenem Einkommen zu stammen, deren Stütze er sei, weil er studieren und einen recht guten sozio-ökonomischen Status erreichen konnte. Sein Vater sei bei einem Unfall gestorben, als der Patient noch klein war. Bei der übrigen Familie sei alles seinen normalen Gang gegangen.

Die Anamnese ist schwer zu erheben. Herr T. macht bei jedem Gespräch andere Angaben, antwortet ungenau und einsilbig und arbeitet bei der Untersuchung nicht gut mit. Seine Kindheit und Jugend seien weitgehend unauffällig gewesen. Als guter Schüler habe er eine höhere Schule besucht und zwei Jahre an der Universität verbracht. Danach habe er verschiedene Berufe gehabt. Zum Zeitpunkt der Untersuchung ist er Geschäftsführer einer Diskothek und stolz darauf, dass er bei den Nachtschwärmern seiner Region sehr populär ist.

Beim ersten Gespräch gibt dieser Mann an, er sei verheiratet und habe keine Kinder. Später spricht er von einer anderen Frau und seinen beiden Kindern, ohne dass sein tatsächlicher Familienstand definitiv klar wird.

Herr T. kam das erste Mal wegen eines Gutachtens zwei Jahre, nachdem er durch eine Stichwaffe in der Inguinalregion einige Millimeter von der linken Femoralarterie entfernt eine Verletzung davongetragen hatte. Er behauptet, in eine Rauferei geraten und versehentlich verletzt worden zu sein. Der Angreifer konnte nie gefasst werden. Die Presse vermutete eine Abrechnung zwischen Dealern.

Die körperlichen Läsionen sind minimal, auch wenn sie für den Patienten eindeutig lebensbedrohlich waren. Psychiatrisch wurde eine posttraumatische Belastungsstörung mit ständigen Intrusionen (Flashbacks, Alpträume), Vermeidungsverhalten bezüglich Erinnerungen an das Trauma (Arbeitsplatz, bestimmte Szenen im Fernsehen) und eine Hypervigilanz (Schreckhaftigkeit, Schlaflosigkeit, starke Reizbarkeit) festgestellt. Die Schlussfolgerung dieser Begutachtung war, bei dem Patienten die Arbeitsunfähigkeit wegen psychischer Störungen anzuerkennen, und es wurde eine fachärztliche Behandlung empfohlen. Der Gutachter empfahl eine erneute Untersuchung nach zwei Jahren, vor allem um den Verlauf nach der Behandlung zu beurteilen.

Der Patient kam tatsächlich nach zwei Jahren wieder, nachdem er sich einer psychiatrischen Behandlung bei einem in derartigen Situationen erfahrenen Psychiater unterzogen hatte. Psychiatrisch ist der Verlauf eindeutig günstig. Es besteht praktisch kein Vermeidungsverhalten mehr. Die Hypervigilanz ist verschwunden. Intrusionen treten jetzt nur noch selten auf. Es besteht lediglich eine Restsymptomatik mit Panikattacken und sehr mässigem agoraphobem Verhalten, die unter einer Bedarfsmedikation mit Beruhigungsmitteln verschwinden. Der Patient gibt an, die früheren psychischen Störungen seien heute in Rückbildung und würden ihn nicht mehr behindern.

Die neuen Beschwerden sind Schmerzen an der linken Hüfte, die nach unten und in die Lendenwirbelsäule ausstrahlen, sich jedoch nicht durch medizinische Untersuchungen erklären lassen. Der Patient gibt an, beim Gehen zwei Gehhilfen zu verwenden, um das linke Bein zu entlasten. Er erklärt, er sei nicht in der Lage, eine normale Berufstätigkeit auszuüben.

Aufgrund von Informationen von dritter Seite hat die zuständige Versicherungsgesellschaft einen Privatdetektiv beauftragt. Dieser stellte fest, dass der Versicherte hinkend und mit Gehstöcken zu den medizinischen Untersuchungen kam. Dagegen wies er nach, dass dieser Mann ausserhalb von medizinischen Untersuchungssituationen und Kontakten mit dem Versicherer nicht hinkt und die meiste Zeit keine Gehstöcke benutzt. Er wies zudem nach, dass sich dieser Mann regelmässig körperlich betätigt (Umgraben des Gemüsegartens, Autoreparatur) und daher in keiner Weise durch seine Schmerzen behindert zu sein scheint. Für den Privatdetektiv deuten schliesslich viele Erkenntnisse wegen der vom Versicherten regelmässig aufgesuchten Orte und Personen auf illegale Geschäfte hin. Mit diesem Bericht konfrontiert, sagt der Patient enttäuscht: «Soll die Versicherung halt zahlen, was sie will, ich weiss, dass ich Schmerzen habe.»

Nach den Kriterien des DSM-IV-TR lässt diese ganze Geschichte eindeutig an einen Fall von Simulation denken: Missverhältnis zwischen Beschwerden und objektiven somatischen Befunden, schlechte Kooperation, Hinweise auf kriminelles Verhalten in anderen Bereichen, ein Kontext, in dem es um eine potenzielle finanzielle Entschädigung geht. Und schliesslich widersprechen die objektiven Untersuchungsergebnisse der vom Versicherten vorgebrachten Invalidität. Die Beurteilung kam daher zu dem Schluss, dass das bei der Arzt-konsultation beobachtete Invalidenverhalten «nicht in den Bereich der Medizin fällt». Die Versicherung hat ihre Leistungen eingestellt. Mit Hilfe eines unentgeltlichen Rechtsbeistands hat der Versicherte alle Instanzen ausgeschöpft, seine Klage wurde aber letztendlich abgewiesen.

Nebenbei bemerkt wurde weder vom ärztlichen Gutachter, noch in den Gerichtsurteilen, jemals explizit der Begriff der Simulation verwendet.

15.4 Schlussfolgerungen

In diesem Kapitel wurde das heikle Thema behandelt, dass Patienten die impliziten Regeln der Arzt-Patienten-Beziehung missachten. Für manche Kollegen ist bereits der blosse Gedanke daran, die Aufrichtigkeit des Patienten in Frage zu stellen, ein berufsethischer Fehler. Bei entsprechender Realitätsprüfung muss jedoch konstatiert werden, dass einige Patienten absichtlich oder unabsichtlich Störungsbilder erzeugen, an denen sie nicht leiden. Dies ist das Gebiet der artifiziellen Störungen und der Simulation.

Wenn der Arzt vernünftigerweise Zweifel an der Authentizität eines klinischen Bildes hat, schlägt der Autor vor, diese Frage mit dem Patienten behutsam zu besprechen. Die therapeutische Beziehung kann davon nur profitieren.

In Begutachtungssituationen ist der ärztliche Gutachter gehalten, den Patienten mit Dokumenten zu konfrontieren, die dessen Aufrichtigkeit in Frage stellen, da die Beweiskraft des medizinischen Berichts ansonsten erheblich verringert wird. Der Begutachtete hat das Recht, diese Angaben zu kennen und muss dazu Stellung nehmen können.

Die Simulation und die artifiziellen Störungen sind selten. Der Arzt sollte daher nicht in eine Art «Phobie» verfallen, er könne getäuscht werden – um eine ironische Anmerkung von I. Pilowsky aufzugreifen. Bis jetzt ist die Ausübung der Medizin glücklicherweise untrennbar mit einer auf Vertrauen beruhenden Arzt-Patienten-Beziehung verbunden. Ohne diese Vertrauensbasis verliert die ärztliche Tätigkeit beträchtlich an Substanz.

16 Das biopsychosoziale Modell und die anhaltende somatoforme Schmerzstörung

16.1 Einleitung

Dieses Kapitel greift den heutigen Konsens auf, dass in der Medizin eine Komplementarität zwischen dem holistischen «biopsychosozialen» Modell mit seiner «zirkulären» Kausalität und dem auf einer «linearen» Kausalität basierenden herkömmlichen biomedizinischen Modell notwendig ist.

Chronischer Schmerz hat organische Ursachen, die berücksichtigt werden müssen, vor allem um eine heilbare somatische Erkrankung auszuschliessen. Chronischer Schmerz hat auch eine psychische Komponente, wie unter anderem die erhöhte Prävalenz begleitender psychischer Störungen belegt. Konzepte wie *Krankenrolle, anormales Krankenverhalten, Krankheitsprozess* und *Unfallprozess* heben den Beziehungs- und sozialen Nutzen von Schmerz hervor. Allein schon die Vorstellung von *somatoformem Schmerz* unterstreicht die psychischen und sozialen Ursachen von Schmerzbeschwerden. Neben starken und anhaltenden Schmerzen als Hauptbeschwerden setzt die ICD-10 [1] bei der *anhaltenden somatoformen Schmerzstörung* nämlich die Verbindung mit «emotionalen Konflikten oder psychosozialen Problemen» voraus, die «schwerwiegend genug sein [sollten], um als entscheidende ursächliche Einflüsse zu gelten».

In diesem Kapitel wird das biopsychosoziale Modell unter Rückgriff auf die Thesen von G.L. Engel vorgestellt. Dabei wird hervorgehoben, welche Beiträge das kognitive Modell und die Psychotraumatologie zu diesem Modell beigesteuert haben. Eingegangen wird auch auf andere Überlegungen, die psychische und soziokulturelle Faktoren bei chronischem Schmerz und der anhaltenden somatoformen Schmerzstörung integrieren.

16.2 Das biopsychosoziale Modell von G. L. Engel

1977 veröffentlichte G. L. Engel [62] in der Zeitschrift «Science» seinen richtungweisenden Artikel über die Notwendigkeit eines neuen medizinischen Modells. Die Herausforderung sah er darin, die zahlreichen Errungenschaften der Biomedizin zu erhalten, diese jedoch um die bisher eher vernachlässigten psychischen und sozialen Dimensionen zu erweitern.

Das *biomedizinische Modell* folgt den üblichen Regeln der wissenschaftlichen Forschung. Das Vorgehen ist in erster Linie «analytisch» und richtet sich darin nach den von Galileo, Newton und Descartes dargelegten Regeln. Das heisst, methodisch strenges Denken muss seinen Gegenstand in so viele Teile zergliedern, wie notwendig sind, um ihn auflösen zu können. In zweiter Linie ist das Vorgehen «reduktionistisch» und folgt damit dem allgemeinen Prinzip, dass sich komplexe Phänomene auf ein ursprüngliches und einziges Prinzip reduzieren lassen. In der Zeit der Arbeiten von G. L. Engel hatte diese Denkweise wegen der Begeisterung für die noch junge Wissenschaft der Molekularbiologie einen hohen Stellenwert; die Wissenschaftler konnten damals seit kurzem eine Krankheit von den molekularen Veränderungen (Ursprungsprinzip) aus bis hin zur Organläsion und zur klinischen Erscheinungsform dieser Läsion beschreiben. Und schliesslich geht das biomedizinische Modell aus dem im westlichen Denken fest verankerten «Körper-Seele-Dualismus» hervor. Dabei wird der Körper als einfache Maschine aufgefasst, die Krankheit als Folge einer Panne dieser Maschine und der Arzt als der Mechaniker, der für diese Maschine zuständig ist.

Bei akut auftretenden Erkrankungen und Notfällen ist das biomedizinische Modell für die Mehrzahl der klinischen Situationen das verbindliche Bezugssystem, da zuallererst die strikt somatische Problematik behoben werden muss [63]. Werden Krankheit und Schmerz dagegen chronisch, treten psychische und soziale Aspekte immer mehr in den Vordergrund.

In einer Epoche, in der die Psychiatrie die systemische Theorie entdeckte, entwickelte G. L. Engel ein biopsychosoziales Modell, bei dem biologische, psychologische und soziale Krankheitsfaktoren miteinander nach Art einer «zirkulären» Kausalität in Interaktion treten. Diese Art der Kausalität, die auf den Prinzipien der *Kybernetik* basiert, schliesst mit ein, dass der Effekt auf die Ursache zurückwirkt und diese durch die Mechanismen der *Rückkopplung* beeinflussen kann.

Das biopsychosoziale Modell möchte den kranken Menschen in seiner *Komplexität* verstehen. Dabei wird mit einbezogen und anerkannt, dass eine gewisse Zufälligkeit und Unsicherheit bestehen. Dies steht im Gegensatz zum Determinismus, in dem die medizinische Realität fest umrissen werden konnte. Dieses Modell wirft zweifellos neues Licht auf das kartesianische Denken in der herkömmlichen biologischen Medizin, zu dem es jedoch eine Ergänzung darstellt.

Theoretische Vignette: INTERMED

INTERMED [64], die Abkürzung für «interdisciplinary medicine», ist ein zwanzig Minuten dauerndes strukturiertes Interview, bei dem nach sämtlichen psychischen Funktionsstörungen in den letzten fünf Jahren im Leben des Patienten sowie in der gesamten Zeit davor gefragt wird. Die Fragen beziehen sich auf biologische, psychologische, soziale und prognostische Variablen sowie auf Merkmale des Gesundheitssystems, die sich auf eine Standardversorgung auswirken können. Das INTERMED-Interview ergab bei Patienten mit chronischer Lumbalgie viel versprechende Resultate und erweist sich als interessantes klinisches Instrument zur Beurteilung der *Komplexität* entsprechend dem biopsychosozialen Modell.

Dass das biopsychosoziale Modell notwendig ist, ist heute theoretisch anerkannt, wohingegen seine Umsetzung in der täglichen klinischen Praxis mit Schwierigkeiten zu kämpfen hat. Für diesen Widerstand sind mehrere Erklärungen denkbar.

Der menschliche Verstand ist so beschaffen, dass er die Realität durch Aufteilung in kleinere Einheiten zergliedert, trennt, auffächert und analysiert, wie dies übrigens von Descartes konzeptualisiert wurde. Der menschliche Verstand ist nicht wirklich dazu fähig, den Sinn der Komplexität zu erfassen.

Um *Komplexität* verstehen zu können, müssen auch Unsicherheit und Widersprüche akzeptiert und das eigene Wissen in Frage gestellt werden. Um Komplexität zu verstehen, müssen die eigenen Grenzen akzeptiert und die Beiträge anderer Spezialisten aus biologischen, psychologischen und sozialen Fachdisziplinen berücksichtigt werden. Komplexität zu verstehen, setzt beachtliche Ressourcen voraus, ohne die eine interdisziplinäre Arbeit nicht möglich ist.

Diese persönlichen, interpersonellen, sozialen und ökonomischen Voraussetzungen können die Widerstände des Gesundheitssystems gegen die Integration des biopsychosozialen Modells erklären. Nach Ansicht des Autors müssen diese Voraussetzungen besonders im Bereich des somatoformen Schmerzes erfüllt sein. Sie zwingen den Arzt dazu, unermüdlich aufmerksam zu sein, interdisziplinäres Arbeiten und eine individualisierte Behandlung zu fördern und sich gegen die natürliche Tendenz zu behaupten, bei seiner Tätigkeit rein biomedizinisch vorzugehen.

Seit dem wegweisenden Artikel von G.L. Engel aus dem Jahr 1977 gab es bedeutende neue Entwicklungen beim kognitiven Modell und in der Psychotraumatologie. Die daraus gewonnenen Erkenntnisse bestätigen die Relevanz des biopsychosozialen Modells.

16.3 Der Beitrag des kognitiven Modells

In Verbindung mit dem kognitiven Modell wird typischerweise der Philosoph Epiktet zitiert. Dieser schrieb: «Nicht die Dinge an sich beunruhigen den Menschen, sondern seine Sicht der Dinge». Das kognitive Modell rechnet mit der Bedeutung, die jemand Ereignissen zuschreibt, sowie mit der Rolle von Kognitionen für Empfindungen, Emotionen und Verhalten.

Eine *Überzeugung (belief)* kann als relativ stabiles Denkmuster über sich selbst, andere und die Welt definiert werden. Sie wird durch die persönliche Entwicklung, die Beziehungen zu anderen und das soziokulturelle Umfeld geprägt. Krankheit und Schmerz sind ebenfalls Gegenstand von Überzeugungen, die dysfunktional sein und dadurch den Verlauf eines klinischen Bildes negativ beeinflussen können. Diese Überzeugungen können die Funktion von Schmerz, die Art der Krankheit, ihren möglichen Verlauf, die vorstellbaren Bewältigungsstrategien sowie die persönlichen, interpersonellen, ökonomischen, sozialen und beruflichen Folgen der Gesundheitsstörung betreffen.

Dysfunktionale Überzeugungen können über einen Teufelskreis in ein Invalidenverhalten münden. Ein Beispiel dafür ist das Modell der angstgebundenen Vermeidung mit ihrer Kaskade negativer Folgen. Dieses Modell wurde im Kapitel über Angststörungen beschrieben und wird hier nur kurz rekapituliert.

Die Schmerzerfahrung kann zu interindividuell unterschiedlichen Reaktionen führen. Manche Menschen konfrontieren sich damit und erleben dann, dass die Angst geringer wird und sie ihre Tätigkeit wieder aufnehmen können. Andere reagieren auf Schmerz mit einer *Katastrophisierung*, einer kognitiven Verzerrung, bei der der Betroffene systematisch das Schlimmste annimmt. In der Folge kommt es dann zur *Angst vor Schmerz oder erneuter Verletzung*. Dies führt zu einer *Hypervigilanz* gegenüber Schmerzempfindungen und zu einem Schonverhalten, das heisst zur Vermeidung von Bewegungen, bei denen vermeintlich eine potenzielle Verletzungsgefahr besteht. Die Aktivität nimmt dann meist ab. In einem solchen Fall spricht man von *angstbedingter Vermeidung (fear avoidance).* Diese Haltung kann schliesslich in *körperliche Dekonditionierung,* depressive Verstimmung und Invalidenverhalten münden [65].

Ein weiteres nützliches Konzept in diesem Zusammenhang ist die *erlernte Hilflosigkeit (learned helplessness).* Es gehört zum kognitiven Modell der Depression. Dieses Konzept beschreibt, wie passiv-resignative Verhaltensweisen entstehen, wenn unangenehme Reize auf äussere Ursachen zurückgeführt werden, über die der Betroffene keine Kontrolle hat. Bei manchen Patienten kann aufgrund des Verlaufs und ihrer Vorgeschichte die Überzeugung entstehen, dass das, was passiert, völlig ausserhalb ihrer eigenen Kontrolle steht. Eine Gesundheitsstörung kann diese Überzeugung verstärken: wegen objektiver Verluste, auf die der Patient keinen Einfluss hat (Verlust der Funktion, der Selbstständigkeit, der Arbeit und von Rollen) – selbst wenn es sich nur um eine vorübergehende Situation handelt. Eine Gesundheitsstörung kann auch ein allgemeines Gefühl des Verlusts persönlicher und sozialer Fähigkeiten *(self-efficacy* [66]*)* hervorrufen. All dies bringt manche Patienten zu der Überzeugung, dass die Krankheits- oder Unfallfolgen völlig unabhängig von möglichen eigenen Anstrengungen und Bewältigungsstrategien sind. Diese Position der erlernten Hilflosigkeit wird bei der anhaltenden somatoformen Schmerzstörung häufig beobachtet. Die Patienten nehmen dann eine fatalistische Haltung ein und delegieren sämtliche Kompetenzen auf andere oder insbesondere auf den Arzt. Besteht dabei eine gewisse Aggressivität (Aufbegehren, Wut, Forderungen), kann dies wie ein echter *passiver Widerstand* wirken.

16.4 Der Beitrag der Psychotraumatologie

Die anhaltende somatoforme Schmerzstörung wird zuweilen auf ein auslösendes traumatisches Ereignis zurückgeführt. Nach einem schweren psychischen oder körperlichen Trauma tritt manchmal eine *posttraumatische Belastungsstörung* auf, die in Ausnahmefällen chronisch werden und zu einer Behinderung führen kann. Das typische klinische Bild sind Intrusionen (Alpträume, Flashbacks), Vermeidung von allem, was an das Trauma erinnert, und ein Zustand der Übererregung (Schlaflosigkeit, Reizbarkeit, Schreckhaftigkeit, Hypervigilanz).

Faktisch ist das auslösende Trauma meist geringfügig und es besteht keine echte posttraumatische Belastungsstörung. Dennoch muss unbedingt sorgfältig nach den Umständen des Traumas gefragt werden, wie es erlebt wurde und welche Gefühle (Schreck, Wut, Aufbegehren, Gefühl der Verlassenheit oder Ohnmacht) dabei auftraten. Die klinische Erfahrung zeigt, dass die Intensität des unmittelbar bei einem Ereignis Erlebten manchmal überraschend ist, auch wenn dieses Ereignis *a priori* nicht sehr schwerwiegend erscheint. Heute besteht übrigens Konsens darüber, dass der subjektiven Bedeutung des traumatischen Ereignisses ein höherer Stellenwert zukommt als dem von einem neutralen Beobachter beurteilten objektiven Schweregrad.

In der Praxis ist es nicht selten, dass der Alltag und die Wiederaufnahme der Arbeit durch ein *Vermeidungsverhalten* behindert werden, das sich auf alles bezieht, was an den Unfall erinnert. Manche Patienten möchten beispielsweise die Unfallstrecke oder die Maschine meiden, an der sie verletzt wurden. Diese Patienten verheimlichen manchmal nicht nur ihre psychischen Störungen, sondern nehmen ein Invalidenverhalten ein und entwickeln derartig starke körperliche Beschwerden, die weit über das hinausgehen, was nach rein biomedizinischen Befunden zu erwarten wäre. Diese Angst, die zur Vermeidung führt, muss systematisch eruiert werden, weil sie manchmal auf spezifische therapeutische Massnahmen oder Vorkehrungen am Arbeitsplatz anspricht. In bestimmten Fällen ist sie einem simplen phobischen Problem vergleichbar, das relativ leicht zu behandeln ist.

Schliesslich wird in der Literatur konstant darauf hingewiesen, dass Kindesmisshandlung ein Risikofaktor für die spätere Entwicklung somatoformer Störungen ist.

16.5 Andere für die anhaltende somatoforme Schmerzstörung relevante Erklärungsmodelle

Auch andere Arbeiten tragen zum Verständnis von somatoformem Schmerz und dessen Übergang in ein chronisches Geschehen ein. Im Folgenden werden das Konzept des Invalidisierungsprozesses und der Beitrag psychodynamischer und soziokultureller Modelle beschrieben.

Der Invalidisierungsprozess

1963 entwickelten A. H. Hirschfeld und R. C. Behan [67–69] das Konzept des *Unfallprozesses*. Sie wollten damit einen Ausweg aus dem Problem finden, dass bei bestimmten Fällen ein Missverhältnis zwischen geringfügigen somatischen Läsionen und einer schweren und dauerhaften Behinderung besteht. Bei 300 Industriearbeitern, die ihnen im Rahmen eines Entschädigungsverfahrens überwiesen worden waren, dokumentierten sie, dass bereits vor einer unfallbedingten Verletzung psychosoziale Probleme vorlagen. Sie stellten daraufhin die Hypothese auf, dass der Ausgangspunkt dieser besonders ungünstigen Entwicklungen stets ein besonderer psychischer und sozialer Kontext sei. Für diese Autoren wird der Unfall infolgedessen zu einer Art «Lösung» für die Probleme der Patienten. Dies würde die Entwicklung zur Chronizität erklären, die zudem verstärkt wird durch «ein soziales System, das die Invalidität zum Dreh- und Angelpunkt der finanziellen Entschädigung macht».

Ebenfalls im Kontext eines Missverhältnisses zwischen somatischen Befunden und Schweregrad der Behinderung erweiterte M. R. Weinstein [70] das Konzept des Unfallprozesses. Er entwickelte die Begriffe *Krankheitsprozess* und später *Invalidisierungsprozess*, da die anfängliche Gesundheitsstörung nicht nur durch einen Unfall, sondern auch durch eine Krankheit verursacht sein kann.

Diesem Autor zufolge beginnt der Prozess durch psychische Probleme unterschiedlichen Ursprungs. Dies können Belastungen durch Veränderungen am Arbeitsplatz oder andere persönliche, partnerschaftliche, familiäre oder soziale Schwierigkeiten sein. Es kommt dann zu einer Beeinträchtigung des *Selbstwertgefühls*, welche dadurch verstärkt wird, dass subjektiv oder objektiv festgestellt wird, dass die berufliche Leistung nicht den gestellten Anforderungen genügt. Tritt nun in diesem kritischen Moment eine auch nur symbolische Gesundheitsschädigung ein (kleiner Unfall oder Krankheitsepisode), kann diese sowohl für den Betroffenen selbst als auch für sein Umfeld und die Gesellschaft eine Abnahme der Arbeitsproduktivität legitimieren. Das Unvermögen wird damit akzeptabel und fällt nicht unter die Stigmatisierung psychischer Störungen. Es erhält ein biomedizinisches und kein psychiatrisches Etikett. Darüber hinaus verhelfen die Störungen zu der von der Gesellschaft für diesen Fall vorgesehenen psychosozialen und ökonomischen Unterstützung, was sich verstärkend auf das Krankenverhalten auswirkt. Das Selbstwertgefühl kann sich wieder stabilisieren. Der Patient und sein Umfeld erreichen dann ein neues Gleichgewicht *(Homöostase)*, nämlich das der chronischen Krankheit.

Die Arbeiten von M. R. Weinstein und seinen Vorgängern untermauern das Denken, dass ein sozial akzeptiertes Krankenverhalten das Ergebnis von Interaktion eines Patienten mit inneren und äusseren Anforderungen sein kann, welche seine Anpassungsfähigkeit überstiegen. Die Beschreibung dieses Prozesses ermöglicht es, unter Einbezug psychologischer und sozialer Faktoren zum Verständnis eines Krankenverhaltens zu gelangen, das anhand biomedizinischer Befunde allein nicht erklärt werden kann.

Aus den Überlegungen zu diesem Thema gingen ähnliche und komplementäre Modelle hervor, um das weitere Schicksal dieser Patienten im Gesundheitssystem und in der Gesellschaft allgemein zu erklären. So entwickelte T. Parsons [71] 1951 das Konzept der Krankenrolle *(sick role)*. Dieses Konzept berücksichtigt nicht nur die Pflichten, sondern auch die Vorteile, die eine bestimmte Gesellschaft dem

Umstand zuteilt, krank zu sein. D. Mechanic [72] und I. Pilowski [73] prägten den Begriff des *anomalen Krankenverhaltens (abnormal illness behavior)* für ein Reaktionsmuster, welches trotz ausreichender Informationen durch die Ärzte schlecht an den eigenen Gesundheitszustand angepasst ist. Von L.N. Matheson [74] stammt das Modell der *Symptomausweitung (symptom magnification syndrome)* für ein invalidisierendes Verhalten, das sich unter dem Einfluss psychosozialer Faktoren ausweitet und aufrechterhalten bleibt und es dem Betroffenen erlaubt, Kontrolle über sein Umfeld und sein seelisches Gleichgewicht auszuüben.

Der Beitrag des psychodynamischen Modells

Es würde zu weit führen, hier sämtliche Überlegungen und Modelle aus dem Bereich der *Psychosomatik* [75] zu den Auswirkungen der Psyche auf die Entwicklung von Symptomen und eventuellen Gewebeschädigungen aufzugreifen. Im Folgenden werden nur einige besonders herausragende Konzepte kurz dargelegt, inklusive ihrer Terminologie, die heute in den Sprachgebrauch von Ärzteschaft und Öffentlichkeit eingegangen ist.

Der psychoanalytischen Theorie zufolge führen neurotische Symptome zum *Primärgewinn* der Neurose. Die Neurose kann zu einem *Sekundärgewinn* führen. Bei den somatoformen Störungen soll der *Primärgewinn* intrapsychische Konflikte und Spannungen durch die Erzeugung von Symptomen lösen, die wie somatische Störungen aussehen. Ausserdem kommen Abwehrmechanismen wie *Verdrängung*, *Regression* und *Verleugnung* zum Tragen. Der Primärgewinn ruft dann in der Folge die «somatoforme Neurose» hervor.

Der *Sekundärgewinn* ist die Folge der Neurose. Er bezeichnet die mit dem Krankenstatus verbundenen Vorteile. Diese bestehen meist in vermehrter Zuwendung und Unterstützung durch das Umfeld oder auch in der Möglichkeit, einer Situation oder Rolle auszuweichen, die sonst nicht zu vermeiden gewesen wäre. Der Sekundärgewinn kann daher dazu beitragen, die Intensität und Chronizität der Symptome aufrecht zu erhalten. Nach der psychodynamischen Theorie ist der Sekundärgewinn auf unbewusste Prozesse zurückzuführen und steht nicht unter willentlicher Kontrolle. Er kann daher nicht ohne weiteres als absichtlich interpretiert werden, wie dies bei der *Simulation* der Fall ist, die bewusst und absichtlich erfolgt.

Neben der Neurosentheorie liefert die Psychoanalyse auch die klassischen Begriffe *Alexithymie* und *«pensée opératoire»*, die eine Unfähigkeit oder Schwierigkeit beschreiben, Emotionen und Affekte zu verbalisieren oder sich darüber bewusst zu sein. Diese von P. Sifneos und P. Marty parallel entwickelten Begriffe erklären die Neigung mancher Menschen, intrapsychische Konflikte über körperliche Symptome oder Störungen auszudrücken.

Ganz allgemein sollen hier auch noch die Arbeiten zur Problematik des *Narzissmus* erwähnt werden. Bei Narzissten liegt ein Selbstwertdefizit vor, das sie zwingt, ständig ihren Wert zu beweisen, damit sie es verdienen, geliebt zu werden. Diese Menschen sind manchmal *arbeitssüchtig (Workaholiker)* und beuten ihre Arbeitskraft unverhältnismässig stark aus. In diesen speziellen Fällen kann schon eine geringfügige Gesundheitsbeeinträchtigung zu einem völligen Zusammenbruch und zum Auftreten von somatoformem Schmerz führen.

Der Beitrag des soziokulturellen Modells

R. Melzack und P. D. Wall heben die Bedeutung des soziokulturellen Modells für die Schmerzwahrnehmung und den Schmerzausdruck hervor. Diese beiden Autoren entwickelten 1965 die *Gate-Control-Theorie*. Sie wiesen die Rolle absteigender Nervenbahnen bei der kortikalen Schmerzmodulation nach und lieferten auch die erste physiologische Erklärung zur Auswirkung psychologischer, sozialer und kultureller Faktoren auf die Schmerzwahrnehmung.

In einem bemerkenswerten populärwissenschaftlichen Buch [76] stellen diese beiden Forscher mehrere Experimente vor, die ihre Theorie untermauern. Sie definieren die Empfindungsschwelle, die Schmerzwahrnehmungsschwelle und die Schmerztoleranzgrenze. Sie führen aus, dass die *Empfindungsschwelle* (geringste notwendige Reizstärke, um gespürt zu werden) bei allen Menschen unabhängig von der Kultur identisch ist. Dies gilt dagegen nicht für Schmerz. So beschreiben beispielsweise Nordeuropäer Wärmeapplikationen als warm, die mediterrane Völker als schmerzhaft empfinden (Hardy, Wolff und Goodell, 1952). In einem anderen Experiment wurde gezeigt, dass Frauen italienischer Herkunft eine niedrigere Schmerztoleranzgrenze haben als Frauen jüdischer oder amerikanischer Herkunft (Sternbach und Tursky, 1965). Ausserdem bestehen grosse Unterschiede im Schmerzausdruck zwischen amerikanischen Ureinwohnern, die ihre Schmerzen nicht gern in der Öffentlichkeit zeigen, und Juden und Italienern, die eher in aller Öffentlichkeit Hilfe und Mitgefühl einfordern (Zborowski, 1952). Und schliesslich sind Rituale wie Selbstgeisselung und -kreuzigung bekannt, deren Praktizierende anscheinend schmerzunempfindlich sind, auch wenn die Wunden offensichtlich und beeindruckend sind. Bei allen diesen Beobachtungen spielen vermutlich kulturelle und situationsbedingte Faktoren eine Rolle, und zwar nicht nur bei der Schmerzwahrnehmung und der Fähigkeit, Schmerz zu ertragen, sondern auch bei der Art und Weise, wie Schmerz anderen gegenüber ausgedrückt wird.

Auch die Sinnzuschreibung von Schmerz variiert je nach Person, Kontext und Kultur erheblich. Bei sportlicher Betätigung quält man sich freiwillig; dies kann von einer gewissen asketischen Haltung und von moralischen Werten begleitet sein [77]. Manche sozialen Gruppen sehen Schmerz als «normale» alltägliche Erschöpfung an, während er für andere Krankheitswert hat. E. Perrin [78] berichtet spezifisch für die gewöhnliche Lumbalgie über diese unterschiedliche Sinnzuschreibung bei einheimischen Schweizern im Gegensatz zu Neuimmigranten aus Portugal. Im Gegensatz zu den Einheimischen verstehen letztere die Rückenschmerzen nicht als medizinisches Problem, sondern als Ausdruck einer gewissen Erschöpfung. Bei der Somatisierung und bei somatoformen Störungen kann Schmerz schliesslich als tiefstes Leiden verstanden werden.

Somatisierung kann definiert werden als Ausdruck einer psychosozialen Problematik über körperliche Symptome. Im Gegensatz zu der lange Zeit herrschenden Vorstellung hat sie offenbar universellen Charakter und kommt in allen Kulturen vor [79]. Sie scheint nicht spezifisch auf die Industrieländer beschränkt zu sein. Jedoch richten sich ihre Erscheinungsformen stark an den in der jeweiligen Kultur anerkannten und akzeptierten Krankheitsmodellen aus.

Nach Ansicht des Autors könnten Essstörungen (Bulimia nervosa, Anorexia nervosa) eine bestimmte Form der Somatisierung in den Industrieländern sein, weil sie in armen Ländern praktisch unbekannt sind. Dasselbe gilt wahrscheinlich für die *Fibromyalgie* und das *chronische Fatigue-Syndrom*. Und schliesslich ist bekannt, dass die *Spätfolgen nach einem kraniozervikalen Beschleunigungstrauma (Whiplash-Verletzung)* und einer *Gehirnerschütterung (leichtes Schädel-Hirn-Trauma)* in Ländern, in denen diese Bilder in der Öffentlichkeit nicht als Krankheit bekannt sind, eine sehr niedrige Prävalenz haben [80–82]. Dies ist übrigens ein gewichtiges Argument dafür, manche dieser Fälle als eine Form von Somatisierung anzusehen.

Aus der Soziologie ist bekannt, dass jede Kultur Verhaltensregeln vorgibt und Verhaltensmuster definiert, die eine Nichteinhaltung dieser Regeln gestatten. Für den Gesundheitsbereich gilt, dass jede Gesellschaft ihre eigenen Krankheitsvorstellungen mit bestimmten sozial akzeptierten Zeichen und Symptomen hat, sowie ihre eigene Strukturen, darauf zu reagieren. Die Art des Krankseins wird ebenfalls von kulturellen Normen bestimmt. Das Auftreten von Schmerz kann der Ausgangspunkt für einen Prozess sein, der zur Angleichung an eines dieser kulturell akzeptablen Krankheitsmodelle führt. Die soziale Reaktion auf das Krankenverhalten mündet in ein Gleichgewicht *(Homöostase)*, das die Grundlage für die Chronizität sein könnte.

16.6 Integratives Modell des Somatisierungsprozesses

Von L. J. Kirmayer (mit S. Taillefer [83] und später mit A. Young [84]) stammt ein ausführlich und gut dokumentiertes Modell der *Somatisierung*, das biologische, psychologische und soziokulturelle Faktoren integriert und eindrücklich die Verschränkung von Teufelkreisen beschreibt, die die Somatisierung und ihre Folgen aufrecht erhalten. Dieses Modell ist in **Abbildung 16-1** schematisch dargestellt.

Der Ausgangspunkt dieses Prozesses sind körperliche Empfindungen aufgrund völlig banaler physiologischer Störungen oder Krankheiten oder auch wegen einer Angststörung oder majoren depressiven Störung. Diese Körperempfindungen können anhalten und zum Hauptfokus werden. Sie können dazu führen, dass die Aufmerksamkeit hauptsächlich auf den Körper gerichtet wird *(Hypervigilanz)*. Diese Fokussierung orientiert sich zwangsläufig an den Vorstellungen, die sich der Betroffene von der Krankheit macht, auf die er die Anfangssymptome zurückführt. Die Aufmerksamkeit fixiert sich dann meist darauf, was die anderen Symptome dieser Krankheitsvorstellung sein müssten. Auf diese Weise können völlig normale Körperempfindungen ausgeweitet und als anomal und bedrohlich wahrgenommen werden.

Der Somatisierungsprozess setzt sich von diesem Punkt ab weiter fort. Die Zuschreibung von Empfindungen auf eine bestimmte Krankheit bestätigt die Überzeugung des Patienten, dass er tatsächlich krank ist und rechtfertigt, dass er sich Sorgen macht, dass seine Stimmung sinkt und dass er sich Katastrophenszenarien ausmalt *(Katastrophisierung)*. Der Patient sucht Hilfe. Schliesslich nimmt er bei entsprechender Reaktion seines sozialen Umfelds möglicherweise eine *Kranken- und Invalidenrolle* ein. Hier ist im Übrigen auch die Haltung der Ärzte und der Gesellschaft wichtig, die dieses Krankenverhalten anerkennen oder ablehnen können.

L. J. Kirmayer führt weiter aus, dass dieser Prozess durch äussere Faktoren und spezifische Persönlichkeitszüge beeinflusst werden kann. Je nach Persönlichkeit des Patienten, eventuell vorhandenen neurotischen Züge sowie der Art, wie er üblicherweise mit Körperempfindungen umgeht und von diesen absorbiert wird, kann die Situation entweder heruntergespielt oder aber für das Auftreten einer Krankheit gehalten werden. Auch frühere Krankheitserfahrungen können sich günstig oder ungünstig auswirken. Wie weiter oben hervorgehoben wurde, spielt der soziale, berufliche und ökonomische Kontext ebenfalls eine entscheidende Rolle für die Entwicklung und Aufrechterhaltung der Somatisierung.

Das Schema von L. J. Kirmayer veranschaulicht auch die zahlreichen interaktiven Schleifen, von denen einige in Abbildung 16-1 dargestellt sind.

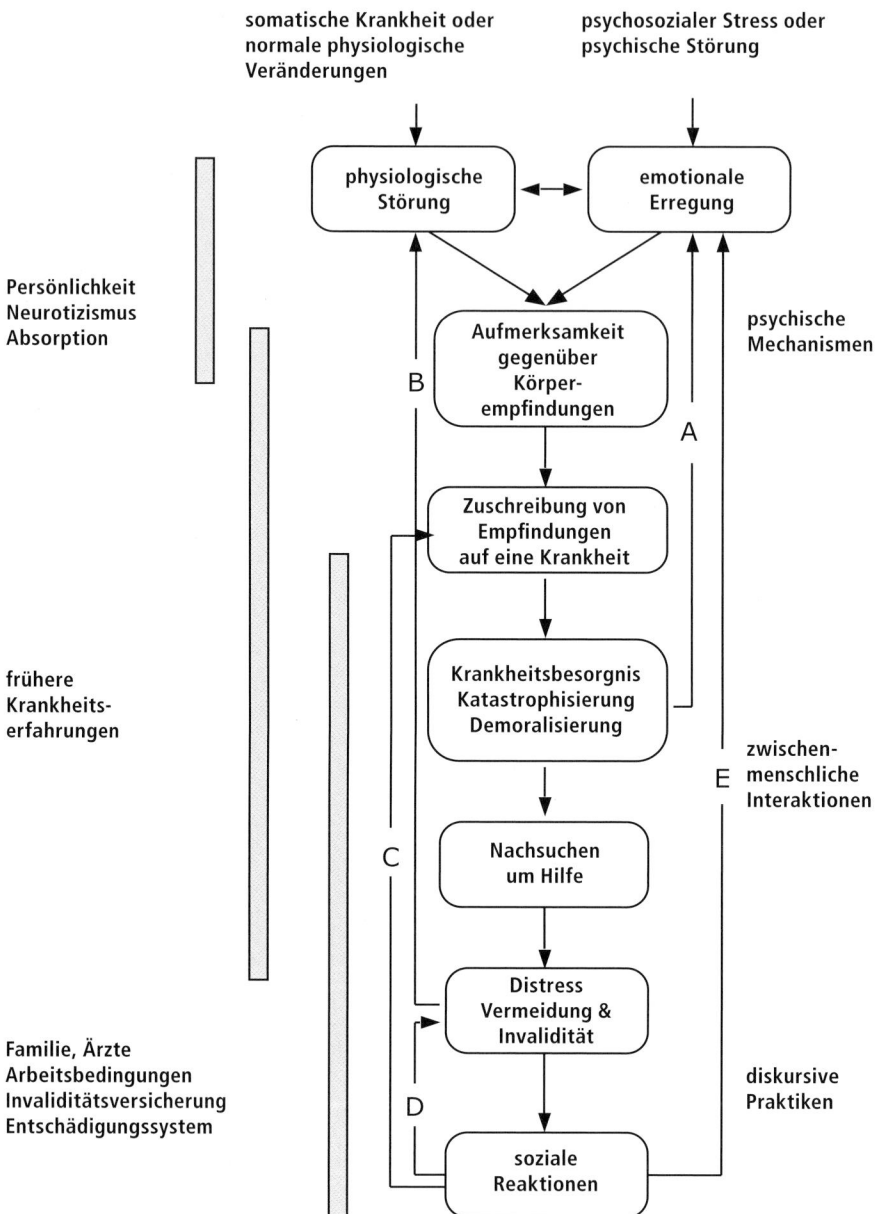

Abbildung 16-1: Integratives Schema des Somatisierungsprozesses von LJ Kirmayer. Kirmayer LJ, Young A. Culture and somatisation: clinical, epidemiological and ethnographic perspectives. Psychosom Med 1998, 60, 420-430. Übersetzung Kopp A. Wiedergabe mit freundlicher Genehmigung

Schleife A, die der kognitiven Beurteilung entspricht, hebt den Einfluss von krankheitsbezogener Besorgnis, Demoralisierung und Katastrophisierung auf die emotionale Erregung und physiologische Störungen (neurovegetative Manifestationen) hervor, die alle die zentrale Achse verstärken.

Nach L. J. Kirmayer verbindet Schleife B das Schonverhalten und Krankenverhalten mit der körperlichen *Dekonditionierung* und infolgedessen mit Schlafstörungen sowie anderen physiologischen Dysregulationen, die die zentrale Achse ebenfalls verstärken können.

Die Schleifen C und D heben hervor, dass die sozialen und kulturellen Reaktionen auf das Krankenverhalten die Zuschreibungen von Körperempfindungen auf eine Krankheit sowie das Gefühl, leidend und behindert zu sein, verstärken können. Schleife E verbindet schliesslich das Krankenverhalten mit der Tatsache, dass dieses zu zwischenmenschlichen Konflikten führen kann, die die emotionale Erregung verstärken können. Ebenso wie die weiter oben besprochenen Schleifen tragen daher auch die Schleifen C, D und E zur Verstärkung der zentralen Achse bei und fördern den Teufelskreis der Somatisierung.

Das Schema von L. J. Kirmayer und Mitarbeitern ist eine bemerkenswerte Übertragung des «biopsychosozialen Modells» von G. L. Engel auf den Prozess der Somatisierung. Es bringt die heutigen Erkenntnisse über die Verknüpfung biologischer, psychologischer und sozialer Faktoren bei der Erzeugung medizinisch nicht erklärbarer Symptome auf den neuesten Stand. Es eignet sich als nützliches Arbeitsinstrument in der Klinik, um bestimmte besonders komplexe Situationen besser zu verstehen und zu veranschaulichen und eine individualisierte und interdisziplinäre Behandlung einleiten zu können.

Wenn Schmerz anhält und chronisch wird, verliert das biomedizinische Modell erheblich an Relevanz, und psychische und soziale Faktoren rücken in den Vordergrund.

In die Herangehensweise an den Patienten muss dann die Komplexität des biopsychosozialen Modells einbezogen werden, dessen Voraussetzungen die Fähigkeit sind, die Grenzen der eigenen Kompetenz zu tolerieren, die Flexibilität, ein gewisses Mass an Unsicherheit zu akzeptieren, und die Bereitschaft, interdisziplinär zu arbeiten.

Diese Voraussetzungen sind in einem an kurzfristiger Wirtschaftlichkeit und Wirksamkeit orientierten Gesundheitssystem nicht unbedingt von vornherein gegeben.

16.7 Schlussfolgerungen

Akuter Schmerz ist ein Alarmsignal, auf das umgehend reagiert werden muss. Bei einem akuten Notfall ist sicherlich das biomedizinische Modell am besten geeignet, um richtig zu reagieren, auch wenn stets an psychosoziale Aspekte gedacht werden muss.

Entwickeln sich bei einem Patienten chronische Schmerzen, treten psychische, soziale und kulturelle Faktoren in den Vordergrund und der klassische biomedizinische Ansatz erreicht seine Grenzen.

Dementsprechend muss der Patient in seiner ganzen Komplexität einbezogen und eine individualisierte Behandlung eingeleitet werden, bei der biologische, aber auch psychische und soziale Faktoren berücksichtigt werden. Da die Behandlung irgendwann zwangsläufig interdisziplinär wird, setzt dies beim Arzt die Fähigkeit voraus, ein gewisses Mass an Unsicherheit zu akzeptieren und die Grenzen der eigenen Kompetenz zu tolerieren.

Die Individualisierung der Behandlung erfordert beachtliche interne und externe Ressourcen. Dies erklärt wahrscheinlich, warum das biopsychosoziale Modell ständig erneut in die Medizin integriert werden muss, obwohl seine Relevanz eigentlich ausser Frage steht.

Literatur zu Teil 3

1 Weltgesundheitsorganisation. ICD-10 Kapitel V (F). Internationale Klassifikation psychischer Störungen. Klinisch-diagnostische Leitlinien. Bern : Huber, 2005
2 Sass H, Wittchen HU, Zaudig M & Houben I (Hrsg.). Diagnostisches und Statistisches Manual Psychischer Störungen – Textrevision. DSM-IV-TR. Göttingen : Hogrefe, 2003
3 Wessely S, Nimnuan C, Sharpe M. Functional somatic syndrome : one or many. Lancet 1999, vol. 354, Sept 11, 936-939
4 Hamilton M. A rating scale for depression. J Neurol Neurosurg Psychiatry 1960,23, 56-62
5 Weltgesundheitsorganisation. ICD-10 Kapitel V (F). Internationale Klassifikation psychischer Störungen. Forschungskriterien. Bern : Huber, 1994
6 Manu P. The psychopathology of functional somatic syndromes. The Haworth Medical Press : New York, 2004
7 Maj M, Akiskal HS, Mezzich JE, Okasha A. Somatoform disorders. Wiley : Chichester, 2005
8 Trimble M. Somatoform disorders, a medicolegal guide. Cambridge University Press : Cambridge, 2004
9 Verrier P, Charbonneau J. Troubles somatoformes in Lalonde P, Aubut J, Grunberg F. Psychiatrie clinique. Une approche biopsychosociale. Gaëtan Morin : Monréal, 2001, 481-504
10 Koehler K & Sass H (Hrsg.). Diagnostisches und Statistisches Manual Psychischer Störungen. DSM-III. Weinheim : Beltz, 1984

11 Ruddy R, House A. Psychosocial interventions for conversion disorder. The Cochrane library 2006, 1, 1-36

12 Stone J, Smyth R, Carson A, Lewis S, Prescott R, Warlow C, Sharpe M. Sytematic review of misdiagnosis of conversion symptoms and «hysteria». BMJ, doi :10.1136/ bmj.38628.466898.55 (published 13 October 2005)

13 Hiller W, Rief W. Why DSM-III was right to introduce the concept of somatoform disorders. Psychosomatics 2005, 46 (2), 105-108

14 Kennedy F. The mind of the injured worker : its effect on disability periods. Compensation medicine 1946, 1, 19-21

15 Soldati A., Wulliemier F., Fivaz E. Vers une approche thérapeutique des syndromes de compensation. Méd et Hyg 1978, 36, 2982-2983

16 Mendelson G. Compensation neurosis revisited : outcome studies of the effects of litigation. J Psychosom Res 1995, 39 (6), 695-706

17 Barsky AJ, Goodson JD, Lane RS, Cleary PD. The amplification of somatic symptoms. Psychosom Med 1988, 50 (5), 510-519

18 Matheson LN. Symptom magnification syndrome in Isernhagen SJ, Work injury, management and prevention. Gaitherburg, Maryland : Aspen Publications, 1988, 257-282

19 Matheson LN. Getting a handle on motivation : self efficacy in rehabilitation in Isernhagen SJ. The comprehensive guide to work injury management. Gaitherburg, Maryland : Aspen Publications, 1995, 514-542

20 Oliveri M, Kopp HG, Stutz K, Klipstein A, Zollikofer J. Principes fondamentaux de l'appréciation médicale de l'exigibilité et de la capacité de travail. 1ère partie. Forum Med Suisse 2006, 6, 420-431

21 Oliveri M, Kopp HG, Stutz K, Klipstein A, Zollikofer J. Principes fondamentaux de l'appréciation médicale de l'exigibilité et de la capacité de travail. 2 partie. Forum Med Suisse 2006, 6, 448-454

22 Kirmayer LJ, Groleau D, Looper KJ, Dominicé Dao M. Explaining medically unexplained symptoms. Can J Psychiatry 2004, 49 (10), 663-672

23 Ferrari R, Kwan O. The no-fault flavor of disability syndromes. Med Hypotheses 2001, 56, 1, 77-84.

24 Fauchere PA. Disability as a process in Gobelet C, Franchignoni F. Vocational Rehabilitation. Springer : Paris, 2006, 31-39

25 Rivier G. Lombalgie commune et retour au travail : quelques réflexions autour d'un problème complexe. Rev med suisse romande 2001, 121, 423-430

26 Van Tulder M, Koes B. Low back pain in Wall and Melzack's Textbook of Pain. Elsevier : Philadelphia, 2006, 699-707

27 Waddell G, McCulloch JA, Kummel ED, Venner RM. Non organic physical signs in low back pain. Spine 1980, 5, 2, 117-125

28 Waddel G. The back pain revolution. Churchill Livingstone : London, Sec. Edition 2004, 71-88

29 ASA/SVV, Task Force HWS (Rachis cercical), Rapport final sur les études HWS, 2004

30 Ferrari R. Matter for debate. Myths of whiplash. Surgeon 2003, Apr, 1, 2, 99, 101-103

31 Schrader H, Obelieniene D, Bovim G, Surkiene D,Mickevciene D, Miseviciene I, Sand T. Natural evolution of late whiplash syndrome outside the medicolegal context. Lancet 1996, 4, 347(9010),1207-1211

32 Balla JI. The late whiplash syndrome : a study of an illness in Australia and Singapore. Cult Med Psychiatry 1982, 6, 2, 191-210

33 Ferrari R, Russel AS, Richter M. Epidemiologie der HWS-Beschleunigungsverletzung. Ein internationales Dilemma. Orthopäde 2001, 30, 551-558

34 Wolfe F, Smythe HA, Yunus MB, Bennett RM, Bombardier C, Goldenberg DL, Tugwell P, Campbell SM, Abeles M, Clark P, et al. The American College of Rheumatology 1990 Criteria for the Classification of Fibromyalgia. Report of the Multicenter Criteria Committee. Arthritis Rheum 1990, 33, 2, 160-172

35 Austen KF in Harrisson. Principes de médecine interne. Flammarion : Paris, 2002, 2010-2012

36 Cathébras P, Lauwers A, Rousset H. La fibromyalgie. Une revue critique. Ann med interne 1998, 149, 7, 406-414

37 Buchard PA. Peut-on encore poser le diagnostic de fibromyalgie ? Rev med suisse romande 2001, 121, 443-447

38 Aaron LA, Buchwald D. Fibromyalgia and other unexplained clinical conditions. Curr Rheumatol Rep 2001, 3, 116-122

39 Straus SE. Syndrome de fatigue chronique in Harrisson. Principes de médecine interne. Flammarion : Paris, 2002, 2541-2542

40 Prins JB, van der Meer JWM, Bleijenberg G. Chronic fatigue syndrome. Lancet 2006, 367, 346-355

41 Hu H, Speizer FE in Harrisson. Principes de médecine interne. Flammarion : Paris, 2002, 2579-2581

42 Henningsen P, Priebe S. New environmental illnesses : what are their characteristics ? Psychother Psychosom 2003, 72, 231-234

43 Thomas HV, Stimpson NJ, Weightmann AL, Dunstan F, Lewis G. Systematic review of multi-symptom conditions in Gulf War veterans. Psychol Med 2006, janv, 1-13

44 Bartholomew RE, Wessely S. Protean nature of mass sociogenic illness. From possessed nuns to chemical and biological fears. Br J Psychiatry 2002, 180, 300-306

45 Gallay A, van Loock F, Demarest F, van der Heyden J, Jans B, van Oyen H. Belgian Coca-Cola-related outbreak : intoxication, mass sociogenic illness or both ? Am J Epidemiol 2001, 155, 2, 140-147

46 Groupe de travail ad hoc du Conseil Supérieur de l'Hygiène (CSH), Ministère belge de la santé publique. L'incident Coca-Cola de juin 199 en Belgique. Evaluation des évènements, discussion, conclusion, recommandations. Bruxelles, mars 2000

47 Castel PH. Des épidémies énigmatiques aux Etats-Unis : quelle hystérie ? Le débat, 2000, janvier-février, 108, 134-154

48 Trimble M. Somatoform disorders, a medicolegal guide. Cambridge University Press : Cambridge, 2004

49 Denis JF. Troubles factices in Lalonde P, Aubut J, Grunberg F. Psychiatrie clinique. Une approche biopsychosociale. Gaëtan Morin : Monréal, 2001, 506-520

50 Wang D, Nadiga DN, Jenson JJ. Factitious disorders in Kaplan & Sadock's. Comprehensive textbook of psychiatry. 8th edition. Lippincott Williams & Wilkins : Philadephia, 2005, 1829-1843

51 Mills MJ, Lipian MS. Malingering in Kaplan & Sadock's. Comprehensive textbook of psychiatry. 8th edition. Lippincott Williams & Wilkins : Philadephia, 2005, 2247-2258

52 Sutherland AJ, Rodin GM. Factitious disorder in a general hospital setting : clinical features and review of the literature. Psychosomatics 1990, 31, 4, 392-399

53 Banerjee A. Factitious disorders presenting as acute emergencies. Postgrad Med J 1994, 70, 68-73

54 Fishbain DA, Goldberg M, Rosomoff RS, Rosomoff HL. Münchausen syndrome presenting with chronic pain : case report. Pain 1988, 35, 91-94

55 Fenelon G. Le syndrome de Münchhausen. Presses universitaires de France : Paris, 1998

56 Asher R. Münchhausen's syndrome. Lancet 1951, 1, 339-341

57 Ostfeld BM, Feldman MD. Factitious disorder by proxy. Awareness among mental health practitioners. Gen Hosp Psychiatry 1996, 18, 113-116

58 Eisendrath SJ. Psychiatric aspects of chronic pain. Neurology 1995, 45, 9, 26-34

59 Leavitt JJ, Sweet JJ. Characteristics and frequency of malingering among patients with low back pain. Pain 1986, 25, 3, 357-364.

60 Mendelson G, Mendelson D. Malingering pain in medicolegal context. Clin J Pain 2004, 20, 6, 423-432

61 Fishbain DA, Cutller RB, Rosomoff HL, Rosomoff RS. Is there a relationship between non-organic physical findings (Waddell signs) and secondary gain/malingering ? Clin J Pain 2004, 20, 6, 399-408

62 Engel G.L. The Need for a new medical model : a challenge for biomedicine. Science 1977, 196, 4286, 129-196

63 Wessely S., Foreword, in White P. Biopsychosocial medicine : an integrated approach to understanding illness. Oxford university press : Oxford, 2005, vii-xiv

64 de Jonge P, Huyse FJ, Stiefel FC, Slaets JPJ, Gans R. INTERMED – A clinical instrument for biopsychosocial assessment. Psychosomatics 2001, 42, 106-109.

65 Vlaeyen JWS, Linton SJ. Fear avoidance and its consequences in chronic musculoskelettal pain : a state of the art. Pain 2000, 85, 317-332

66 Matheson LN. Getting a handle on motivation : self efficacy in rehabilitation in Isernhagen SJ. The comprehensive guide to work injury management. Gaitherburg, Maryland : Aspen Publications, 1995, 514-542

67 Hirschfeld AH, Behan RC. The accident process. Etiological considerations of industrial injuries. JAMA 1963, 186, 3, 193-199

68 Hirschfeld AH, Behan RC. The accident process. Toward more rational treatment of industrial injuries. JAMA 1963, 186, 4, 84-90

69 Hirschfeld AH, Behan RC. The accident process. Disability: acceptable and unacceptable. JAMA 1963, 197, 2, 125-129

70 Weinstein MR. The concept of the disability process. Psychosomatics 1978, 19, 2, 94-97

71 Williams SJ. Parsons revisited : from the sick role to… ? Health (London) 2005, 9, 2, 123-44

72 Mechanic D, Volkart E.H. Stress, illness behavior and the sick role, Am Sociol Rev, 1962, 26, 51-58

73 Pilowsky I. Low back pain and illness behavior. Spine 1995, 20, 13, 1522-1524

74 Matheson LN. Symptom magnification syndrome in Isernhagen SJ, Work injury, management and prevention. Gaitherburg, Maryland : Aspen Publications, 1988, 257-282

75 Haynal A, Pasini W. Médecine psychosomatique. Masson : Paris, 1978, 3-28

76 Melzack R, Wall PD. Le défi de la douleur. Maloine éditeur : Paris, 1982, 15-36

77 Perrin E. Douleur et culture. Le point de vue d'une sociologue. Doul et Analg 1996, 4, 91-97

78 Perrin E. Passage d'un système de soins à un système de santé. L'exemple du mal de dos. Ethonologica Helvetica 1993-1994, 17/18, 151-168

79 Ericksen HR, Hellesnes B, Staff P, Ursin H. Are subjective health complaints a result of modern civilization ? Int J Behav Med 2004, 11, 2, 122-125

80 Schrader H, Obelieniene D, Bovim G, Surkiene D, Mickevciene D, Miseviciene I, Sand T. Natural evolution of late whiplash syndrome outside the medicolegal context. Lancet 1996, 4, 347(9010),1207-1211

81 Balla JI. The late whiplash syndrome : a study of an illness in Australia and Singapore. Cult Med Psychiatry 1982, 6, 2, 191-210

82 Ferrari R, Obelieniene D, Russel AS, Darlington P, Gervais R, Green P. Symptom expectation after minor head injury. A comparative study between Canada and Lithuania. Clin Clin Neurol Neurosurg 2001, 103, 184-190

83 Kirmayer LJ, Taillefer S. Somatoform disorders in Turner S, Hersen M (eds), Adult psychopathology. New-York : John Wiley, 1997, 333-383

84 Kirmayer LJ, Young A. Culture and somatization : clinical, epidemiological and ethnographic perspectives.Psychosom Med 1998, 60, 420-430

Teil 4

Behandlung, Verlauf und Begutachtung der anhaltenden somatoformen Schmerzstörung

Schwerpunkt dieses Teils ist die Behandlung der anhaltenden somatoformen Schmerzstörung. Diese setzt eine gründliche psychosoziale Beurteilung, realistische Behandlungsziele, eine gute Arzt-Patienten-Beziehung und die Schulung des Patienten voraus. Ausserdem gibt Kapitel 21 Regeln für die Verordnung von Antidepressiva bei somatoformem Schmerz und geht kurz auf die Verwendung von anderen Psychopharmaka und von Analgetika ein. Es befasst sich auch mit speziellen psychologischen und sozialen Therapieansätzen. Und schliesslich werden die bisherigen Erkenntnisse über den Verlauf dieser Störung vorgestellt.

Die Literaturangaben finden sich am Ende des Teils.

17 Behandlungsziele

17.1 Einleitung

Dieses Kapitel befasst sich spezifisch mit der *anhaltenden somatoformen Schmerzstörung*. Es beschränkt sich daher auf klinische Situationen mit nicht oder nicht vollständig durch organische Ursachen erklärbarem Schmerz, der laut ICD-10 [1] «in Verbindung mit emotionalen Konflikten oder psychosozialen Problemen auftritt. Diese sollten schwerwiegend genug sein, um als entscheidende ursächliche Einflüsse zu gelten.»

In diesem Kapitel wird daher nicht auf biomedizinische Therapien für chronischen Schmerz eingegangen, da diese hier nicht mehr angezeigt und wegen des Risikos einer iatrogenen Komplikation sogar meist kontraindiziert sind. Dargelegt werden jedoch die Anwendungsprinzipien für Antidepressiva, deren Einsatz vor allem wegen der häufigen Assoziation psychiatrischer Störungen mit somatoformem Schmerz gerechtfertigt ist. Auf die Verordnung anderer Psychopharmaka und bestimmter Analgetika wird ebenfalls kurz eingegangen.

Im Folgenden wird die Behandlung der anhaltenden somatoformen Schmerzstörung dargelegt. Sie basiert auf realistischen Behandlungszielen, einer gründlichen psychosozialen Beurteilung, einer guten Arzt-Patienten-Beziehung und der Patientenschulung, die nach Ansicht des Autors der Leitfaden der therapeutischen Beziehung ist. Diese vier Punkte sowie die heutigen Erkenntnisse über den klinischen Verlauf der Störung werden spezifisch besprochen.

17.2 Realistische Ziele für Arzt und Patient

Vorauszuschicken ist, dass die *anhaltende somatoforme Schmerzstörung*, wie ihr Name schon sagt, meist jahrelang andauert. Insofern ist sie anderen chronischen psychiatrischen und somatischen Krankheiten vergleichbar, bei denen das Behandlungsziel weniger eine Heilung, sondern vielmehr die Aufrechterhaltung einer gewissen Lebensqualität und die Prävention eventueller Komplikationen ist. Dies ist jedoch weder für den Patienten, noch für den Arzt leicht zu akzeptieren.

Auf der einen Seite steht der Patient, der seit Monaten oder Jahren über Schmerzen klagt, inständig nach Heilung verlangt und berechtigterweise Druck auf den Arzt ausübt, um das ihm Zustehende zu bekommen. Auf der anderen Seite steht der Arzt, dessen Kompetenz wegen der unsicheren Diagnose und seines Unvermögens, die Störung zu heilen, unter Umständen in Frage gestellt wird. Die Interaktion zwischen Arzt und Patient kann daher zahllose diagnostische und therapeutische Massnahmen nach sich ziehen, die zwangsläufig zu einem Gefühl des Scheiterns, wenn nicht gar zu einem Schuldgefühl führen, vor allem bei einer *iatrogenen Komplikation*. Die Arzt-Patienten-Beziehung kann für beide Seiten sehr frustrierend werden; dies kann zu Wut, Konflikten und manchmal sogar bis zum Beziehungsabbruch führen. Diese spezielle Beziehungssituation könnte eine der Erklärungen dafür sein, dass sich manche Ärzte nur ungern mit Patienten mit einer somatoformen Störung befassen [2].

Die anhaltende somatoforme Schmerzstörung verläuft ab ihrem Beginn meist chronisch. Daraus folgt, dass die realistischen Behandlungsziele nicht das Verschwinden der Schmerzen sind. Der Arzt muss eine Politik der kleinen Schritte verfolgen, die darauf abzielt, die Lebensqualität des Patienten zu verbessern und dessen Bewältigungsmöglichkeiten zu fördern.

Der erste Schritt bei der Betreuung eines Patienten mit somatoformem Schmerz ist eine gründliche Erhebung der Anamnese, der Beschwerden und der derzeitigen Lebensweise.

18 Anamnese und Befunderhebung

18.1 Anamnese

Die Anamnese ist ein entscheidender Moment bei der Betreuung eines Patienten mit einer anhaltenden somatoformen Schmerzstörung. Sie kann nötigenfalls schrittweise in mehreren Arztkonsultationen erhoben werden. Eine erneute anamnestische Abklärung ist erforderlich, wenn sich chronische Schmerzbeschwerden entwickeln. Eines der Ziele der Anamnese ist hier, *a priori* abwegigen Klagen über nicht erklärbare Schmerzen einen Sinn zu geben. Der Arzt muss das Leiden seines Patienten «verstehen» oder sich sogar damit identifizieren können, um nicht bei der impliziten Frage nach der Echtheit der Beschwerden stehen zu bleiben. Nach Ansicht des Autors ist dieses «Verständnis», womit die Aufrichtigkeit des Patienten anerkannt wird, eine unverzichtbare Voraussetzung, um eine Behandlung beginnen und fortführen zu können. Der therapeutische Vertrag muss auf gegenseitigem Vertrauen gründen oder kommt ganz einfach nicht zustande.

Die Vorgeschichte muss gewissenhaft nach den üblichen Regeln für die Erhebung der Familienanamnese, Eigenanamnese und aktuellen Befunde eruiert werden. Manchmal muss man auf bestimmte Lebensphasen erneut zurückkommen, insbesondere auf diejenigen, die dem Auftreten der Störung vorangingen. Nicht selten findet man bei «somatoformen» Patienten erst im Nachhinein starke Belastungsfaktoren, weil diese Patienten häufig dazu tendieren, somatische Symptome in den Vordergrund zu stellen und psychische und soziale Probleme zu verschweigen.

Kompilationen zur psychiatrischen und psychosozialen Beurteilung finden sich in zahlreichen Arbeiten. Als Referenzfragebogen können wahrscheinlich die von der American Psychiatric Association veröffentlichten Praxisleitlinien für die Behandlung psychiatrischer Störungen gelten [3]. Bei somatoformem Schmerz legen es die klinische Erfahrung, die Beschreibungen in der ICD-10 und im DSM-IV-TR [4], die Angaben in Erklärungsmodellen und die Erkenntnisse über die Komorbidität nahe, eine Reihe bestimmter Punkte abzuklären, die im Folgenden aufgeführt werden.

Manchmal findet der Arzt sogar ein *Symptommodell* bei Bezugspersonen (Eltern, Geschwister, Verschwägerte, Arbeitskollegen). Dieses Modell kann anxiogene Überzeugungen begünstigen, wenn beispielsweise ein Symptom des Patienten dem zu gleichen scheint, das bei einer Bezugsperson zu Invalidität oder Tod geführt hat.

In der Anamnese dieser Patienten findet man häufig folgende Faktoren, die abgeklärt und dokumentiert werden müssen: niedriger sozioökonomischer Status, Aufnahme einer schweren körperlichen Tätigkeit in jungen Jahren, Missbrauch (körperliche und sexuelle Gewalt), Mangelerfahrungen in der Kindheit (gehäufte Trennungserfahrungen, bestimmte Migrationen, Illegalität), die möglicherweise eine Entwicklungsstörung zur Folge hatten. Schulbildung, Ausbildungsstand und Berufsanamnese müssen ebenfalls bekannt sein.

Der Arzt muss sich spezifisch für die Situation vor dem Auftreten der Krankheit interessieren. Er muss nach beruflichen Veränderungen fragen, da diese zu einem Invalidisierungsprozess beitragen können. Dabei kann es sich um scheinbar geringfügige Veränderungen am Arbeitsplatz handeln, wie z. B. Veränderungen der Arbeitszeiten, im Team, der Funktion, der Stellung in der Hierarchie oder durch einen neuen Vorgesetzten. Es kann sich auch um stärkere Belastungsfaktoren wie Umstrukturierung, Umstellung auf EDV im Unternehmen, erhebliche Zunahme der Arbeitsbelastung oder Angst vor Arbeitsplatzverlust handeln. Organisatorische Mängel (Bürokratie, unklare Rollen und Aufgaben, fehlende Beratung, wenig Beteiligung an Entscheidungen) oder Konflikte zwischen Personen können ebenfalls eine Rolle spielen. Es kann sich auch um echte Fälle beruflicher Schikanen *(Mobbing)* handeln. Und schliesslich muss der Patient danach gefragt werden, wie seine aktuellen Beziehungen zum Arbeitgeber sind, ob er eine eventuelle Entschädigungsleistung erhält oder ob diesbezüglich ein Verfahren läuft.

Im Weiteren sollte nach den Umständen bei Auftreten der Krankheit gefragt werden: Sind eventuell Konflikte mit behandelnden Ärzten aufgetreten? Ist der Patient der Überzeugung, die Diagnose sei zu spät gestellt, die Behandlung zu spät eingeleitet oder ein Kunstfehler gemacht worden? Hat der Patient das Gefühl, nicht ernst genommen zu werden oder genommen worden zu sein? Falls es einen Unfall gab, müssen dessen Ablauf und der Kontext minutiös exploriert werden

(Schreck, Gefühl, dem Tode nah zu sein, Gefühl, geschädigt worden zu sein, oder Schuldgefühl, Aufbegehren, laufendes Verfahren, bevorstehende Sanktion, finanzieller Schaden) und es muss systematisch nach einer *posttraumatischen Belastungsstörung* gesucht werden.

Und schliesslich muss der Arzt die aktuelle Lebensweise seines Patienten kennen: Tagesablauf, familiäre Bindungen, familiäre und eheliche Situation sowie Liebesleben und soziales Netz, therapeutische Gesamtversorgung und sozialversicherungsrechtliche Situation. Auch nach eventuellen ökonomischen Problemen des Patienten ist zu fragen. Alle diese Informationen sind für eine biopsychosozial orientierte Gesamtversorgung unverzichtbar.

18.2 Beschwerden und Befunde

Der Schmerz muss – ob somatoform oder nicht – als allererstes berücksichtigt werden, weil er die Hauptbeschwerde des Patienten ist. Er muss mit den üblichen Fragen eruiert werden. Wo ist der Schmerz lokalisiert? Welche Eigenschaften hat er? Ist er brennend, stechend, drückend oder reissend? Ist der Schmerz anhaltend, krampfartig, pulsierend oder wie ein Stromschlag? Zu welchen Uhrzeiten tritt er auf? Seit wann besteht er? Wie stark ist er? Ein nützliches Instrument zur Bestimmung der Schmerzintensität ist die *visuelle Analogskala (VAS)*. Beeinträchtigt der Schmerz den Schlaf? Welche Faktoren beeinflussen ihn? Zum Beispiel Körperposition, körperliche Tätigkeit, Medikamente, Ablenkung, seelische Verfassung? Wie gut kann der Schmerz beherrscht werden? Welcher Sinn wird ihm zugeschrieben? Befürchtet der Patient eine schwere, chronische oder unheilbare Krankheit? Ist der Schmerz in ein religiöses Glaubenssystem eingebettet? Führt der Patient den Schmerz auf einen eigenen Fehler oder den eines Dritten (Arbeitgeber, Kollegen) zurück? Welchen Verlauf hat der Schmerz in den letzten Tagen, Monaten oder Jahren genommen?

Zu explorieren sind auch anxiogene Überzeugungen wie die Angst zu sterben oder behindert zu werden. Spezifischer ist entsprechend dem Konzept der *angstbedingten Vermeidung (fear avoidance)* nach einer Angst vor Bewegung oder erneuter Verletzung zu fragen. Falls ein Unfall vorherging, ist auch zu klären, ob eventuell ein *Vermeidungsverhalten* des Patienten vorliegt bezüglich dessen, was an den Unfall erinnert. Ausserdem muss danach gefragt werden, ob der Patient Angst hat, an einer schweren Krankheit zu leiden, die nicht erkannt wurde oder ihm seiner Ansicht nach verheimlicht wird *(Hypochondrie)*.

Und schliesslich muss der Patient danach gefragt werden, wie er sich und seine Person aktuell sieht und welche Zukunftsvorstellungen er hat. Wie ging es ihm vor der Krankheit oder dem Unfall? Wie geht es ihm heute? Was hat sich im persönlichen, sozialen und ökonomischen Bereich geändert? (Wobei zu beachten ist, dass die Zeit vor dem Ereignis häufig idealisiert wird.) Wie wird es seiner Meinung nach weitergehen?

Die Befunderhebung erfolgt nach den üblichen Regeln der somatischen und psychiatrischen Untersuchung. In Verbindung mit der Anamnese und den Symptomen des Patienten muss bei der abschliessenden Beurteilung die Diagnose einer anhaltenden somatoformen Schmerzstörung sowie einer eventuellen psychiatrischen Komorbidität wie Depression, Angststörung, Persönlichkeitsstörung und Störungen durch psychotrope Substanzen gestellt werden. Eine gründliche psychosoziale Abklärung ist eine der unabdingbaren Voraussetzungen, um eine gute Arzt-Patienten-Beziehung herstellen zu können.

Bei der Evaluation der anhaltenden somatoformen Schmerzstörung muss nicht nur die Hauptdiagnose bestätigt, sondern auch eine eventuelle psychiatrische Komorbidität erkannt werden. Die Behandlung von somatoformem Schmerz erfordert eine gründliche psychosoziale Abklärung, die das Leiden in Zusammenhang mit der Lebensgeschichte bringen muss, um nicht bei der möglichen Frage nach der Ehrlichkeit der Beschwerden stehen zu bleiben. Diese Voraussetzungen sind die Grundlagen für einen biopsychosozialen Ansatz und tragen zu einer guten Arzt-Patienten-Beziehung bei.

19 Die Arzt-Patienten-Beziehung

Bei somatoformem Schmerz kann die Aufrechterhaltung einer guten Arzt-Patienten-Beziehung aus verschiedenen Gründen eine echte Herausforderung darstellen. So können sich auf beiden Seiten Zweifel einstellen, zudem treten in Situationen mit chronischem Schmerz gewöhnlich starke emotionale Reaktionen auf und es können Kommunikationsprobleme zwischen Arzt und Patient sowie unterschiedliche Vorstellungen über die Behandlungsziele bestehen. Immer wenn dies notwendig ist, ist es zunächst Sache des Arztes und nicht die des Patienten, an die Regeln des Behandlungsauftrags zu erinnern und diese neu festzulegen.

19.1 Der Behandlungsauftrag

Die Voraussetzung jeder Behandlung ist eine gute Arzt-Patienten-Beziehung, die auf dem mehr oder weniger expliziten Dienstvertrag [5] des *Behandlungsauftrags* beruht. Auf der einen Seite bringt der Arzt Informationen, Kompetenzen und medizinische Sachleistungen ein, um eine Krankheit zu verhüten, sie zu behandeln, wenn sie bereits besteht, und für den Patienten ein Maximum an Lebensqualität aufrechtzuerhalten. Der Arzt wird für seine Arbeit vergütet. Auf der anderen Seite wird vom Patienten erwartet, dass er relevante Informationen gibt, genaue Angaben macht und bei den Untersuchungen und Behandlungen, zu denen er sein Einverständnis gegeben hat, mitarbeitet. Er muss die von ihm verlangten Honorare begleichen.

Seit Ende des zwanzigsten Jahrhunderts verliert die Arzt-Patienten-Beziehung immer mehr ihren paternalistischen Charakter gegenüber dem Patienten und entwickelt sich zu einer echten Partnerschaft in Sachen Gesundheit. Sie wird jedoch vor dem Gesetz als ungleich angesehen. Der Patient, der sich in einer abhängigen Position befindet, wird durch einen berufsethischen und rechtlichen Rahmen geschützt. Die Pflichten und Verhaltensregeln des Arztes sind gut festgelegt. Für den Patienten besteht die Pflicht zur Mitarbeit. Wegen der Position des Arztes ist es seine Sache und nicht die des Patienten, an die Einhaltung der Regeln zu erinnern und gegebenenfalls einen Behandlungsauftrag mit aller in einem solchen Fall gebotenen Behutsamkeit zu beenden.

Meist kommt es zwischen Arzt und Patient zu einer echten Partnerschaft in Sachen Gesundheit. Deren Basis ist das *therapeutische Bündnis*, dessen Dreh- und Angelpunkt das gegenseitige Vertrauen ist. Bei somatoformen Störungen kann diese Frage des Vertrauens sowohl für den Patienten als auch für den Arzt ein grosses Thema sein.

19.2 Die Frage des Vertrauens

Somatoformer Schmerz wirft häufig die Frage auf, ob die Beschwerden echt sind und wie es mit dem Vertrauen bestellt ist. Wird diese Frage nicht schnell geklärt, kann sie die Arzt-Patienten-Beziehung und die Behandlung stark beeinträchtigen. Manche Schmerzpatienten verlieren das Vertrauen in ihren Arzt und brechen die therapeutische Beziehung aus verschiedenen Gründen ab. Diese Gründe können von fehlenden Behandlungserfolgen bis zu dem Eindruck reichen, nicht ernst genommen zu werden. Das Misstrauen dieser Patienten kann sich verstärken, wenn sie sich nicht genügend unterstützt fühlen und ihr Leiden von den Sozialversicherungen nicht ihren Wünschen entsprechend finanziell anerkannt wird.

Es kann auch vorkommen, dass der Arzt nicht von der Echtheit des Leidens eines Patienten überzeugt ist, trotz einer neutralen und gründlichen Erhebung der Krankengeschichte und der aktuellen Befunde. Nach Ansicht des Autors ist es wenig realistisch, vom Arzt zu verlangen, er sei egal unter welchen Umständen *stets* verpflichtet, einem Patienten zu glauben. Bei Unbehagen im Hinblick auf diesen entscheidenden Punkt der Ehrlichkeit ist es ethisch vielleicht am ehesten zu vertreten, die klinischen und paraklinischen Daten noch einmal genauestens zu überprüfen, die Meinung eines oder mehrerer Kollegen einzuholen und sich schliesslich für nicht kompetent zu erklären, falls weiterhin Zweifel bestehen bleiben. Das therapeutische Bündnis ist eine *Conditio sine qua non* einer guten Behandlung und der Behandlungsvertrag muss – wie oben ausgeführt wurde – auf beiderseitigem Vertrauen gründen oder kommt ganz einfach nicht zustande.

19.3 Der Umgang mit Emotionen

Somatoformer Schmerz stellt die Kompetenz des Arztes und der Medizin auf den Prüfstand. Die behandelnden Ärzte werden dabei mit manchmal unrealistischen oder auch rebellischen direkten Forderungen mancher Patienten und ihrer Angehörigen konfrontiert. All dies belastet die Arzt-Patienten-Beziehung mit Emotionen, die die Qualität der Behandlung beeinträchtigen können. Der Arzt muss auf einige dieser Gefühlsreaktionen vorbereitet sein. Er muss sie erkennen und damit umgehen können, damit er sie nicht in Reaktion auf das Verhalten des Patienten ausagiert. Diese Kompetenz wird bei der ärztlichen Ausbildung erworben, eventuell durch Selbsterfahrung, durch langjährige Berufserfahrung oder durch Teilnahme an Intervisions- oder Supervisionsgruppen, die sich manchmal speziell mit diesem Aspekt der Interaktion zwischen Arzt und Patient befassen.

19.4 Die Qualität der Kommunikation

Bei chronischen Krankheiten und somatoformen Störungen sind die Kommunikationsqualitäten des Arztes möglicherweise am meisten gefordert. Der Patient muss ehrliche Informationen erhalten und Unsicherheiten bezüglich der Diagnose, der Behandlung und der Prognose müssen ihm mitgeteilt werden. Der Patient muss in für ihn verständlichen Worten informiert werden, es muss auf aktuell verfügbare Medien zurückgegriffen werden und gegebenenfalls müssen die Angehörigen mit einbezogen werden. Die Behandlung chronischer Schmerzpatienten erfordert stets, sich die notwendige Zeit für eine gute Kommunikation zu nehmen.

In unserer multikulturellen Gesellschaft können auch andere Probleme auftreten. So kann es schwierig sein, das Leiden eines Patienten zu verstehen, dessen Sprache, Kultur und Wertesystem man nicht kennt. Einige Fachverbände empfehlen heute, in bestimmten Einzelfällen oder regelmässig die sehr wertvolle Hilfe von *Kulturdolmetschern* in Anspruch zu nehmen.

Die Erfahrung und die persönlichen Qualitäten des Arztes sind wahrscheinlich die besten Garanten für seine kommunikative Kompetenz. Heute gibt es auch spezielle Bücher [6], jede Menge Literatur und eigene Fortbildungen zu diesem Thema, da die Ärzteschaft die Bedeutung dieses Aspekts der Arzt-Patienten-Beziehung erkannt hat.

19.5 Realistische und explizite Behandlungsziele

Bei somatoformem Schmerz basiert eine gute Arzt-Patienten-Beziehung auch auf einem klaren Behandlungsvertrag mit Behandlungszielen, über die sich Patient und Arzt einig sein sollten. Die Behandlungsziele sind meist Gegenstand einer gezielten therapeutischen Arbeit, die zu einem aktiven Annehmen der Störung führt, wie dies bei jeder chronischen Erkrankung gilt. Sie müssen nach und nach offen gelegt und jedes Mal, wenn in der Arzt-Patienten-Beziehung Spannungen auftreten, wieder klar benannt werden. Die kontinuierliche Definition der Behandlungsziele ist eine der Aufgaben der *Patientenschulung*.

Gute Bedingungen bei der Behandlung eines Patienten mit anhaltender somatoformer Schmerzstörung setzen Folgendes voraus: das Verständnis des Leidens durch gründliche Kenntnis der Lebensgeschichte des Patienten, die Herstellung eines auf gegenseitigem Vertrauen beruhenden therapeutischen Bündnisses, die Ausarbeitung gemeinsamer Ziele und die zunehmende Akzeptanz durch Arzt und Patient, dass die Störung als eine langdauernde Erkrankung angesehen werden muss.

20 Patientenschulung

Die Patientenschulung gehört zu den Behandlungsinstrumenten bei chronisch Kranken. Eingehend damit beschäftigt haben sich die Diabetologen, die wahrscheinlich mit zu den Pionieren auf diesem Gebiet gehören. Heute wird die Patientenschulung regelmässig bei Asthmatikern, Diabetikern und Patienten mit Herz-Kreislauf-Krankheiten eingesetzt. Sie setzt sich auch zunehmend als therapeutisches Instrument in Grundversorgerpraxen durch. Das europäische Regionalbüro der Weltgesundheitsorganisation hat jetzt Empfehlungen zu diesem Thema [7] herausgegeben und schlägt eine Liste von etwa sechzig chronischen Krankheiten und klinischen Situationen vor, bei denen die Wirksamkeit der Behandlung vom Schulungsgrad der Patienten abhängt.

Theoretische Vignette: Terminologie

Um Verwechslungen zu vermeiden, soll die Terminologie für die Schulung von Patienten kurz klargestellt werden.

Unter *Gesundheitserziehung* versteht man gewöhnlich Massnahmen, die sich an die Allgemeinbevölkerung richten, meist im Rahmen von Präventionskampagnen. Diese Gesundheitserziehung wird nicht unbedingt von Ärzten durchgeführt und fällt nicht in den speziellen Rahmen einer therapeutischen Beziehung.

Die *Patientenschulung* wird zwangsläufig von Ärzten durchgeführt, weil sie als kontinuierlicher, in die Behandlung integrierter Prozess aufgefasst wird, der dem Patienten und seinen Angehörigen ermöglicht, Kompetenzen im Umgang mit der Krankheit und ihren Folgen zu erwerben.

In der englischsprachigen Literatur tauchen seit den 1980er Jahren regelmässig die Begriffe *Psychoedukation* oder *psychoedukative Therapie* auf. Diese

Verfahren gehören explizit in den Bereich der kognitiven Verhaltenstherapie. In ihrer üblichen Bedeutung [8] bezeichnen sie ein psychotherapeutisches Vorgehen, das auf die Akzeptanz der Krankheit durch den Patienten und seine Angehörigen abzielt, auf deren aktive Beteiligung an der Behandlung und den Erwerb von Fähigkeiten zur Bewältigung der durch eine psychische Störung bedingten Defizite.

Die *Patientenschulung* lässt sich nicht von einem Tag auf den anderen erlernen. Sie basiert auf speziellen didaktischen Techniken, die sich an im Allgemeinen erwachsene, heterogene und kranke Menschen richten. Dazu gibt es Literatur und Referenzbücher [9] und einige Universitäten bieten spezielle Fortbildungen an. Die Patientenschulung kann in Intervisions- und Supervisionsgruppen perfektioniert werden. Die meisten medizinischen Studiengänge haben heute Ärzte für diese Aspekte bei der Behandlung chronisch kranker Patienten sensibilisiert. Bei chronischem Schmerz ist die zumindest kurzfristige Wirksamkeit dieser Schulungsmassnahmen nachgewiesen [10]. Nach Ansicht des Autors ist die Patientenschulung wesentlich und stellt den Leitfaden bei der Behandlung von Patienten mit anhaltender somatoformer Schmerzstörung dar.

Während der Arzt auf seine professionellen Erfahrungen und seine während des Studiums erworbenen Kenntnisse zurückgreift, muss der Patient seinerseits durch Schulung die Mittel erwerben, um ein echter Spezialist für seinen eigenen Fall zu werden. Seine Aufgabe ist es, sich mit allen ihm zur Verfügung stehenden Mitteln über seine Störung zu informieren. Eine der wirkungsvollen praktischen Möglichkeiten ist die Verordnung von Hausaufgaben (Lektüre, Recherchen im Internet, Kontakte mit Patienten, die an derselben Störung leiden). Der Arzt fungiert als neutraler Experte, der die Informationen erläutert und vervollständigt. Er motiviert den Patienten, indem er ihn bei seinen Recherchen anleitet und die praktische Umsetzung der erworbenen Kenntnisse anregt. Diese Arbeit kann zahlreiche Sitzungen umfassen und Jahre dauern. Sie ist oft sowohl für den Arzt als auch für den Patienten sehr lohnend. Sie muss bei jedem neuen Ereignis wieder aufgenommen werden, um die Entwicklung von Bewältigungsstrategien zu fördern.

Schmerzbehandlungszentren und Patientenorganisationen geben Manuale für chronische Schmerzpatienten heraus. Diese Materialien können dem Patienten ausgehändigt werden. Bei einer individuellen therapeutischen Begleitung ist es manchmal vorteilhafter, die Patienten ihre Nachforschungen selbst anstellen zu lassen. Die Ressourcen mancher Patienten sind zuweilen überraschend. Sie finden schliesslich genau die erwarteten Informationen in einer ihnen angemessenen

Sprache und Terminologie. Dadurch wird das Ergebnis der Nachforschungen besser umgesetzt und assimiliert.

Bei der anhaltenden somatoformen Schmerzstörung sind den Inhalten einer solchen Patientenschulung eigentlich keine Grenzen gesetzt. In der Regel befasst sie sich mit der Auffassung von Schmerz, von akutem und chronischem Schmerz und den diesbezüglichen Überzeugungen. Bei Bedarf kann es bei der Schulung auch um die für den betreffenden Patienten verwendete diagnostische Terminologie gehen, wobei Begriffe wie «Somatisierung», «psychosomatisch» und Krankheitseinheiten wie «Fibromyalgie» und «somatoforme Störungen» erklärt werden. Die mit diesen Konzepten verbundenen Unsicherheiten müssen offen angesprochen werden, ohne die Realität des Leidens in Frage zu stellen. Gegebenfalls muss auch auf den Begriff der Komorbidität eingegangen werden.

Zusammen mit anderen Aspekten des biopsychosozialen Ansatzes zielt die Patientenschulung darauf ab, dass der Patient wieder eine gewisse Kontrolle über den Schmerz und seine Folgen erhält. Manche Autoren sprechen vom «*Empowerment*» des Patienten, ein aus der Sozialpsychologie stammender englischer Begriff. Um seine Eigenverantwortung zu stärken, wird der chronische Schmerzpatient zuerst in den Grundprinzipien der Selbsthilfe geschult, damit er mehr Autonomie erlangen kann. Er muss Schmerzbewältigungstechniken wie *Dezentrierung*, *Aktivität, Entspannung* und *Selbsthypnose* kennen und diese einüben. Er muss die ihm verordneten Medikamente und die allgemeinen Regeln ihrer Anwendung kennen. Er muss lernen, wie er am besten mit seinem Schlaf umgeht und zwischen Ruhe und Aktivität abwechselt. Und schliesslich kann er in Techniken zur *Problembewältigung* geschult werden. Deren Etappen sind die Erkennung des Problems und eines realistischen Ziels, die Entwicklung möglicher Lösungsszenarien und wiederholtes Überprüfen dieser Szenarien in der Realität, bis das Ziel erreicht wird.

Chronischer Schmerz kann sich negativ auf zwischenmenschliche Beziehungen auswirken. Bei der Patientenschulung muss dem Patienten vermittelt werden, wann und wie er von seinem Schmerz sprechen soll, wie er mit seinen Ärzten und anderen Behandlern kommuniziert, wie er mit der Häufigkeit und Dauer der Arztkonsultationen sowie mit Notfällen umgeht. Bei Bedarf können in diese Patientenschulung zeitweise wichtige Bezugspersonen eingeschlossen werden. Die Schulung kann auch in Gruppen erfolgen, was den Vorteil des Austauschs zwischen den Patienten und ihrer gegenseitigen Anteilnahme hat.

Die *Patientenschulung* trägt für den Patienten dazu bei, zu akzeptieren, dass die anhaltende somatoforme Schmerzstörung eine langdauernde Störung ist, mit der er lernen muss umzugehen.

Die Schulung muss Techniken zur Schmerzbewältigung und zur Bewältigung der Schmerzfolgen umfassen. Sie muss vor allem zu einem «Empowerment» des Patienten beitragen – ein englischer Begriff aus der Sozialpsychologie.

Eine mit Interesse und Kreativität durchgeführte *Patientenschulung* kann sowohl für den Patienten als auch für den Arzt sehr dankbar sein. Ihre Wirksamkeit wurde in Kurzzeitevaluationen nachgewiesen. Nach Ansicht des Autors ist sie ein wesentlicher Bestandteil bei der Behandlung von somatoformem Schmerz.

Bei der Behandlung der anhaltenden somatoformen Schmerzstörung ist vor allem ein interpersonell und psychosozial orientierter Ansatz angezeigt. Biomedizinische Massnahmen *sensu stricto* sind hier kaum geeignet, während eine Medikation von Vorteil sein kann. Die nützlichsten Medikamente sind wohl Antidepressiva. Sie können auf den Schmerz wirken und sind auch bei einigen komorbiden psychischen Störungen von chronischem Schmerz wirksam. Im Folgenden werden einige gängige Medikamente besprochen, als Leitfaden dient dabei eine ausgezeichnete Literaturreview [11] der entsprechenden Empfehlungen bei Fibromyalgie.

21 Psychopharmaka und Analgetika

Bei Patienten mit anhaltender somatoformer Schmerzstörung werden im Allgemeinen Medikamente verordnet. Die Wahl der Substanzen erfolgt meist empirisch, weil die Medizin in diesem speziellen Fall nicht wirklich über evidenzbasierte Entscheidungsbäume verfügt. Der Arzt muss daher seiner eigenen Erfahrung und den Erfahrungen seines Patienten vertrauen, wobei er insbesondere die alte Regel *primum non nocere* beachten sollte.

21.1 Antidepressiva

Antidepressiva sind wahrscheinlich die Substanzen, deren Nutzen sowohl bei der anhaltenden somatoformen Schmerzstörung als auch bei ähnlichen Störungen (gewöhnliche Lumbalgie, Fibromyalgie, chronisches Fatigue-Syndrom) am besten dokumentiert ist [12]. Das Referenzpräparat ist zweifellos *Amitriptylin,* das sowohl auf *Serotonin* als auch *Noradrenalin* wirkt. Diese Substanz ist jedoch wenig spezifisch und wirkt auch auf viele andere Rezeptoren, was ihre erheblichen Nebenwirkungen erklärt (morgendlicher Kater, Gewichtszunahme und trockene Schleimhäute). Wie die anderen trizyklischen Antidepressiva (TCA) ist Amitriptylin bei prädisponierten Patienten und bei einer Intoxikation ein Risikofaktor für Herzrhythmusstörungen. Bei somatoformem Schmerz liegt die Dosierung im Bereich von 50 mg abends mit einer Anfangsdosis von 10 mg pro Tag, die schrittweise um 10 mg pro Woche erhöht wird.

Der Literatur [13] zufolge scheint Amitriptylin bei der als Fibromyalgie bezeichneten klinischen Situation Schmerzen und Erschöpfung zu verringern und den Schlaf zu verbessern. Diese Substanz hat sich auch bei gewöhnlicher Lumbalgie als partiell wirksam erwiesen [14], ebenso wie andere Antidepressiva aus der Gruppe der Trizyklika.

Niedrig dosiertes Amitriptylin wird bei medizinisch nicht erklärbaren Schmerzen am Bewegungsapparat häufig verordnet. Die empfohlene Dosierung von 50 mg liegt bei den meisten Patienten unterhalb der antidepressiven Wirksamkeit und eine Dosissteigerung führt oft zu Nebenwirkungen, die den Abbruch der Behandlung nach sich ziehen. Wegen dieses Nachteils von Amitriptylin werden moderne Psychopharmaka bevorzugt, wenn eine Wirkung auf die häufigen komorbiden depressiven und Angststörungen der anhaltenden somatoformen Schmerzstörung erreicht werden soll.

Die ersten trizyklischen Antidepressiva wurden quasi zufällig ausgehend von Antituberkulosemitteln und Neuroleptika entdeckt. Ihre Wirkungsmechanismen wurden erst später besser verstanden. Die Forschung konzentrierte sich seither nicht nur auf geringfügige Modifikationen der bestehenden Substanzen, sondern auch auf sehr unterschiedliche Moleküle, die spezifisch den erhofften biologischen Effekt hervorrufen. Das Ergebnis war die Entwicklung der selektiven Serotonin-Wiederaufnahmehemmer (SSRI) und anderer moderner Antidepressiva. Diese Substanzen bieten die Möglichkeit einer sehr sicheren Verordnung in Situationen mit somatischer Komorbidität [15], bei denen Antidepressiva früher kontraindiziert waren. Dank ihrer Wirksamkeit und ihres günstigen Nebenwirkungsprofils haben sie einen ganzen Bereich der Psychiatrie seit Ende des zwanzigsten Jahrhunderts regelrecht revolutioniert.

Die Anwendung dieser neuen Antidepressiva wurde seither auch auf andere Indikationen ausgeweitet. So hat sich die Mehrzahl dieser Substanzen bei Angststörungen und anderen psychiatrischen Erkrankungen ebenfalls als wirksam erwiesen. Wegen der erhöhten psychiatrischen Komorbidität bei der anhaltenden somatoformen Schmerzstörung sind die Antidepressiva der neueren Generationen bei diesem Anwendungsgebiet von einem gewissen Interesse. Da SSRI somatoformen Schmerz jedoch weniger gut lindern als Amitriptylin, empfehlen manche Autoren, zusätzlich zu niedrig dosiertem Amitriptylin ein SSRI in der üblichen Dosierung zu geben. Dies soll das Wirkungsspektrum verbreitern und eine Synergie der beiden Substanzen ermöglichen.

In den letzten Jahren stieg das Interesse an den so genannten «dualen» Antidepressiva [16]. Sie wirken sowohl auf Serotonin als auch auf Noradrenalin, die beiden Typen von Neurotransmittern, die auch die nozizeptiven Bahnen verwenden. Die Wirkung dieser Substanzen ist der Wirkung der meisten alten Trizyklika vergleichbar, sie rufen jedoch wegen ihrer spezifischen Aktivität weniger Nebenwirkungen hervor. Auf dem Schweizer Markt sind heute die Wirkstoffe

Venlafaxin, Duloxetin und *Mirtazapin*, wobei das letztere aufgrund eines besonderen Mechanismus ebenfalls einen dualen Effekt hat. *Milnacipran,* das nur in einigen europäischen Ländern und in Japan auf dem Markt ist, erscheint sehr vielversprechend bei Schmerzen, herabgesetzter Stimmung, Erschöpfung und Schlafstörungen bei Fibromyalgie [17], da es einen sehr ähnlichen Wirkungsmechanismus wie Amitriptylin hat. Venlafaxin ist das bei chronischem Schmerz wahrscheinlich am besten untersuchte Antidepressivum. Einigen Studien zufolge könnte es auch bei neuropathischen Schmerzen und bei der Prophylaxe von Migräne und Spannungskopfschmerz wirksam sein. Seine Wirksamkeit gegen Schmerzen tritt wahrscheinlich erst ab einer Tagesdosis von mindestens 150 mg ein, da erst ab dieser Dosis der noradrenerge Effekt dieses Wirkstoffs zum Tragen kommt. *Mirtazapin* könnte bei der Prävention von Spannungskopfschmerz und bei bestimmen Aspekten einer mit chronischem Schmerz assoziierten Depression wirksam sein; allerdings ist die Datenlage dazu noch spärlich und es sind weitere Studien erforderlich [18–20]. Beim gegenwärtigen Stand der Publikationen wird *Duloxetin* im Wesentlichen als wirksames Antidepressivum bei *körperlichen Schmerzsymptomen bei einer Depression* propagiert. **Tabelle 21-1** fasst die Eigenschaften einiger gängiger Antidepressiva zusammen, ohne dass diese Liste Anspruch auf Vollständigkeit erhebt.

21.2 Andere Medikamente

Die Verordnung anderer Psychopharmaka allein oder in Kombination mit Antidepressiva ist relativ gängige Praxis. Die Zugabe eines *Tranquilizers* oder eines *Hypnotikums* erweist sich manchmal als nützlich, um Angst zu lindern und Schlafstörungen zu korrigieren. Der Patient muss über die Phänomene der Toleranzentwicklung und Abhängigkeit sowie über mögliche Nebenwirkungen informiert werden. Der Arzt muss stets darauf achten, ob sich ein Missbrauch entwickelt, vor allem zu Beginn der Behandlung. Diese Gefahr ist in den ersten Behandlungsjahren am höchsten. Eine Verordnung nach dem Prinzip der Bedarfsmedikation kann einer Dauermedikation vorzuziehen sein.

Zuweilen wird bei somatoformem Schmerz ein *Neuroleptikum* der alten oder neueren Generationen, manchmal zusammen mit einem Antidepressivum, verordnet. Ob dadurch eine Verstärkung der antidepressiven Wirkung erreicht werden kann, ist nicht definitiv durch evidenzbasierte Daten bestätigt. Es gibt auch keine gesicherten Belege für einen eigenen analgetischen Effekt von Neuroleptika der neueren Generationen [21]. Das Neuroleptikum kann jedoch zum Wohlbefinden des Patienten beitragen, indem es Angst verringert und beruhigend wirkt.

Bei der Verordnung muss der Patient unbedingt gut über die Risiken des Medikaments informiert werden (mögliche Gewichtszunahme und metabolisches Syndrom, mögliche Herzrhythmusstörungen). Das Auftreten von Spätdyskinesien ist bei niedrigen Neuroleptikadosen dagegen wenig wahrscheinlich.

Tabelle 21-1: Einige gängige Antidepressiva[1]

Gruppe	Wirkstoff	Markenbezeichnung[2]	Halbwertszeit	Dosis mg/Tag
TCA[3]	Amitriptylin	Saroten, Triptyzol	20 h	50-150
	Clomipramin	Anafranil	21 h	50-150
	Trimipramin	Surmontil	24 h	50-150
RIMA[4]	Moclobemid	Aurorix	2-4 h	300-600
SSRI[5]	Escitalopram	Cipralex	33 h	10-20
	Citalopram	Seropram	33 h	20-60
	Fluoxetin	Fluctine, Prozac	4-6 Tage[6]	20-60
	Fluvoxamin	Floxyfral	15-20 h	100-300
	Paroxetin	Deroxat	24 h	20-40
	Sertralin	Zoloft, Gladem	24 h	50-(200)
Na[7]	Reboxetin	Edronax	13 h	8-10
Se + Na[8]	Duloxetin	Cymbalta	12 h	60
	Milnacipran[9]	Ixel	8 h	100
	Mirtazapin	Remeron	20-40 h	15-45
	Venlafaxin	Efexor, Efexor ER	7-11 h[10]	75-375

1 Quelle: Arzneimittelkompendium der Schweiz, 2006
2 Die Generika sind nicht aufgeführt
3 Trizyklische Antidepressiva und ähnliche Substanzen
4 Reversibler Monoaminooxidasehemmer
5 Selektive Serotonin-Wiederaufnahmehemmer
6 Der aktive Metabolit (Norfluoxetin) hat eine Halbwertszeit von 4-16 Tagen
7 Selektiver Noradrenalin-Wiederaufnahmehemmer
8 Doppelte (duale) Wirkung über verschiedene Mechanismen
9 Quelle: Drugs 1998; 56: 405-427; Substanz in der Schweiz nicht auf dem Markt
10 Die apparente Eliminationshalbwertszeit für Efexor ER (Retardform) beträgt 15 ± 6 h

Antiepileptika (Pregabalin, Gabapentin, Clonazepam) werden bei somatoformem Schmerz ebenfalls verordnet, *per extensionem* ihrer Wirksamkeit bei chronischen neuropathischen Schmerzen. Auch der zusätzliche Effekt einer Stimmungs-stabilisierung kann erwünscht sein, eine von einigen Antiepileptika bekannte Eigenschaft. Da diese Präparate nicht frei von Nebenwirkungen sind, muss die Indikation sorgfältig gestellt und die Behandlung abgebrochen werden, wenn sich die Lebensqualität des Patienten nicht deutlich bessert.

Einige Ärzte verordnen bei somatoformem Schmerz *Opiate (Morphin und Morphinderivate).* Das Risiko, dass sich eine Abhängigkeit entwickelt, ist dabei nicht sehr hoch. Eine solche tritt relativ selten auf, wenn alle Vorsichtsmassnahmen für die Anwendung beachtet werden: Information des Patienten, kontrollierte Verordnung, weder Missbrauch noch Abhängigkeit in der Vorgeschichte, offene und vertrauensvolle Arzt-Patienten-Beziehung, nur ein verordnender Arzt [22]. Jedoch können Langzeitwirkungen wie die Verschlechterung von Stimmung, Motivation und intellektuellen Leistungen die Lebensqualität des Patienten signifikant beeinträchtigen und äusserst problematisch werden. Da das Absetzen des Medikaments wegen Entzugssymptomen häufig schwierig ist, kann nur empfohlen werden, vor der Einleitung einer solchen Medikation äusserste Vorsicht walten zu lassen.

Die Verwendung von *Tramadol* ist relativ häufig. Diese Substanz hat sich in mehreren Situationen mit chronischem Schmerz und insbesondere bei der gewöhnlichen Lumbalgie als wirksam erwiesen. Die Dosierung von Tramadol muss langsam gesteigert werden und darf wegen des Risikos von Krampfanfällen niemals 400 mg pro Tag überschreiten. Dieses Risiko kann in Verbindung mit bestimmten Antidepressiva und insbesondere mit trizyklischen Antidepressiva (Amitriptylin) erhöht sein. Eine Begleitmedikation mit serotonergen Substanzen (SSRI, TCA, Antidepressiva mit dualer Wirkung) kann ein Serotoninsyndrom auslösen. Und schliesslich hat sich die Kombination von Tramadol mit *Paracetamol* in manchen Situationen mit chronischen Schmerzen beispielsweise bei Fibromyalgie als wirksam erwiesen. Ein entsprechendes Kombinationspräparat ist im Handel erhältlich.

21.3 Schlussfolgerungen

Patienten mit anhaltender somatoformer Schmerzstörung können von bestimmten Medikamenten profitieren. Niedrig dosiertes *Amitriptylin* reduziert Schmerzen, Erschöpfung und Schlafstörungen bei Fibromyalgie, was seine Verwendung bei somatoformem Schmerz legitimieren könnte. Wenn man eine Wirkung auf komorbide depressive oder Angststörungen erreichen will, kann zusätzlich ein SSRI in der Standarddosierung gegeben werden. In diesem Fall sollten die Substanzen mit dem günstigsten Interaktionsprofil gewählt werden: *Escitalopram, Citalopram, Sertralin.* Eine Monotherapie mit Antidepressiva mit dualem Effekt *(Duloxetin, Mirtazapin, Venlafaxin)* ist eine Alternative, wobei *Mirtazapin* als Nachtmedikation vorzuziehen ist, wenn abends eine Sedierung gewünscht wird. In Frage kommen auch andere Medikamente, da die Liste der in diesem Kapitel erwähnten Substanzen bei weitem nicht vollständig ist.

Sowohl der erfahrene Arzt als auch der chronisch kranke Patient müssen sich jedoch darüber bewusst sein, dass die Verordnung eines Arzneimittels hier nur auf die Lebensqualität abzielt. Es gibt kein Medikament, das die anhaltende somatoforme Schmerzstörung heilen könnte. Bei der Arzneiverordnung muss daher die niedrigste wirksame Dosis gewählt und die Regel *primum non nocere* beherzigt werden.

Sofern ein Patient tatsächlich an einer anhaltenden somatoformen Schmerzstörung leidet, darf man nicht erwarten, dass die Schmerzen und ihre Folgen mit einer einfachen Medikation verschwinden. Die Pharmakotherapie dient lediglich zur Unterstützung, um das Leiden zu lindern und die Lebensqualität zu verbessern. Deshalb ist es wichtig, sich mit solchen Therapieversuchen zurückzuhalten und dem Patienten keine falschen Hoffnungen zu machen. Sowohl hinsichtlich der somatischen als auch der psychischen Symptome gilt die Grundregel *primum non nocere.*

22 Spezielle psychologische und soziale Therapieansätze

Neben der Grundbehandlung können Patienten mit anhaltender somatoformer Schmerzstörung von Fall zu Fall von speziellen Behandlungen durch multidisziplinäre Teams und in einem spezifischen Gebiet fortgebildete Therapeuten profitieren. Im Folgenden werden die gängigsten dieser Therapieansätze vorgestellt. Diese sind Psychotherapien, bestimmte psychologische Techniken *(Entspannung, Biofeedback, Hypnose, Mindfulness)* und multidisziplinäre Programme für chronische Schmerzpatienten. Eingehende Darstellungen dazu findet der Leser, der den einen oder anderen dieser Ansätze bei chronischem Schmerz vertiefen möchte, in der umfänglichen Literatur und in Referenzbüchern [23–25].

22.1 Psychotherapien

Das bei chronischem Schmerz am besten dokumentierte psychotherapeutische Verfahren ist zweifellos die kognitive Verhaltenstherapie [26]. Dieses Verfahren erweist sich auch auf einige Aspekte der Somatisierung und bei funktionellen Störungen als wirksam [27]. Zu systemischen oder psychodynamischen Ansätzen sind weit weniger wissenschaftliche Publikationen zu finden, ohne dass diese jedoch uninteressant sind.

Kognitive Verhaltenstherapie

Die Ansätze der kognitiven Verhaltenstherapie bei chronischem Schmerz und somatoformen Störungen rufen derzeit viel Begeisterung hervor. Ihre Wirksamkeit ist nach den Regeln der evidenzbasierten Medizin nachgewiesen. Aufgrund ihrer Charakteristika erfüllen diese Therapieansätze gut die Forderungen nach Wirtschaftlichkeit und wissenschaftlicher Legitimität in den Gesundheitssystemen der Industrieländer. Wie C. André [28] anmerkt, sind diese kognitiven Therapien zeitlich begrenzt (15 bis 25 Sitzungen). Sie sind strategisch, weil sie Ziele, Mittel und Evaluationskriterien der erreichten Ergebnisse definieren. Sie sind kodifiziert, was Forschungsarbeiten erleichtert. Sie zentrieren sich auf das Hier und Jetzt. Der Therapeut ist aktiv, interaktiv und pädagogisch, wodurch sie bei einem relativ breiten Patientenspektrum anwendbar sind.

Unabhängig von der jeweiligen klinischen Situation nimmt bei einer kognitiven Verhaltenstherapie [29] die *psychoedukative* Dimension stets einen grossen Raum ein. Dieses Vorgehen ist hier integraler Teil des psychotherapeutischen Prozesses. Spezifische verhaltenstherapeutische Interventionen zielen darauf ab, über Konditionierungstechniken «Schmerzverhalten» zu verringern und «gesundes Verhalten» zu stärken. Der kognitive Ansatz zielt auf die Wiederherstellung des Selbstwerts ab. Auch die durch ein Krankheits- oder Unfallereignis unterbrochene Lebenskontinuität soll wiederhergestellt werden. Und schliesslich zielt dieser Ansatz auf eine *kognitive Umstrukturierung* ab. Dabei geht es darum, *kognitive Verzerrungen* wie die *Katastrophisierung* sowie die diesen zugrunde liegenden dysfunktionalen *Überzeugungen* zu eruieren, um angemessenere Überzeugungen, Bewältigungsweisen und Verhaltensweisen aufzubauen. Ein weiterer Bestandteil der kognitiven Therapie ist schliesslich das Erlernen von Strategien zur *Problemlösung*.

Psychodynamische Psychotherapie

Bei manchen Patienten mit anhaltender somatoformer Schmerzstörung kann eine psychodynamische (tiefenpsychologisch fundierte) Psychotherapie eingeleitet werden, die auf die Auflösung unbewusster intrapsychischer Konflikte abzielt. Dieser Ansatz unterscheidet sich von der klassischen psychoanalytischen Kur [30]. Er ist auch für Patienten mit schwereren psychischen Störungen geeignet. Bei einer solchen psychodynamischen Therapie sitzen sich Patient und Therapeut meist gegenüber. Die Sitzungsfrequenz ist nicht mehr vier, sondern im Allgemeinen zwei Sitzungen oder sogar nur eine Sitzung pro Woche. Zusätzlich zu diesen Veränderungen des Settings ist auch der Psychotherapeut aktiver und interveniert weniger auf der Ebene der *Übertragung* als im Hinblick auf Unterstützung, Suggestion, Klärung und Modifikation von *Abwehrmechanismen*. Auch wenn das Ziel die Symptomfreiheit ist, wird auch auf eine mehr oder weniger ausgeprägte Restrukturierung der Persönlichkeit abgezielt. Eine solche Psychotherapie kann mehrere Jahre dauern.

Die psychodynamische Psychotherapie eignet sich schlecht für Wirksamkeitsstudien nach den Regeln evidenzbasierten Medizin, schon allein wegen der Schwierigkeit, die Interventionen zu kodifizieren. Die Wirksamkeit psychodynamischer Kurztherapien mit einer Dauer von einigen Sitzungen wurde in einer Studie bei chronischem psychogenem Schmerz nachgewiesen [31]. Andere Veränderungen der Rahmenbedingungen scheinen sich als vielversprechend zu erweisen [32]. Für psychodynamische Psychotherapien der üblichen Dauer liefert die Literatur keine Daten, um die Eignung dieses Therapieverfahrens bei chronischem Schmerz und insbesondere bei der anhaltenden somatoformen Schmerzstörung zu beurteilen.

Systemische Therapien

Systemische Therapien [33] sind aus mehreren Theorien hervorgegangen. Nach der *allgemeinen Systemtheorie* ist ein System «eine Gesamtheit von Elementen in Interaktion …, das sich zeitlich entwickelt und entsprechend seiner Zwecke und seiner Umgebung organisiert ist». Die Kybernetik basiert auf der so genannten «zirkulären» Kausalität, die impliziert, dass der Effekt auf die Ursache zurückwirkt und diese über Mechanismen der *Rückkopplung (Feed-back)* beeinflussen kann. Die Kommunikationstheorien der Gruppe von Palo Alto trugen noch weitere Axiome bei, darunter das grundlegende Konzept, dass es zwei Kommunikationsebenen gibt, nämlich die Inhaltsebene und die Beziehungsebene.

Der klassische systemische Ansatz geht davon aus, dass die Symptomatik des *Indexpatienten* dazu beiträgt, die *Homöostase* eines Paares, einer Familie oder eines beliebigen anderen sozialen Systems über komplexe Wechselwirkungen von Handlungen und Gegenreaktionen aufrechtzuerhalten. Vereinfacht gesagt zielt das Vorgehen systemischer Therapeuten darauf ab, Änderungen herbeizuführen, die ein für alle Elemente des Systems neues und weniger pathogenes Gleichgewicht herstellen.

Systemische Therapieansätze sind heute in Krisensituationen, bei schizophrenen Störungen, affektiven Störungen und Anorexia nervosa validiert. Ihre Wirksamkeit bei der anhaltenden somatoformen Schmerzstörung wurde nicht gesichert nachgewiesen. Da der Einfluss des sozialen Umfelds (Paar, Familie, Behandlungssystem, Gesellschaft) auf das chronische Schmerzverhalten jedoch eindeutig ist, ist die Eignung systemischer Interventionen bei somatoformem Schmerz und anderen somatoformen Störungen *de facto* validiert. Eine solche Intervention lässt sich spezifisch anpassen [34]. Die Indikation muss im Einzelfall je nach den verfügbaren Ressourcen und dem Zustand des betreffenden Systems (Paar, Familie, soziales Netz) gestellt werden. Eine systemische Therapie sollte präzise Ziele haben und zeitlich begrenzt sein. Die klinische Erfahrung und einige Daten belegen, dass eine systemische Intervention bei der Behandlung von Patienten mit somatoformem Schmerz wirksam sein kann [35].

Abgesehen von einem systemischen Vorgehen *lege artis* erweist sich die Einbeziehung des Ehepartners oder wichtiger Bezugspersonen in die Behandlung von Patienten mit anhaltender somatoformer Schmerzstörung als äusserst nützlich. Nach Ansicht des Autors ist ein solches Vorgehen bei der Behandlung dieser Patienten zuweilen unerlässlich.

22.2 Andere psychologische Verfahren

Im Folgenden werden einige supportive psychologische Verfahren vorgestellt. Sie sind meist in ein breiteres psychodynamisches oder kognitiv-behaviorales Psychotherapiemodell eingebettet. Solche Verfahren sind Entspannung, Biofeedback, Hypnose und die Therapie der inneren Achtsamkeit (Mindfulness).

Die verschiedenen *Entspannungsverfahren* ermöglichen es, einen Bewusstseinszustand zwischen dem Wach- und Schlafzustand zu erreichen, bei dem es gewöhnlich zu einer Verringerung der Aktivität des sympathischen Nervensystems kommt (Verlangsamung von Puls und Atmung). Am verbreitetsten sind die Verfahren von Jacobson und Schulz. Bei der progressiven Muskelrelaxation von Jacobson wird bei den Übungen zwischen Muskelanspannung und -entspannung abgewechselt. Dieses Verfahren ist wahrscheinlich für Patienten mit somatoformen Schmerz, insbesondere mit Schmerzen am Bewegungsapparat, am besten geeignet. Entspannungsübungen werden manchmal mit einem psychodynamischen Ansatz gekoppelt oder in kognitive Stressbewältigungstechniken integriert.

Beim *Biofeedback,* einer Art biologischer Rückkopplung, erhält der Patient über ein Gerät sofortige Informationen über einen physiologischen Zustand, der ihm gewöhnlich nicht bewusst ist. Die gemessenen Variablen sind normalerweise Hauttemperatur, Änderungen des elektrischen Hautwiderstands, das Auftreten von Alpha-Wellen (Elektroenzephalogramm) oder die elektrische Muskelaktivität (Elektromyographie). Die sofortige Wahrnehmung der vom Gerät übermittelten Informationen erlaubt es dem Patienten, seinen physiologischen Zustand zu verändern und die gewünschte Reaktion zu erlernen. Biofeedback wird bei der Behandlung von chronischen Schmerzen und Angststörungen verwendet. Dieses Verfahren ist spezifisch in ein kognitiv-behaviorales Modell integriert. Seine therapeutischen Möglichkeiten sind wahrscheinlich zu wenig bekannt und werden zu selten genutzt.

Die *Hypnose* kann definiert werden als veränderter Bewusstseinszustand, bei dem es zu einer Umverteilung der Aufmerksamkeit, einer Verstärkung der Suggestibilität und einer Umgestaltung kognitiver Kontrollen mit Veränderung von Wahrnehmung, Gedächtnis und willentlichem Handeln kommt [36]. Diese seit der Antike bekannte Technik hatte immer wieder ihre Sternstunden und Phasen der Ablehnung. In den westlichen Ländern ist sie eng mit den Namen Jean Charcot und Sigmund Freud verknüpft. Der Ansatz von Milton H. Erickson [37] liess das Interesse an der Hypnose und die Forschung dazu wieder aufleben. Während die Hypnose bei Konversionsstörungen eine Methode der ersten Wahl ist, sind ihre Resultate bei anderen somatoformen Störungen wesentlich bescheidener. Bei somatoformem Schmerz wirkt diese Methode nicht analgetisch, während dies bei akutem Schmerz zweifellos der Fall ist. Die Hypnose ist dennoch bei manchen Fällen von chronischem Schmerz eine geeignete supportive Therapiemethode [38]. Das Wesentliche ist dabei möglicherweise nicht so sehr die Trance als vielmehr die Qualität der psychotherapeutischen Begleitung, deren Wirksamkeit sie verstärken kann.

Die auf *innerer Achtsamkeit (mindfulness)* basierende Therapie ist eine spezielle Meditationsmethode, bei der «die Aufmerksamkeit auf besondere Art und Weise bewusst und ohne Werturteil auf den gegenwärtigen Augenblick gerichtet wird» [39]. Sie wurde im Rahmen verschiedener therapeutischer Ansätze untersucht: *mindfulness based stress reduction, dialectical behavior therapy, mindfulness based cognitive therapy*. Diese Therapie ist frei von jedem religiösen oder esoterischen Anspruch. Sie wird als Behandlungstechnik in verschiedenen klinischen Situationen eingesetzt, z.B. bei Angststörungen, Depression, Schmerz und Leiden bei verschiedenen körperlichen Erkrankungen. Sie wird gerne mit der kognitiven Verhaltenstherapie kombiniert und wurde aufgrund überzeugender Studienergebnisse zur Wirksamkeit vor allem in das verhaltenstherapeutische Behandlungsprotokoll für rezidivierende unipolare Depressionen aufgenommen [40]. Es ist bestätigt, dass die achtsamkeitsbasierte Therapie bei chronischem Schmerz wirksam ist [41]. Sie wurde übrigens zuerst bei dieser Indikation entwickelt. Wie Entspannung, Biofeedback und Hypnose muss sie in ein allgemeineres psychotherapeutisches Modell integriert werden, dessen Wirksamkeit sie verstärkt.

22.3 Multidisziplinäre Programme

Die Behandlung von Patienten mit somatoformem Schmerz erfordert stets interdisziplinäre Massnahmen, die meist vom behandelnden Arzt eingeleitet und koordiniert werden müssen. Manche Spezialisten sind der Ansicht, dass jeder chronische Schmerzpatient, der nicht zumindest partiell auf eine Erst- und Zweitlinientherapie (Grundversorger und dann Spezialist) anspricht, in ein multidisziplinäres Programm aufgenommen werden sollte. Andere weisen darauf hin, dass solche Ansätze bei manchen Störungen wie der *gewöhnlichen Lumbalgie* bereits zu Beginn sinnvoll sind, um eine Chronifizierung möglichst zu verhüten.

Die Bestandteile solcher multidisziplinärer Programme [42] sind meist *körperliches Training, Patientenschulung, kognitive Verhaltenstherapie* und manchmal *ergonomische Interventionen*. Sie können sehr unterschiedlich strukturiert sein und dauern im Mittel 6 bis 12 Wochen mit 4 bis 12 Sitzungen. Es gibt auch auf eine Woche beschränkte Kompaktprogramme. Sie werden meist von speziell ausgebildeten Physiotherapeuten, Fachkrankenpflegekräften, Psychologen und Ärzten geleitet.

Multidisziplinäre Programme sind wirksam und können wahrscheinlich lang dauernde Invalidisierungen hinauszögern oder sogar verhüten, wenn sie frühzeitig genug eingesetzt werden. Einige Forschungen haben gezeigt, dass frühe Interventionen bei gewöhnlicher Lumbalgie die Dauer der Arbeitsunfähigkeit verkürzen und die Wiederaufnahme der Arbeit beschleunigen [43]. Bei chronischen Schmerzpatienten wurde zwar in Kurzzeitevaluationen gezeigt, dass solche Programme die Lebensqualität verbessern und Einschränkungen verringern, allerdings geht aus keiner Studie ihr langfristiger Nutzen hervor, insbesondere bei Schmerzen mit den Merkmalen einer anhaltenden somatoformen Schmerzstörung.

Theoretische Vignette: eine Studie zu Interventionen bei Lumbalgie

In einer brillanten Nummer [44] berichtet «The Back Letter» vom April 2006 über drei neue randomisierte kontrollierte Studien, die belegen, dass kognitive Verhaltenstherapien in Kombination mit einem intensiven Retraining bei Untergruppen von Patienten mit invalidisierender gewöhnlicher Lumbalgie ebenso wirksam sind wie eine Spondylodese [45–47].

Dies wirft die Frage auf, ob dieser Erfolg durch die kognitive Psychotherapie oder das Retraining erreicht wurde. Niederländische Autoren [48] teilten eine Stichprobe von 212 Patienten mit chronischer Lumbalgie in vier Gruppen auf (nur kognitive Verhaltenstherapie, nur Retraining, Kombination der beiden Behandlungen, Warteliste). Ihre Ergebnisse belegen, dass die Fortschritte in den drei aktiv behandelten Gruppen identisch waren und die Kombination der Psychotherapie mit dem körperlichen Retraining nicht wirksamer war als eine dieser beiden Behandlungen allein.

Als Fazit ergibt sich, dass die kognitive Psychotherapie wirksam ist. Das Retraining ist ebenfalls wirksam. Die Kombination der beiden Behandlungen ist nicht wirksamer als eine der beiden Behandlungen allein.

Das Retraining und die kognitive Psychotherapie, die in diesem Rahmen eingesetzt wurden, haben mindestens einen Aspekt gemeinsam, nämlich die allmähliche körperliche Wiederbelastung. Diese könnte daher der gemeinsame Nenner für die Wirksamkeit dieser beiden Verfahren sein.

22.4 Schlussfolgerungen

Die Behandlung von Patienten mit somatoformem Schmerz basiert im Wesentlichen auf einer guten *Arzt-Patienten-Beziehung*. Diese gute Beziehung setzt eine eingehende psychosoziale Beurteilung voraus, die dem Leiden des betreffenden Patienten einen Sinn geben kann und es erlaubt, realistische Behandlungsziele festzulegen. Daran schliessen sich auf der kontinuierlichen Basis einer Patientenschulung kleine Schritte an. Manchmal sind externe Therapeuten nützlich, weil manche Patienten von speziellen Verfahren profitieren können. Nach Ansicht des Autors sollten diese Interventionen jedoch nicht die Grundbehandlung durch einen behandelnden Arzt ersetzen, gleich ob es sich um einen Psychiater, Internisten, Rheumatologen oder Grundversorger handelt. An somatoformem Schmerz leidende Patienten werden durch eine Vielzahl von Behandlern sehr häufig destabilisiert, abgesehen von *ad hoc* durchgeführten Programmen durch spezifisch ausgebildete Teams, bei denen die Vorteile multidisziplinärer Massnahmen zum Tragen kommen.

23 Verlauf der anhaltenden somatoformen Schmerzstörung

Mit Ausnahme der *Konversionsstörung*, bei der im Allgemeinen eine Remission erreicht wird, halten die meisten *somatoformen Störungen* jahrelang an. Die anhaltende *somatoforme Schmerzstörung* (und ihre Entsprechung im DSM-IV-TR, die *Schmerzstörung*) gilt ebenfalls als eine Störung von mehrjähriger Dauer [4] oder als chronische Störung [49], die zudem meist mit einem Invalidenverhalten assoziiert ist.

In der Literatur finden sich jedoch keine wissenschaftlichen Arbeiten, die diese angebliche Chronizität definitiv bestätigen. Kurzzeitbeurteilungen ergaben, dass nach einer Behandlung eine Verringerung des Leidens sowie eine Verbesserung der Lebensqualität und manchmal der Funktionsfähigkeit erreicht wurden. Dies stellt jedoch keine Remission dar und über die letztendliche Entwicklung ist nichts bekannt. Bei Störungen, die der anhaltenden somatoformen Schmerzstörung sehr ähnlich sind, insbesondere bei dem als *Fibromyalgie* bezeichneten klinischen Bild, belegen einige wenige Studien zum Langzeitverlauf [50–51] dass diese Störung über mehrere Jahre chronisch verläuft.

Mehrere Autoren [52–54] wiesen auf *Risikofaktoren* für die Chronifizierung von Schmerz hin. Erwartungsgemäss sind dies im Wesentlichen psychische und soziale Faktoren. Diese ungünstigen Faktoren betreffen die Vorgeschichte des Patienten, seine Überzeugungen hinsichtlich Krankheit und Schmerz, die Art und Weise der Schmerzäusserung, die Bewältigungsmechanismen, seine Beziehungen zu Ärzten sowie seine partnerschaftliche, familiäre, berufliche und sozioökonomische Situation. Auch eine eventuelle psychiatrische Komorbidität kann ein Risikofaktor sein. Diese Risikofaktoren wurden in die bei der Beurteilung des Patienten notwendigen Punkte am Anfang dieses Kapitels aufgenommen.

Der interessierte Leser kann sich auf einen neuen Literaturreview [55] beziehen, in der die heutigen Erkenntnisse zu diesem Thema für den speziellen Fall der gewöhnlichen Lumbalgie aufgeführt werden.

Die anhaltende somatoforme Schmerzstörung ist – wie schon ihr Name sagt – eine chronische Störung mit langjährigem Verlauf. Dies gilt auch für ähnliche klinische Bilder wie die Fibromyalgie, das chronische Fatigue-Syndrom, bestimmte Fälle von gewöhnlicher Lumbalgie und Spätfolgen nach einem HWS-Schleudertrauma (Whiplash-Verletzung). Aufgrund dieses chronischen Verlaufs hat der individualisierte biopsychosoziale Ansatz bei der Behandlung Vorrang vor biomedizinischen Massnahmen *sensu stricto*, die hier unwirksam sind und stets das Risiko beinhalten, dass sowohl körperliche als auch psychische iatrogene Komplikationen auftreten können.

Das Behandlungskonzept der anhaltenden somatoformen Schmerzstörung kommt letztendlich dem üblichen Vorgehen des Grundversorgers bei seinen chronisch kranken Patienten nahe. Die Behandlungsziele müssen realistisch sein und eher auf die Lebensqualität als auf eine Remission abzielen. Der Akzent liegt auf dem *Empowerment* des Patienten mittels einer kontinuierlichen *Patientenschulung*. Hin und wieder werden Bezugspersonen in die Behandlung mit einbezogen. Die Gabe von Medikamenten und biomedizinische Massnahmen sind ständig am Prinzip *primum non nocere* zu messen. Auch wenn gelegentlich eine Überweisung zur Durchführung spezieller Verfahren möglich ist, ist das Herzstück der Behandlung die Qualität des therapeutischen Bündnisses mit dem behandelnden Arzt, egal ob dieser Allgemeinmediziner, Internist, Rheumatologe oder Psychiater ist.

24 Anhaltende somatoforme Schmerzstörung und Sozialversicherungen

Dieses Kapitel befasst sich mit dem Problem der Versicherungsleistungen bei der anhaltenden somatoformen Schmerzstörung und ähnlichen Störungen, da diese klinischen Einheiten teilweise nicht unter die Krankheitsparadigmen fallen, die von den Sozialversicherungen anerkannt werden. Nach einer Übersicht über juristische Grundbegriffe werden die Regeln erläutert, die vom Arzt bei der Ausstellung eines Arbeitsunfähigkeitszeugnis zu beachten sind. Im Weiteren wird das ärztliche Gutachten behandelt und welche Voraussetzungen erfüllt sein müssen, damit dieses beweistauglich ist. Abschliessend wird kurz auf die Entwicklung der Jurisprudenz betreffend die Themenkreise Invalidität und somatoforme Störungen eingegangen.

24.1 Das Problem

Sozialversicherungsleistungen bei Krankheit und Unfallfolgen sind in den meisten reichen Ländern wegen des schwindelerregenden Anstiegs der Gesundheitskosten Gegenstand lebhafter Debatten. Diese Kostenexplosion betrifft auch die Leistungen, die sich infolge einer Invalidität ergeben [56]. Im Hinblick auf die Invalidität gibt es zum einen die Verfechter einer restriktiven Haltung, die Leistungen nur auf Störungen mit objektiv nachweisbaren organischen Ursachen sowie auf andere grosse psychische Krankheiten beschränken möchten (schizophrene Psychosen, bipolare Störungen, andere schwere affektive Störungen, degenerative Hirnerkrankungen). Nach Meinung anderer sollten Leistungsansprüche auch bei einem erweiterten Krankheitsbegriff begründet sein, bei dem die psychischen, sozialen und kulturellen Aspekte der Betroffenen mit berücksichtigt werden.

In der Regel entspricht das *Krankheitsparadigma* einem Gesundheitsschaden infolge einer körperlichen Schädigung, die ein klinisches Bild mit Zeichen und Symptomen hervorruft, deren Entstehungsmechanismus *(Pathogenese)* bekannt und erklärt ist. Für den weiteren Krankheitsverlauf gilt ebenfalls, dass zwischen den festgestellten Schädigungen und dem klinischen Zustand des Patienten eine Übereinstimmung besteht. Das Ansprechen auf die Behandlung und die Prognose sind in diesem Fall eng mit Gewebeschädigungen und mit biologischen Parametern verbunden, anhand derer die Auswirkungen und Ausdehnung gemessen werden können. Dieses Krankheitsparadigma gilt uneingeschränkt bei Infektionskrankheiten, bei denen ein Krankheitserreger Störungen auf Zellebene auslöst, die zu einem bestimmten pathologischen Bild führen. Auch auf die Mehrzahl der somatischen Krankheiten sowie auf die Folgen der meisten Schädigungen lässt sich dieses Paradigma anwenden. Es deckt diejenigen Gesundheitsschädigungen ab, die von den Sozialversicherungen der Industrieländer anerkannt werden. Die sozialversicherungsrechtliche Leistungspflicht bei derartigen Störungen stellt daher kein besonderes Problem dar.

Die grossen psychiatrischen Krankheiten hatten es schwerer, von den Sozialversicherungen berücksichtigt zu werden. Während staatliche Behörden seit langem für stationäre und ambulante Kosten für psychiatrische Patienten aufkamen, beteiligen sich die Kranken- und Unfallkassen erst seit einigen Jahrzehnten an den Behandlungskosten für psychische Krankheiten, meist im gleichen Verhältnis wie für somatische Krankheiten. Freilich hat die Psychiatrie dank der Einführung der modernen diagnostischen Klassifikationen (ICD-10 [57] und DSM-IV-TR [4]), der Entwicklung immer wirksamerer Behandlungen und nachgewiesener biologischer Ursachen für die meisten psychischen Störungen und Verhaltensstörungen an wissenschaftlicher Glaubwürdigkeit gewonnen. Faktisch können die grossen psychiatrischen Krankheiten heute unter das Krankheitsparadigma der somatischen Krankheiten subsumiert werden und bereiten daher keine grösseren Probleme bezüglich der Leistungsansprüche.

In den letzten Jahrzehnten florierten einige klinische Bilder, die sich durch Symptome äussern, welche körperlich wirken, ohne dass aber eine biologische Läsion oder eine psychische Krankheit nachweisbar wäre, die diese Symptome zufriedenstellend erklären könnte. Dieses Phänomen ist nicht neu. So war in der zweiten Hälfte des neunzehnten Jahrhunderts zeitweilig die von Erichsen [58] beschriebene *Eisenbahnkrankheit (railway spine)* in aller Munde, die auf die

Folgen von Eisenbahnunfällen zurückgeführt wurde. Auffällig bei den heutigen Störungen sind ihre epidemieartige Ausbreitung, die Tatsache, dass sie mit einem Invalidenverhalten einhergehen, und die dadurch wegen Invaliditätsleistungen entstehenden Kosten.

In den meisten Industrieländern ist die *banale Lumbalgie*, die ebenfalls nicht durch eine gut kodifizierte Krankheit erklärt werden kann, inzwischen die Hauptursache für Invalidisierungen geworden [59], ohne dass eine objektive Aggravation von Rückenerkrankungen oder begleitenden psychischen Störungen erkennbar wäre, die diese Entwicklung in den letzten Jahrzehnten erklären würde. In einigen Ländern nehmen die *Spätfolgen nach einem kraniozervikalen Beschleu-nigungstrauma (Whiplash-Verletzung)* epidemische Ausmasse an [60]. Das mit dem Begriff *Fibromyalgie* bezeichnete Bild soll 2 % der Amerikaner und 150.000 bis 300.000 Personen in der Schweiz betreffen [61]. Und schliesslich könnte die *anhaltende somatoforme Schmerzstörung* [62–63] diejenige diagnostische Entität sein, die in der Schweiz zum vermehrten Zusprechen von neuen Renten durch die Invalidenversicherung *(IV)* führt und die dafür verantwortlich ist, dass die Frührentner immer jünger werden.

Das Ausmass dieses Phänomens wirft umso mehr Fragen auf, als die betreffenden klinischen Bilder (anhaltende somatoforme Schmerzstörung und ähnliche Störungen) nicht in das übliche Krankheitsparadigma passen. Die Ursache dieser Störungen ist nämlich nicht wirklich bekannt. Es gibt nur wenige oder gar keine biomedizinischen Instrumente, um sie *objektiv* zu diagnostizieren. Die Symptome scheinen unter der Kontrolle der betroffenen Patienten zu stehen. Falls überhaupt Organbefunde vorliegen, erklären diese weder die Stärke der Beschwerden, noch die funktionellen Defizite. Und auch wenn diese Störungen letztendlich gutartig verlaufen und nie *per se* lebensbedrohlich sind, klagen die daran leidenden Patienten meist über starke funktionelle Beeinträchtigungen.

Die ökonomischen Folgen dieser Epidemie von Frühberentungen haben schliesslich die staatlichen Behörden und die Politik alarmiert. Die Meinungen der Ärzte gehen auseinander. Sie sind nicht in der Lage, zu einem Konsens zu kommen, wie diese Störungen zu erklären, zu verhüten, zu behandeln und in den Griff zu bekommen sind – wahrscheinlich weil es sich bei diesem Problem nicht um ein rein medizinisches handelt. Da es keine einheitliche medizinische Doktrin gibt, entscheiden letztendlich die Versicherungsgerichte, die sich in ihrer Rechtsprechung zu dieser Materie äussern müssen, damit die Juristen dadurch Rechtsanwendungskriterien an die Hand bekommen, um über eine eventuelle Invalidität in solchen Fällen zu entscheiden.

In den letzten Jahren haben die Frühberentungen wegen psychischer Störungen und Erkrankungen des Bewegungsapparats erheblich zugenommen. Ein grosser Teil dieser Fälle ist wahrscheinlich auf die anhaltende somatoforme Schmerzstörung und ähnliche Störungen zurückzuführen.

Da es keinen Konsens unter den ärztlichen Experten gibt, waren die Gerichte gezwungen, diese Lücke durch die Rechtsprechung zu schliessen. Diese legt fest, nach welchen Kriterien über den eventuell invalidisierenden Charakter dieser Störungen zu entscheiden ist, und wahrt dadurch am ehesten das hohe Rechtsgut der Rechtsgleichheit, das heisst, der rechtlichen Gleichbehandlung aller Versicherten.

Nach der Definition einiger Grundbegriffe befasst sich dieses Kapitel mit dem Arbeitsunfähigkeitszeugnis, der ärztlichen Stellungnahme und dem Gutachten im Bereich der Sozialversicherungen. Eingegangen wird auch auf die Entwicklung der Rechtsprechung und -anwendung zu somatoformen Störungen und einige andere offene Fragen.

24.2 Juristische Grundbegriffe

Unabhängig davon, um welche Störung es sich handelt, hängt die versicherungsrechtliche Deckung bei Krankheit oder Unfall von einer Reihe juristischer Begriffe ab, die im Folgenden genauer präzisiert werden. Im Schweizer Recht werden die meisten dieser Begriffe im Bundesgesetz über den Allgemeinen Teil des Sozialversicherungsrechts vom 6. Oktober 2000 (ATSG) definiert [64]. Im Folgenden werden die für die weiteren Ausführungen wichtigsten Konzepte vorgestellt.

Ein vielfach zitierter Artikel in der Revue suisse des assurances sociales [65] weist darauf hin, dass ein *körperlicher Gesundheitsschaden* definiert ist als «jede Schädigung der körperlichen Integrität». Ein geistiger oder psychischer Gesundheitsschaden ist definiert als *«jede Beeinträchtigung der körperlichen, geistigen oder psychischen Gesundheit»*. Ein Gesundheitsschaden ist nur dann behindernd, wenn er trotz Behandlungen und zumutbarer Eingliederungsmassnahmen zu einer bleibenden oder längere Zeit dauernden Arbeitsunfähigkeit führt. Im selben Artikel wird auch daran erinnert, dass die IV (=Invalidenversicherung) in bestimmten Fällen keine Invalidität anerkennt. Dabei handelt es sich vor allem um:

- Probleme im Zusammenhang mit Emigration und soziokulturell, ethnisch oder familiär bedingten Verhaltensauffälligkeiten

- einfache Persönlichkeits- oder Charakterstörungen, kriminelle Veranlagung und reine Forderungstendenzen

- Toxikomanie, sofern diese nicht einen anderen behindernden Gesundheitsschaden verursacht hat oder deren Folge ist

- somatoforme Störungen (vorbehaltlich der Berücksichtigung von Kriterien, die eine Ausnahme begründen und auf die weiter hinten in diesem Kapitel eingegangen wird).

Unfall ist wie folgt definiert: «die plötzliche, nicht beabsichtigte schädigende Einwirkung eines ungewöhnlichen äusseren Faktors auf den menschlichen Körper, die eine Beeinträchtigung der körperlichen, geistigen oder psychischen Gesundheit oder den Tod zur Folge hat» (Art. 4 ATSG). *Krankheit* wird von dem Konzept des Unfalls abgegrenzt, wahrscheinlich weil der Gesetzgeber keine Lücke für eine eventuelle Entschädigung durch die Sozialversicherungen lassen wollte. Sie ist definiert als «jede Beeinträchtigung der körperlichen, geistigen oder psychischen Gesundheit, die nicht Folge eines Unfalls ist und die eine medizinische Untersuchung oder Behandlung erfordert oder eine Arbeitsunfähigkeit zur Folge hat» (Art. 3 ATSG).

Auf jeden Fall ist es letztlich nicht Sache des Arztes, sich über die Anerkennung als Unfall oder Krankheit zu äussern, sondern Sache der Juristen. Der Arzt kann jedoch aufgefordert werden, Informationen zu liefern, die zusammen mit anderen Argumenten zu der juristischen Anerkennung als Gesundheitsschaden beitragen.

Die durch somatoforme Störungen verursachten Kosten für ärztliche Untersuchungen und Behandlungen werden normalerweise von den Sozialversicherungen übernommen. In der Regel werden diese Kosten durch die Krankenversicherungen erstattet. Die Unfallversicherungen übernehmen die Kosten dagegen im Allgemeinen nicht, selbst wenn die somatoforme Störung nach einem Unfall aufgetreten ist. Der langjährige Verlauf einer somatoformen Störung, die Rolle, die dabei immer eine Reihe von Faktoren spielen, die nicht dem Unfall zuzurechnen sind und die Tatsache, dass die Störung meist im Kontext traumatischer Ereignisse von leichtem oder höchstens mittlerem Schweregrad auftritt, sind alles Argumente dafür, dass die *Kausalität* zwischen einem Unfall und einer anhaltenden somatoformen Schmerzstörung nicht den Grad der *überwiegenden Wahrscheinlichkeit* erreicht. Diese juristische Position wird von Versicherten, Ärzten und der Öffentlichkeit häufig falsch verstanden. Da die Deckung von Unfällen vorteilhafter ist als die von Krankheiten, kann der Ablehnungsbescheid durch die Unfallversicherung ein Gefühl der Benachteiligung aufkommen lassen, und zu einem Forderungsverhalten führen.

Arbeitsunfähigkeit ist definiert als «die durch eine Beeinträchtigung der körperlichen, geistigen oder psychischen Gesundheit bedingte, volle oder teilweise Unfähigkeit, im bisherigen Beruf oder Aufgabenbereich zumutbare Arbeit zu leisten. Bei langer Dauer wird auch die zumutbare Tätigkeit in einem anderen Beruf oder Aufgabenbereich berücksichtigt» (Art. 6 ATSG). *Arbeitsunfähigkeit* ist also ein medizinischer Begriff und somit vom Arzt zu beurteilen.

Zumutbarkeit [66] ist ein juristischer Begriff, der im Gesetz nicht definiert ist. Damit ist das gemeint, was dem Versicherten zugemutet werden kann, wozu eine gewisse Willensanstrengung gehört. Das für den Versicherten Zumutbare muss auch mit seinem Gesundheitszustand (medizinische Zumutbarkeit), seinen Fähigkeiten und seinen persönlichen Kapazitäten kompatibel sein und darf seine Lebensgewohnheiten nicht grundlegend verändern [67].

Erwerbsunfähigkeit ist *ein ökonomischer Begriff und es fällt nicht in die Zuständigkeit des Arztes, sich dazu zu äussern.* Sie ist definiert als «der durch Beeinträchtigung der körperlichen, geistigen oder psychischen Gesundheit verursachte und nach zumutbarer Behandlung und Eingliederung verbleibende ganze oder teilweise Verlust der Erwerbsmöglichkeiten auf dem in Betracht kommenden ausgeglichenen Arbeitsmarkt» (Art. 7 ATSG). Sie wird vom Versicherer auf der Grundlage der als massgeblich angesehenen Einkünfte berechnet. Der Grad der Behinderung wird nicht durch den Gesundheitsschaden, sondern durch die Erwerbsunfähigkeit bestimmt. Ein Beispiel wäre ein Firmenchef, der querschnittsgelähmt wird und weiter sein bisheriges Arbeitseinkommen erhält; er ist somit nicht erwerbsunfähig und gilt daher trotz der Schwere seines Gesundheitsschadens nicht als invalide.

Auch die *Invalidität* wird nicht vom Arzt festgesetzt, da sie ausgehend von der Erwerbsunfähigkeit beurteilt wird. Sie wird in Artikel 8 ATSG wie folgt definiert: «Invalidität ist die voraussichtliche bleibende oder längere Zeit dauernde ganze oder teilweise Erwerbsunfähigkeit». Sie setzt nicht nur Krankheit und Erwerbsunfähigkeit voraus, sondern auch einen *Kausalzusammenhang* zwischen dem Gesundheitsschaden und der Erwerbsunfähigkeit.

Neben allen anderen Versicherungsleistungen (Sachleistungen, Krankengeld und Rente) sieht das Schweizer Recht hinsichtlich der Unfallversicherung auch eine symbolische Entschädigung bei einem *Integritätsschaden* vor. Ein solcher liegt vor, wenn die Unversehrtheit einer Person auf die eine oder andere Art geschädigt ist. Das Bundesgesetz über die Unfallversicherung vom 20. März 1981 (UVG [68]) sieht eine Integritätsentschädigung nur bei einer *dauernden erheblichen* Schädigung vor (Art. 24 UVG). Ein Integritätsschaden gilt als dauernd, wenn er voraussichtlich während des ganzen Lebens in mindestens gleichem Umfang besteht. Er gilt als erheblich, wenn die körperliche, geistige oder psychische Integrität, unabhängig von der Erwerbsfähigkeit, augenfällig oder stark beeinträchtigt wird. Die Integritätsentschädigung wird in Prozent einer vorgegebenen Kapitalsumme berechnet, die für alle Versicherten gleich ist. Die Beurteilung dieses Prozentsatzes fällt in die Zuständigkeit des Arztes. In der Schweiz muss sich der Arzt dazu auf die Tabellen der SUVA (Schweizerische Unfallversicherungsanstalt) beziehen, deren Gültigkeit durch die Rechtsprechung bestätigt ist, und gegebenenfalls analog vorgehen. Die Integritätsentschädigung wird in Form einer Kapitalleistung am Ende der Behandlung gewährt (UVV 36 [69]).

Es wird hier darauf verzichtet, die Begriffe Status quo ante, Status quo sine, vorübergehende Verschlimmerung, dauernde Verschlimmerung, richtunggebende Verschlimmerung, adäquate Kausalität, natürliche Kausalität und Beweisregeln zu definieren, die Grundbegriffe des Unfallversicherungsrechts sind. Der interessierte Leser kann dazu Spezialliteratur zu Rate ziehen [70–71], in der diese Begriffe und ihr Anwendungsbereich definiert werden.

Juristisch sind die Begriffe *Unfall, Krankheit, Arbeitsunfähigkeit, Erwerbsunfähigkeit* und *Invalidität* sehr präzise definiert. Ihre Kenntnis ist eine unabdingbare Voraussetzung, um sich mit dem Problem des somatoformen Schmerzes und der Sozialversicherungen zu befassen.

Die Festlegung der *Erwerbsunfähigkeit* und der daraus folgenden *Invalidität* fällt nicht in den Zuständigkeitsbereich des Arztes. Der Arzt darf sich daher zu diesen Punkten nicht äussern. Dagegen ist es Aufgabe des Arztes, gegebenenfalls die *Arbeitsunfähigkeit*, die *medizinische Zumutbarkeit* und den *Integritätsschaden* zu beurteilen.

24.3 Arbeitsunfähigkeitszeugnis

Im Rahmen des Behandlungsauftrags muss der Arzt gelegentlich bei einem Patienten eine Arbeitsunfähigkeit *verordnen* [72-73]. Dies ist der Fall in einer Situation, in der die Unterbrechung der beruflichen Tätigkeit zum Heilungsprozess beiträgt. Ein Beispiel wäre ein Patient mit einem verletzten Gelenk, das einige Tage ruhiggestellt werden muss. Die Unterbrechung der Arbeit ist hier integraler Bestandteil der Behandlung.

In den meisten Fällen muss der Arzt jedoch keine Arbeitsunfähigkeit verordnen, sondern diese *attestieren*. Dies ist nicht der gleiche Vorgang, weil der Arzt damit aus seiner Funktion als Behandler heraustritt und von einer dritten Partei ausserhalb der Arzt-Patienten-Beziehung instrumentalisiert wird. Diese dritte

Partei kann ein Arbeitgeber oder Versicherer sein, aber auch ein Gericht, eine Militärbehörde, eine Schule, eine Reiseagentur oder andere. Unabhängig von der jeweiligen Situation sind beim Arbeitsunfähigkeitszeugnis wegen der sozialen und ökonomischen Folgen einige Grundregeln zu beachten [74].

Das Arbeitsunfähigkeitszeugnis muss kurz gefasst sein. Es muss den Begriff «Arbeitsunfähigkeit» enthalten. Er muss die Daten des Arztes enthalten, zumindest seinen Namen, Vornamen und seine Adresse. Der Patient muss zumindest mittels seines Namens, Vornamens und Geburtsdatums identifizierbar sein. Die Bescheinigung ist vom ausstellenden Arzt selbst zu unterschreiben und nicht von einer seiner Mitarbeiterinnen. Sie muss datiert sein.

Das Arbeitsunfähigkeitszeugnis auf ein früheres Datum als den Tag seiner Ausstellung zurückzudatieren, stellt ein Vergehen dar und ist daher strafbar. In Ausnahmefällen und wenn dies aus stichhaltigen Gründen gerechtfertigt ist, ist es dagegen erlaubt, den Beginn der Arbeitsunfähigkeit um einige Tage vor dem Ausstellungstag der Bescheinigung zurückzuverlegen.

Dieses ärztliche Attest darf wegen des Arztgeheimnisses keine Diagnose enthalten. Es darf auf keinen Fall zusätzliche Erläuterungen wie «wegen Mobbing, wegen eines Konflikts mit dem Chef» enthalten. Am pragmatischsten ist häufig die einfache Angabe «wegen Unfall» oder «wegen Krankheit», obwohl im Fall einer Anfechtung die letztendliche Anerkennung als Unfall oder Krankheit Sache des Juristen und nicht des Arztes ist.

Dauer und Schwere der Arbeitsunfähigkeit müssen klar bezeichnet werden. Manchmal ist es nützlich anzugeben, ob sich eine *partielle* Arbeitsunfähigkeit auf die Leistungsfähigkeit oder die effektive Anwesenheit am Arbeitsplatz bezieht. Generell dürfen solche Bescheinigungen nicht auf «unbestimmte Dauer» oder ohne Angabe des Endes der Arbeitsunfähigkeit ausgestellt werden. Bei einer längeren Arbeitsunfähigkeit kann als voraussichtliche Dauer jeweils ein Monat angegeben werden, wobei eine Präzisierung wie «Folgebescheinigung je nach Verlauf» hinzugefügt wird.

Art. 318 StGB [75]

«Ärzte, Zahnärzte, Tierärzte und Hebammen, die vorsätzlich ein unwahres Zeugnis ausstellen, das zum Gebrauch bei einer Behörde oder zur Erlangung eines unberechtigten Vorteils bestimmt, oder das geeignet ist, wichtige und berechtigte Interessen Dritter zu verletzen, werden mit Freiheitsstrafe bis zu drei Jahren oder Geldstrafe bestraft.

Handelt der Täter fahrlässig, so ist die Strafe Busse.»

Der Arzt kann von Seiten des Patienten und seiner Angehörigen implizitem oder explizitem Druck ausgesetzt werden, was die Bescheinigung einer Arbeitsunfähigkeit betrifft. Es kann vorkommen, dass ein ganzes System eine Invalidität als bequeme Lösung anstrebt oder – umgekehrt – sich über die vermeintlich laxe Haltung der Ärzteschaft in diesem Bereich empört.

Auf jeden Fall gerät der Arzt durch das Ausstellen eines Arbeitsunfähigkeitszeugnis in das Kreuzfeuer von Interessen, die ihn aus dem Bereich der Medizin hinausdrängen und in eine unbequeme Position bringen können. Bei psychischen Störungen und somatoformem Schmerz kommt es diesbezüglich wahrscheinlich am ehesten zu problematischen Situationen.

Das *Verordnen* einer Arbeitsunfähigkeit ist integraler Bestandteil der Behandlung und bringt den behandelnden Arzt nicht in Konflikt mit seiner therapeutischen Funktion.

Das *Attestieren* dieser Arbeitsunfähigkeit auf Verlangen ruft beim Arzt häufig Unbehagen hervor, vor allem wenn sich die Arbeitsunfähigkeit verlängert und psychische und soziale Faktoren in den Vordergrund treten, wie dies bei somatoformem Schmerz der Fall ist.

Neben dem Arbeitsunfähigkeitszeugnis werden vom Arzt ständig Berichte und andere ärztliche Bescheinigungen verlangt, insbesondere auf Anfragen von Kostenträgern oder Versicherern, die Auskünfte verlangen. Die Erstellung solcher Dokumente unterliegt präzisen Regeln [76], wobei der Arzt vor allem gehalten ist, die medizinischen Fakten wahrheitsgemäss darzulegen, sich ausschliesslich auf die Befunde in seiner Akte zu beziehen und alle notwendigen Informationen – und zwar nur diese – mitzuteilen. Das Vorliegen einer somatoformen Störung ändert nichts an den allgemeinen Prinzipien für das Erstellen und die Handhabung solcher Dokumente, weder im Hinblick auf ihren Inhalt, noch im Hinblick auf das Patientengeheimnis.

24.4 Ärztliches Gutachten

Vorbemerkung

Der ärztliche Gutachterauftrag [77–79] weist dem Arzt eine so spezielle Funktion zu, dass es berufsethisch und von den meisten Gesetzgebern als Fehler angesehen wird, wenn der zu Begutachtende nicht ausdrücklich über die spezifischen

Merkmale dieser Situation informiert wird. Die Tatsache, dass die Untersuchung meist in einem ärztlichen Untersuchungsraum stattfindet, sowie der weisse Kittel und andere Merkmale können zweideutig wirken, vor allem auf Personen, denen die Abläufe in unseren Institutionen fremd sind. Der Gutachter muss sich dem Begutachteten daher vorstellen, diesem die Umstände seiner Tätigkeit, die Art seines Auftrags und den Verwendungszweck des Gutachtens erklären. Er darf folglich keinerlei therapeutische Massnahmen treffen. Die Untersuchungen sollten auf die für die Begutachtung notwendigen beschränkt sein. Der Gutachter darf nicht direkt eine Behandlung verordnen. Er darf kein Rezept ausstellen, auch nicht auf Verlangen des Begutachteten.

Der Gutachter hat sich dem Begutachteten gegenüber stets respektvoll zu verhalten, da auch bei einem Gutachterauftrag alle Regeln der ärztlichen Berufsethik einzuhalten sind. Selbst wenn der Arzt hier eine neutrale und unparteiische Haltung einnehmen muss, kann er aufmerksam und wohlwollend zuhören. Er sollte sich jeglicher herabsetzender Äusserungen über Dritte oder die betreffende Person enthalten. Auch wenn er es grundsätzlich vermeiden muss, Position zu beziehen, kann er in groben Zügen andeuten, wie seine Antworten auf die Fragen ausfallen werden und wie er dies begründet. Er kann dem Versicherten anbieten, sich dazu zu äussern.

Der Gutachter muss auch sicherstellen, dass die Untersuchung unter guten Bedingungen durchgeführt wird. Er muss ganz verfügbar sein und die nötige Zeit für eine solche Beurteilung aufbringen, die in der Regel für den Betreffenden erhebliche Auswirkungen hat.

> Besteht zwischen einem Patienten oder einer Patientin und einem Arzt oder einer Ärztin eine Beziehung nicht therapeutischer Natur (Rechtsmediziner, Gutachter, Vertrauensärzte, arbeitsmedizinische Tätigkeit und Tätigkeit im Auftrag von Sportverbänden etc.), ist die betroffene Person klar darüber zu informieren (Art. 6 der Standesordnung der FMH) [80].

Der Gutachter

Der Gutachter muss eine adäquate schriftliche Darstellung geben und zur Synthese gelangen können. Er muss erklären, argumentieren, überzeugen und sich klar und präzise ausdrücken können. Er muss neutral und unparteiisch sein und darf weder die Versicherung noch den Versicherten bevorzugen.

Der Gutachter muss auch die in seinem Fachgebiet herrschende medizinische Lehrmeinung vertreten. Idealerweise sollte er über eine gewisse wissenschaftliche

Anerkennung verfügen. Er muss auch eine spezifische Fortbildung in Versicherungsrecht absolvieren, solide juristische Kenntnisse in seinem Tätigkeitsfeld besitzen und sich über die Entwicklung der Rechtsprechung auf diesem Gebiet auf dem Laufenden halten. Dazu merkt J. Meine an: «Auch wenn die klinische Kompetenz mancher Chefärzte und anerkannter Spezialisten unbestritten sein mag, sind ihre Schlussfolgerungen nur zutreffend, wenn dabei das Versicherungsrecht berücksichtigt wird.» [77]

Es ist daher nicht möglich, einfach so Gutachter zu werden.

Der Gutachtenauftrag

Ein Gutachtenauftrag kann von einer privaten Versicherungsgesellschaft, einer Sozialversicherung, einem Gericht (Gerichtsgutachten) und seltener vom Versicherten selbst erteilt werden. Diese Aufträge sind *de facto* legitimiert. Vorsichtiger sollte der Gutachter sein, wenn der Auftrag von einem Versicherer aus dem Bereich des Privatrechts erteilt wird, der keine Vertragsbindungen mit der untersuchten Person hat. In einem solchen Fall sollte sich der Arzt vergewissern, dass sowohl die Wahrung des Arztgeheimnisses sichergestellt ist, als auch das Einverständnis des zu Begutachtenden vorliegt.

Der Auftrag muss präzise, explizit und verständlich sein. Die Fragestellung sollte am besten exakt in ein oder zwei Sätzen wiedergegeben werden. Fragebögen müssen von realistischer Länge sein und dürfen keine «Zwangsjacke» darstellen, welche die Beurteilungsmöglichkeiten des Gutachters beschränkt. Die Frage der Kosten und Honorare muss vorab geregelt werden, wobei in allen Fällen, in denen es zu Differenzen kommen könnte, ein Kostenvoranschlag erstellt werden sollte.

Ein klarer und expliziter Gutachtenauftrag ist der Garant für ein gutes Gutachten.

Die Arbeitsmittel für das Gutachten

Um seinen Auftrag adäquat erfüllen zu können, muss der Gutachter über eine Reihe von Arbeitsmitteln verfügen. Dazu gehören die Patientenakte, weiterführende Untersuchungen, die Mitarbeit des Begutachteten und manchmal weitere spezifische Ressourcen.

Die *Patientenakte* ist ein zentrales Element für die Beurteilung, weil sie die Krankengeschichte des Versicherten und alle objektiven Angaben zur Vorgeschichte und zum Verlauf der betreffenden Krankheit enthält. Der Gutachter hat das Recht auf eine gut zusammengestellte Vorakte. Die einzelnen Bestandteile müssen in chronologischer Reihenfolge geordnet sein und die Akte darf keine

Duplikate enthalten. Gegebenenfalls sind Ergebnisse bildgebender Verfahren und zusätzliche Untersuchungsbefunde beizufügen. Die Akte muss vollständig übergeben werden. Das Entnehmen einzelner Teile, «um den Gutachter nicht zu beeinflussen», ist nach Meinung des Autors unzulässig; es kann den Beweiswert eines ärztlichen Gutachtens faktisch zunichte machen, wenn dem Arzt nicht alle zu beurteilenden Unterlagen vorlagen.

Neben medizinischen Dokumenten im eigentlichen Sinne können – insbesondere in schwierigen Beurteilungssituationen – auch andere Unterlagen nützlich sein. Dies sind die *Arbeitsplatzbeschreibung, Auskünfte über die ökonomische Situation des zu Begutachtenden, Beurteilungen des Arbeitgebers* und *Beobachtungen von Berufskundlern und Abklärungswerkstätten.* Auch *juristische Dokumente* sind von Nutzen und die wichtigsten solcher Unterlagen (Unfallbericht der Polizei, Einsprachen, Beschwerden, Einsprachenentscheide, Einspracheverfahren, Urteile) müssen dem ärztlichen Gutachter ebenfalls vorgelegt werden.

Manche Dokumente können heikle Fragen aufwerfen. Dies sind *anonyme Anzeigen, bestimmte amtliche Berichte (Arbeitsinspektion)* und *Berichte von Privatdetektiven* (schriftlicher Bericht, Fotos, Videoaufnahmen), welche die vom Begutachteten angegebenen Behinderungen widerlegen. Liegen dem Gutachter solche Dokumente vor, darf er den Auftrag nur annehmen, wenn er sich auch darauf beziehen darf. Sie müssen dann explizit im Gutachten erwähnt werden, der Versicherte muss darauf angesprochen und seine Stellungnahme dazu wortgetreu wiedergegeben werden. Die Rechtsprechung bestätigt, dass bestimmte Versicherer das Recht haben, ein Dossier durch Beauftragung von privaten Ermittlern zu vervollständigen, sofern dabei einige gut präzisierte Regeln eingehalten werden [81].

In bestimmten Situationen muss der Gutachter *zusätzliche Untersuchungen* veranlassen. Diese müssen sich auf das für die Beantwortung der Fragen Nötige beschränken. Bei kostspieligen Untersuchungen, die zu Beginn nicht vorhersehbar waren oder noch ungebräuchlich sind, sollte der Arzt vorab das Einverständnis des Auftraggebers einholen, sofern die Gutachtenhonorare keine Pauschale vorsehen.

Im speziellen Fall der somatoformen Störungen verzichten heute die meisten Gutachter auf *projektive psychologische Tests* wie den *Rorschach-Test* oder den *TAT (thematic aperceptive test).* Diese Tests sind wegen ihres subjektiven Charakters in die Kritik geraten. Sie sind teuer, zeitaufwändig und nur überzeugend, wenn der Gutachter spezielle Fortbildungen dazu absolviert und grosse Erfahrung damit hat. Sie geben Informationen über die *Persönlichkeitsstruktur* nach dem psychodynamischen Modell, eignen sich jedoch nicht zur Diagnosestellung einer *Persönlichkeitsstörung.* In den diagnostischen Beschreibungen der ICD-10 und des DSM-IV-TR sind diese Tests überhaupt nicht berücksichtigt.

Bei somatoformem Schmerz sind der Rorschach-Test und der TAT für eine Begutachtung kaum von Nutzen. Sie ergeben meist Strukturen wie «Grenz- oder präpsychotischer Zustand» oder auch *«mit paranoiden Zügen»*. Solche Aussagen können kaum als beweistauglich für die Feststellung der Arbeitsunfähigkeit und Zumutbarkeit herangezogen werden, weil es zahlreiche Menschen mit einer solchen Persönlichkeitsstruktur gibt, die in persönlichen, sozialen und beruflichen Bereichen völlig normal funktionieren.

Es sei noch einmal darauf hingewiesen, dass die als *Grenzzustand* bezeichnete Persönlichkeitsstruktur weder eine Störung, noch eine psychiatrische Diagnose ist. Sie ist laut den Referenzmanualen auch nicht gleichbedeutend mit der *Borderline-Persönlichkeitsstörung*, die in schweren Fällen mit einer lang dauernden Arbeitsunfähigkeit korreliert sein kann.

Von gewissem Nutzen können *projektive psychologische Tests* sein, wenn es um die Indikationsstellung für eine psychoanalytische Psychotherapie geht, sowie in Gutachten zur Beurteilung der Schuldfähigkeit. Sie ersetzen jedoch niemals eine eingehende klinische Evaluation, die das Fundament jedes ärztlichen Gutachtens ist. Dasselbe gilt für die ganzen Testbatterien, die heute durch die starke Position der *kognitiven Verhaltenstherapie* zur Verfügung stehen. Diese Tests sind zwar eine Hilfe bei der Diagnostik, der Behandlung und der Verlaufsbeurteilung, sie können aber in keinem Fall die ärztliche Untersuchung ersetzen.

Zu den notwendigen Arbeitsmitteln für das Gutachten gehört auch die *Mitarbeit des Versicherten*. Während sich der Gutachter gegenüber manchmal verärgerten, aufgebrachten und zudem an Persönlichkeitsstörungen leidenden Patienten verständnisvoll zeigen darf, darf er versäumte Termine nicht ohne weiteres hinnehmen. Unhöflichkeiten und Drohungen sollte er nie akzeptieren. Bei ungenügender Mitarbeit muss der Gutachter den Auftraggeber darüber informieren, in dessen Zuständigkeit es fällt, entsprechende Massnahmen zu ergreifen. Der Versicherte ist gehalten, bei der Erstellung des Dossiers mitzuarbeiten, da ihm sonst Sanktionen drohen. Drohungen müssen ernst genommen und unverzüglich der zuständigen Behörde zur Kenntnis gebracht werden, auch wenn dies je nach Einzelfall zu beurteilen ist.

Wie bereits weiter oben erwähnt wurde, muss der Gutachter verfügbar sein und für den Versicherten alle notwendigen zeitlichen und räumlichen Ressourcen bereit halten, damit die Begutachtung unter optimalen Bedingungen stattfinden kann. *In der Regel muss der Versicherte allein untersucht werden;* die Entscheidung über diesen Punkt trifft jedoch der Gutachter. Die Teilnahme eines Dritten (Familienmitglied, Bezugsperson, Rechtsbeistand, Anwalt) kann am Ende der Untersuchung akzeptiert werden, da dies manchmal das Einholen relevanter Informationen ermöglicht (Beobachtung von Interaktionen, zusätzliche sachbezogene Angaben). Bei Sprachproblemen muss der Gutachter – insbesondere bei psychiatrischen Gutachten – einen *Dolmetscher* hinzuziehen. Um die Gültigkeit des Gutachtens nicht zu gefährden, darf dieser nicht aus dem Umfeld des Versicherten stammen.

Ausreichende und geeignete Arbeitsmittel sind die unverzichtbare Grundlage für ein qualitativ gutes Gutachten.

Aufbau und Inhalt des Gutachtens

Das Gutachten muss logisch aufgebaut sein. Es beginnt gewöhnlich mit einer Einleitung und einer Darlegung der Fakten nach Aktenlage. Daran schliessen sich die *Anamnese,* das *jetzige Leiden,* die *Beschwerden des Patienten,* der *klinische Befund* oder *Status, zusätzliche Untersuchungsbefunde* und die *Diagnose* an. Alle diese ersten Abschnitte sind nur darauf ausgerichtet, die *abschliessende Diskussion oder Beurteilung* vorzubereiten und die *Beantwortung der gestellten Fragen* zu ermöglichen.

Die *Einleitung* greift den Gutachtenauftrag auf und nennt die Unterlagen, auf denen das Gutachten basiert, wobei deren Relevanz den Beweiswert des ärztlichen Gutachtens erhöhen kann. In der *Darlegung nach Lage der Akten* werden die Umstände des Gutachtenauftrags und die gestellten Fragen zusammengefasst. Dieser Abschnitt sollte einige Zeilen lang sein und den Leser von vornherein auf die betreffende Problematik einstimmen.

Bei der Vorgeschichte nach Lage der Akten werden nacheinander die zur Verfügung stehenden Unterlagen aufgegriffen und ein erster Überblick über die aktuelle Störung gegeben: Umstände des Beginns, durchgeführte Diagnostik, klinischer Verlauf, Befunde Bild gebender Untersuchungen, Berichte von Spezialisten und über Behandlungen. In diesem Abschnitt müssen alle wichtigen Dokumente berücksichtigt werden. Er muss jedoch knapp bleiben und sollte ausser in aussergewöhnlich komplexen Fällen nicht viel länger als eine Din-A4-Seite sein. Dieser Teil ist unverzichtbar, insbesondere weil er das gründliche Aktenstudium des Gutachters belegt.

Nach den objektiven Bestandteilen der Akte werden im Gutachten subjektive Daten zum Versicherten aufgeführt. Die *Anamnese* schildert die Vorgeschichte des Patienten nach den üblichen Regeln der medizinischen Evaluation und der üblichen Praxis der betreffenden Fachdisziplin. In der Anamnese müssen relevante Faktoren zur jeweiligen Problematik erwähnt werden. Sie muss entsprechend den Erfordernissen der abschliessenden Beurteilung knapp und folgerichtig sein. **Tabelle 24-1** zeigt, was bei somatoformen Störungen und insbesondere bei der anhaltenden somatoformen Schmerzstörung exploriert werden kann. Diese

Tabelle ist als Leitfaden für den Gutachter gedacht und darf auf gar keinen Fall wie ein strukturierter Fragebogen verwendet werden, der bei allen Begutachteten systematisch auszufüllen ist.

Das *jetzige Leiden* schildert die derzeitige medizinische Problematik. Der Gutachter sollte vor allem die relevanten Punkte erwähnen. Bei einer somato-formen Störung kann in diesem Abschnitt bereits hervorgehoben werden, dass keine somatische Erkrankung vorliegt, welche die Symptomatik des Versicherten vollständig erklären könnte.

Die *Beschwerden des Versicherten* müssen detailliert nach dem üblichen Vor-gehen der betreffenden Fachdisziplin aufgeführt werden. Bei Schmerzen sollten die Schmerzintensität, -qualität und -lokalisation, die zeitliche Verteilung der Schmerzen sowie die Faktoren, die sie verstärken oder lindern, angegeben werden. Die Hierarchie der Beschwerden, von den wichtigsten bis zu den geringfügigsten, liefert manchmal wichtige Informationen. In diesem Abschnitt über die Sympto-matik muss auch erwähnt werden, ob bestimmte Beschwerden nicht vorliegen, insofern diese Angaben für die abschliessende Diskussion relevant sind. Dies ist beispielsweise nach einem schweren Unfall der Fall, bei dem keine eindeutigen Zeichen und Symptome für eine posttraumatische Belastungsstörung (Intru-sionen, Vermeidungsverhalten, Hypervigilanz) vorhanden sind.

Der *klinische Befund* oder *Status* wird nach den üblichen Regeln der ärztlichen Untersuchung erhoben, wobei hier eingehend auf alles eingegangen werden muss, was die betreffende Problematik berührt. Üblicherweise werden in einem Gutachten immer auch entsprechende Messwerte angegeben, vor allem bei der körperlichen Untersuchung. *Weiterführende Untersuchungen* (Labor, bildgebende Verfahren, Tests) können in einem gesonderten Absatz vor dem Abschnitt zur Diagnose erwähnt werden. Gegebenenfalls können hier auch Röntgenbefunde beschrieben werden. Die *Diagnose* muss schliesslich nach den Kriterien eines Referenzmanuals gestellt und unter strikter Beachtung der offiziellen Terminolo-gie angegeben werden.

Die *abschliessende Diskussion* oder *Beurteilung* ist das Herzstück des ärztlichen Gutachtens. Hier werden nacheinander in ein bis zwei kurzen zusammenfas-senden Absätzen die Angaben aus der Anamnese, die Beschwerden, klinischen Befunde und eventuelle ergänzende Untersuchungsbefunde aufgegriffen. Alle Diagnosen werden dann nach der herrschenden medizinischen Lehrmeinung diskutiert, wobei es am einfachsten ist, die Kriterien eines Referenzmanuals auf-zulisten. Die Ablehnung anderer in der Akte gestellter Diagnosen muss begrün-det werden. Dies gilt auch für jeden Punkt, bei dem der Gutachter einen anderen medizinischen Standpunkt ablehnt. Der Gutachter muss sich dann schliesslich zu den laufenden Behandlungen und zur Prognose äussern.

Tabelle 24-1: Leitfaden für die psychosoziale Evaluation bei somatoformen Störungen

Familienanamnese

Eltern: Alter, Gesundheitszustand? Falls verstorben, wann und woran? Beruf? Sozioökonomischer Status? Wo leben sie? Eventuell die gleichen Fragen zu den Grosseltern. Geschwister: Wieviele und welche, welcher Gesundheitszustand? Falls verstorben, wann und woran? Stellung des/der Begutachteten in der Geschwisterreihe? Ist er/sie Ernährer/in oder Oberhaupt der Familie? Wo leben die Geschwister?
Familienklima, Eheklima? Eltern getrennt, geschieden, wann? Aktuelle Kontakte mit der Familie?
Unfälle, Krankheiten und psychiatrische Erkrankungen in der Familie? Symptommodell? Invalidität in der Familie? Gesundheitsüberzeugungen in Bezug auf die Familiengeschichte?

Persönliche Anamnese

Geburt: vaginale Spontangeburt, Kaiserschnitt, Probleme in der Neonatalzeit? Eventuell Schwangerschaftsverlauf?
Mangelerfahrungen in der Kindheit? Psychomotorische Entwicklung (laufen und sprechen lernen)?
Schulzeit: von wann bis wann, guter oder schlechter Schüler, Schulversagen? Kann der/die Begutachtete in seiner/ihrer Sprache lesen und schreiben? Höhere Schulbildung? Falls abgebrochen, warum? Wie wurde dieser Abbruch erlebt? Gegebenenfalls nach einem eventuell wichtigen Missverhältnis zwischen der Ausbildung im Herkunftsland und der Beschäftigung im Gastland fragen.
Eintritt in das Berufsleben. Wie? Wann? Hat der/die Begutachtete hart, viel gearbeitet? Sehr früh zu arbeiten angefangen?
Militärdienst?
Gegebenenfalls Bedingungen und Gründe für eine Emigration. Krieg im Heimatland? Verlust von Angehörigen oder materiellen Gütern? Folter, Misshandlungen? Gegebenenfalls Gründe für die Flucht.
Situation im Gastland (Art der Aufenthaltserlaubnis)? Aufenthaltserlaubnis unter der Bedingung erteilt, dass der Krankenstatus bestehen bleibt?

Medizinische und chirurgische Vorgeschichte

Auffälligkeiten im Kleinkindesalter, in der Kindheit und im jungen Erwachsenenalter? Insbesondere stationäre Behandlungen, chirurgische Eingriffe, Unfälle und schwere Krankheiten. Entwicklungs- oder Schulprobleme, psychologische oder psychiatrische Intervention? Logopädie? Psychiatrische Vorgeschichte: Medikamente, spezielle Behandlungen, Militärdienstuntauglichkeit aus einem psychiatrischen Grund? Hospitalisationen in der Psychiatrie? Suizidversuche und Selbstverstümmelungen? Alkohol- und/oder Drogenmissbrauch? Hinweise auf antisoziales Verhalten (Schlägereien, Führerscheinentzug, Strafverurteilungen)?
Erhebung der medizinisch-chirurgischen Anamnese nach Organsystemen.

Familiäre Situation

Heirat: wann, mit wem, Gesundheitszustand, Beruf und andere Merkmale des Partners/ der Partnerin?
Kind(er): Alter, Gesundheitszustand, Entwicklung, Schulbildung, Beruf? Grosse Altersunterschiede zwischen einem Nachzügler und den übrigen Geschwistern hervorheben.
Familiäre Situation: zusammen oder getrennt lebend, wann? Familienklima? Eheklima? Gegebenenfalls nach der Sexualität fragen. Scheidung? Bedingungen? Kinder aus früheren Beziehungen? Besuche, Kontakte, Unterhaltsverpflichtung? Patchwork-Familie?

Berufsanamnese

Berufsausbildung, Berufstätigkeit? Gegebenenfalls im Herkunftsland und Gastland?
Berufliche Stabilität? Zeiten der Arbeitslosigkeit? Unterbrechungen durch Krankheit oder Unfall?
Subjektive Wahrnehmung des Berufslebens? Hart und viel und seit jungen Jahren gearbeitet? Opfer von Ungerechtigkeit? Gefühl, ausgebeutet worden zu sein? Belastende Arbeit? Überfordert? Nicht anerkannt? Mobbing im Beruf? Konflikte? Kürzliche Veränderungen am Arbeitsplatz? Gefühl, im Beruf erfolgreich oder erfolglos zu sein?

Aktuelle Anamnese

Umstände des Krankheitsbeginns oder Unfalls? Aus heiterem Himmel? Konfliktsituationen: Paar, Familie, Arbeit, Gesellschaft? Andere Belastungsfaktoren?
Falls es einen Unfall gab, genaue Beschreibung, Anzeichen für eine posttraumatische Belastungsstörung: Intrusionen, Vermeidungsverhalten und Hypervigilanz (Schlaflosigkeit, Schreckhaftigkeit, Reizbarkeit)?
Subjektives Erleben bei Krankheitsbeginn? Rechtzeitige Behandlungen und Untersuchungen? Qualitativ und quantitativ adäquat? Psychische Störungen zu diesem Zeitpunkt?
Weitere medizinische Betreuung? Subjektives Erleben der Behandlungen und Untersuchungen? Lange, aussergewöhnlich anstrengend? Konflikt mit behandelnden Ärzten? Schlechte Erfahrungen mit dem Gesundheitssystem? Eindruck, Opfer eines Kunstfehlers geworden zu sein? Unsicherheiten bei Diagnose und Therapie?
Vorstellungen bezüglich der Krankheit oder aktuellen Schädigungen und der möglichen weiteren Entwicklung? Symptommodell?
Sekundärer Krankheitsgewinn durch Unterstützung oder die Tatsache, unangenehme Aufgaben oder Pflichten vermeiden zu können, was ohne das Erlangen des Krankenstatus nicht möglich gewesen wäre?
Anerkennung der Gesundheitsstörung durch das Umfeld und die Gesellschaft? Adäquate Entschädigungsleistungen? Konflikt mit Versicherungen? Konflikt mit dem Arbeitgeber? Entlassung?
Was hat sich seit der Krankheit oder dem Unfall verändert? Wie war es vorher? Wie ist es heute? Wie sieht sich der/die Betroffene? Selbsteinschätzung der verbliebenen Fähigkeiten?

Aktuelle Lebensweise

Tagesablauf? Alltagsaktivitäten? Mobilität? Fährt er/sie selbst? Lässt er/sie sich fahren? Kürzliche Reise? Wie ist er/sie zum Ort der gegenwärtigen Begutachtung gekommen? Ehe- und Familienleben: Veränderungen im Gefühlsleben, in der Sexualität? Rollenveränderungen? Beziehungen zu Angehörigen? Soziales Netz: Paar, Familie, Gesellschaft? Wie viele enge Freunde? Bestehen Verbindungen zur Arbeitswelt? Aktive Teilnahme an Vereinen, Gruppen und Verbänden? Was hat sich hierbei verändert? Spaziergänge, Kneipenbesuche? Verfolgen des Tagesgeschehens: Zeitungen, Radio, Fernsehen? Wie steht es mit der Freizeit? Umfang der ärztlichen Behandlungen? Wie viele Ärzte? Wer? Häufigkeit der Arztbesuche? Medikamente? Therapietreue? Physiotherapie ? Kürzlicher Spitalaufenthalt? Aufenthalt in einem psychiatrischen Spital und fachärztliche psychiatrische Behandlung? Psychotherapie?

Sozioökonomische Situation

Wovon lebt der/die Betroffene? Seine/ihre Familie? Kürzliche Einkommensänderung? Kein Ausgleich normalerweise gemachter Überstunden durch das Krankentagegeld? Verlust anderer Zusatzeinkünfte? Erwartungen an Ärzte, Versicherungen, den Arbeitgeber und die Gesellschaft im Allgemeinen? Gegebenenfalls, möchte der/die Betreffende in der Schweiz bleiben? Hat er/sie Pläne zur Rückkehr in das Heimatland? Bewertung der Emigration?

An diesen medizinischen Teil der Beurteilung schliesst sich ein spezieller versicherungsmedizinischer Teil an. Der Gutachter nennt eventuelle Defizite, die persönliche Einschränkungen begründen. Auch wenn dies ein schwieriges Unterfangen ist, sollte sich der Gutachter zu diesem Punkt eindeutig äussern. Danach legt er eine eventuelle Arbeitsunfähigkeit fest und gibt eine Prognose bezüglich deren Dauer ab. Er hat sich dann über die Zumutbarkeit einer Wiederaufnahme der Arbeit zu äussern. Und schliesslich muss er eventuelle medizinische oder berufliche Massnahmen vorschlagen, die erforderlich sein könnten, um eine Erwerbsunfähigkeit und Invalidität zu verringern. In Gutachten für Unfallversicherungen muss auch eine Stellungnahme über die natürliche Kausalität und einen möglichen Integritätsschaden abgegeben werden.

Die *Diskussion* ist der wesentliche Teil des ärztlichen Gutachtens. Sie muss für Laien verständlich sein, da sich Gutachten auch an Nichtmediziner wenden (Juristen, Richter, Versicherte, Verwaltungsfachleute). Die Argumentation muss gut begründet und schlüssig sein. Die Schlussfolgerungen müssen präzise und verständlich sein. Bleiben Zweifel bestehen, müssen diese erwähnt, erklärt und begründet werden.

In die abschliessende Diskussion oder Beurteilung gehen alle anderen Teile des Gutachtens ein. In diesem Abschnitt muss der gesamte Auftrag beantwortet werden und er muss implizit die *Beantwortung der gestellten Fragen* enthalten. Der Fragebogen zum Gutachten kann dann zusammenfassend mit knappen Sätzen ausgefüllt werden, die auf diese Diskussion verweisen oder diese – wo dies notwendig ist – zitieren.

Ein allgemeines Muster für ein ärztliches Gutachten zeigt **Tabelle 24-2**.

Tabelle 24-2: Mustergutachten

Vollständige Adresse des Gutachters, des Zentrums oder der Institution

Adresse des Auftraggebers

Identifikationsnummer des Versicherten, der Akte oder der Gerichtssache

Sehr geehrte Frau ...
Sehr geehrter Herr ...,
in Beantwortung Ihrer Anfrage vom *(Datum eintragen)* erhalten Sie anbei unser ärztliches Gutachten über die oben genannte Person. Die Grundlagen unseres Berichts sind:
die Untersuchung des/der Begutachteten am *(Datum oder Datumsangaben)*
die uns zur Verfügung gestellte Vorakte (eventuell wichtige Dokumente einzeln aufzählen, z. B. ein früheres ärztliches Gutachten oder Unterlagen, die im Mittelpunkt einer Kontroverse stehen)
alle anderen verwendeten Arbeitsmittel, ihre Anzahl und ihre Relevanz, die den Beweiswert des ärztlichen Gutachtens erhöht
Angabe eines Fachgesprächs zwischen Gutachtern und dessen Datum, falls es sich um ein multidisziplinäres Gutachten handelt

Darlegung der Lage nach Akten

Umstände der Beurteilung darlegen, z. B.: Der Versicherte hat am ... Leistungen von der Invalidenversicherung beantragt. Das IV-Büro des Kantons ... hat diesen Antrag abschlägig beschieden. Der Versicherte hat beim kantonalen Versicherungsgericht Widerspruch eingelegt, das eine ergänzende Prüfung verlangt, weil es die ärztlichen Beurteilungen für teilweise widersprüchlich hält. Aus diesem Grund wurde dieses multidisziplinäre Gutachten angefordert.

Bestandteile der Akte

In einigen Zeilen nennt der Gutachter alle wichtigen Teile der Patientenakte. Knappe Gesamtdarstellung.

Anamnese

Die Anamnese chronologisch und im Wesentlichen auf der Basis der Angaben des Versicherten und nach den üblichen Regeln der ärztlichen Beurteilung darlegen. Berufsanamnese und psychosoziale Anamnese darlegen. Angaben zur medizinischen, chirurgischen und psychiatrischen Vorgeschichte machen. Knappe Gesamtdarstellung.

Jetziges Leiden

Wiedergabe der aktuellen Krankheitsgeschichte und Hervorhebung herausragender Fakten und insbesondere der gestellten Diagnosen sowie der früheren und derzeitigen Behandlungen (Art und Menge). Beginn der Arbeitsunfähigkeit und Gründe dafür erwähnen. Knappe Gesamtdarstellung.

Jetzige Beschwerden

Die Beschwerden des Patienten systematisch aufführen und dabei mit den für diesen wichtigsten beginnen. Bei einer anhaltenden somatoformen Schmerzstörung ist der Schmerz definitionsgemäss die Hauptbeschwerde.

Klinischer Befund oder Status

Die üblichen klinischen Befunde je nach dem betreffenden Fachgebiet präzise und detailliert beschreiben. Gegebenenfalls genaue Messwerte angeben.
Ergänzende Untersuchungsergebnisse, Röntgenbefunde
Gegebenenfalls in diesem Abschnitt die Ergebnisse ergänzender Untersuchungen nennen, die für das Gutachten durchgeführt wurden. Röntgenbefunde aufführen, falls der Gutachter die Kompetenz hat, diese zu beurteilen.

Diagnosen

Die Diagnosen nacheinander unter Verwendung der exakten Terminologie und der präzisen Kodifizierung in Referenzmanualen aufführen (ICD-10 bzw. für die Psychiatrie und ICD-10 oder DSM-IV-TR).

Beurteilung

In der Diskussion in einigen Zeilen die herausragenden Punkte aus der Anamnese des Patienten und der aktuellen Geschichte aufgreifen. Die einzelnen Diagnosen müssen gemäss den Kriterien der Referenzmanuale begründet werden. Bei einer majoren depressiven Störung kann man beispielsweise Folgendes schreiben: «Im vorliegenden Fall besteht zweifellos eine majore depressive Störung aufgrund des Vorliegens von mehr als 5 nach DSM-IV-TR erforderlichen Symptomen (wiederholte Gedanken an den Tod, Abnahme der Denkfähigkeit, psychomotorische Verlangsamung, Schlaflosigkeit und Gewichtsverlust), darunter eines von für die Diagnose erforderlichen 2 Symptomen aus Kategorie I (hier depressive

Verstimmung).» *Werden frühere Diagnosen abgelehnt oder nicht wieder aufgegriffen, muss dies in der Diskussion begründet werden. Dasselbe gilt jedes Mal, wenn der Gutachter von anderen ärztlichen Meinungen abweicht. Danach geht der Gutachter auf die laufende Behandlung und die Prognose der Erkrankung ein.*
Auf diesen medizinischen Teil folgt der versicherungsrechtliche Teil der Beurteilung. Falls möglich, müssen die Folgen der Störungen für die Arbeitsfähigkeit des/der Betreffenden erläutert werden. Beispielsweise: «In diesem besonderen Fall hindert die Abnahme der Denkfähigkeit, die psychomotorische Verlangsamung und die depressive Verstimmung mit ihren negativen Auswirkungen auf zwischenmenschliche Beziehungen die begutachtete Person an der Ausübung einer Vollzeittätigkeit als Lehrerin.» *Diese logische Verknüpfung von Funktionsverlust und Arbeitsunfähigkeit ist eine schwierige, aber äusserst nützliche Aufgabe, um die Stellungnahme schlüssig zu begründen. Danach wird die Antwort auf weitere Fragen begründet: Zumutbarkeit, medizinische und berufliche Massnahmen, Prognose der Arbeitsunfähigkeit. Gegebenenfalls wird dabei auf die natürliche Kausalität und einen Integritätsschaden eingegangen.*
Der Abschnitt «Diskussion» muss gut aufgebaut, verständlich und schlüssig sein. Er ist der wesentliche Teil des Gutachtens und häufig der einzige, der bei der ersten Einsichtnahme gelesen wird. Er enthält explizit die Beantwortung aller gestellten Fragen.

Beantwortung der Fragen

Kurze Beantwortung aller gestellten Fragen unter Bezugnahme auf die Begründungen im Abschnitt «Beurteilung». Dieser Abschnitt wird jedes Mal, wo sich dies als notwendig erweist, explizit zitiert.
Mit einer neutralen Grussformel abschliessen wie z. B.: «Für weitere Fragen stehen wir Ihnen jederzeit zur Verfügung. Mit freundlichen Grüssen». *Unter gar keinen Umständen darf in einem Gutachten geduzt werden.*

Name, Vorname(n), Titel des Facharztes

Funktion und Abteilung etc. *(gegebenenfalls)*

Unterschrift des Gutachters/der Gutachter

Kopien: *bei Einverständnis des Auftraggebers, der im Prinzip der einzige autorisierte Empfänger des Gutachtens ist*

Anlagen: Dokumente zur Rückgabe / Honorarrechnung

Beweiswert des Gutachtens

Generell ist die Qualität der Gutachten in der Schweiz eindeutig unbefriedigend. In einer Studie [82] über 262 unfallmedizinische Gutachten zwischen 1990 und 1997 wurde gezeigt, dass bei lediglich einem Drittel dieser Gutachten die Qualität ausreichte, um diese Expertisen als schlüssig zu bewerten. Ein weiteres Drittel wies erhebliche Mängel auf. Das letzte Drittel war so ungenügend, dass die praktische Anwendbarkeit beeinträchtigt war. Die Ergebnisse einer neueren Studie [83] über 100 Gutachten, die 2003 erstellt wurden, waren kaum ermutigender, trotz der Anstrengungen, die ärztliche Fachgesellschaften und Versicherer seither unternommen haben, um die Fortbildung der Ärzte zu fördern.

In einer Referenzarbeit [77] führt J. Meine die seiner Meinung nach häufigsten Fehlerquellen auf, nämlich Nichtbeachtung des Auftrags, Fehlen eines kohärenten Aufbaus, ungenügende Datendokumentation, nicht schlüssige abschliessende Beurteilung, unkritisches Aufgreifen früherer Fehleinschätzungen und -diagnosen, Unkenntnis der Grundbegriffe des Versicherungsrechts, Parteinahme des Gutachters, zu grosse Bandbreite der Einschätzung und nicht fristgerechte Bearbeitung. Diese häufigen Fehlerquellen sind in **Tabelle 24-3** zusammengefasst.

Das Eidgenössische Versicherungsgericht (EVG), jetzt Bundesgericht, hat wiederholt die Anforderungen festgelegt, die einem ärztlichen Gutachten Beweiswert verleihen. Die meisten dieser Anforderungen sind in **Tabelle 24-5** auf Seite 275 aufgelistet; sie beziehen sich auf ein Referenzurteil zu somatoformen Störungen.

Als Fazit ergibt sich, dass die Erstellung eines guten Gutachtens eine schwierige Aufgabe ist. Von Seiten des Auftraggebers setzt dies eine klare und präzise Formulierung des Auftrags und die Bereitstellung der erforderlichen Arbeitsmittel voraus. Von Seiten des Gutachters sind spezifische persönliche und berufliche Qualitäten sowie eine gute Kenntnis des Versicherungsrechts erforderlich.

Um beweistauglich zu sein, muss ein Gutachten gründlich dokumentiert sein (Anamnese, Beschwerden des Patienten, klinischer Status). Der Gutachter muss seine eingehende Kenntnis der Aktenlage belegen. Die Diagnose muss mit dem exakten Wortlaut und den Kriterien der Referenzmanuale gestellt werden. Strittige Punkte müssen geklärt und einer eingehenden Prüfung unterzogen werden. Die abschliessende Beurteilung muss erschöpfend, gut begründet und schlüssig sein. Die gestellten Fragen müssen präzise und vollständig beantwortet werden. Und nicht zuletzt muss das Gutachten auch fristgerecht abgegeben werden.

Tabelle 24-3: Häufige Fehlerquellen bei ärztlichen Gutachten*

- Nichtbeachtung des Auftrags
- Fehlen eines kohärenten Aufbaus
- Unzureichende Datendokumentation
- Nicht schlüssige abschliessende Beurteilung
- Unkritischer Rückgriff auf frühere Fehlbeurteilungen und -diagnosen
- Unkenntnis der Grundbegriffe des Versicherungsrechts
- Parteinahme des Gutachters
- Zu grosse Bandbreite der Einschätzung
- Zu lange Bearbeitungszeit

---

* Tabelle erstellt nach Meine J. L'expert et l'expertise – Critères de validité de l'expertise médicale in L'expertise médicale. De la décision à propos de quelques diagnostics difficiles. Volume 2. Ouvrage collectif sous la direction de P. Rosatti. Genève : Medecine et Hygiène 2002, 1-35.

24.5 Entwicklung der Rechtsprechung zu somatoformen Störungen und Invalidität

Als die verschiedenen Beteiligten im Gesundheitssystem, die Sozialversicherungen und spezialisierte juristische Kreise begannen, sich damit zu beschäftigen, wie somatoformer Schmerz im Hinblick auf die Kosten für die Allgemeinheit einzuordnen ist, gab es keine wirkliche Lehrmeinung für die Einschätzung dieser Fälle. Die Richter entschieden von Fall zu Fall oder schlossen sich dem überzeugendsten ärztlichen Gutachten an. Diese Praxis war lediglich eine Reaktion auf die Zweifel und Kontroversen der ärztlichen Gutachter. Die Rechtsprechung hat sich seither in verschiedene Richtungen entwickelt.

Das Argument der schweren psychiatrischen Komorbidität

In einem nicht veröffentlichten Urteil [84] entschied das EVG, dass die «somatoforme Schmerzstörung» keine einer psychischen Krankheit vergleichbare psychische Störung ist. Die betroffenen Versicherten müssen daher ihre restliche Arbeitsfähigkeit nutzen. Diese Position wurde einige Jahre später durch ein Referenzurteil [85] differenziert, das ausdrücklich klarstellt, dass «somatoforme

Schmerzstörungen» «unter bestimmten Umständen» eine Arbeitsunfähigkeit hervorrufen können. Zunehmend stellte sich ein gewisser Konsens ein, dem zufolge eine somatoforme Schmerzstörung ohne *schwere psychiatrische Komorbidität* keine Invalidität begründet [86]. Dies war in einigen Kreisen mehrere Jahre lang die vorherrschende Doktrin. Die psychiatrische Komorbidität ist auch heute noch eines der Schlüsselelemente für die Anerkennung des invalidisierenden Charakters von somatoformem Schmerz. Wie vom Autor [87–88] bereits erwähnt, ist sie jedoch nicht das einzige Kriterium bei der breiten und gründlichen Evaluation, die für die Beurteilung des invalidisierenden Charakters der anhaltenden somatoformen Schmerzstörung unverzichtbar ist.

EVG-Urteil vom 4. Januar 2000 in der Sache R. K. (I 554/98)

Diese breite und gründliche Evaluation ist heute angesichts der Entwicklung der Rechtsprechung zu diesem Thema geboten. Im Jahr 2000 legte das EVG in einem Urteil [89] genau fest, worin die Aufgabe des ärztlichen Gutachters besteht, wenn dieser zum invalidisierenden Charakter somatoformer Störungen Stellung nimmt. Dieses Urteil wird manchmal als «Urteil Mosimann» bezeichnet, nach dem Juristen, der die Aufgaben [90–91] der psychiatrischen Evaluation bei somatoformen Störungen definierte. Es fasst die zu diesem Thema entwickelten Vorstellungen erstmals zusammen und ist seit einigen Jahren massgeblich.

In diesem Urteil erklärt das EVG, dass zu den Gesundheitsstörungen, die eine Invalidität begründen können, «neben den eigentlichen Geisteskrankheiten auch seelische Abwegigkeiten mit Krankheitswert» gehören. Es präzisiert, dass «Beeinträchtigungen der Erwerbsfähigkeit, welche der Versicherte bei Aufbietung allen guten Willens zu vermeiden vermöchte», IV-rechtlich nicht als relevant gelten und dass «es darauf an[komme], welche Tätigkeit ihm zugemutet werden darf».

Unter expliziter Bezugnahme auf H. J. Mosimann definiert das Bundesgericht die Aufgaben des ärztlichen Gutachters, wenn dieser sich über den invalidisierenden Charakter somatoformer Störungen äussern muss. Diese Aufgaben sind in **Tabelle 24-4** ausführlich und in den genauen Begriffen dieses Urteils aufgeführt. Auch wenn die aus ihrem Zusammenhang gerissene Terminologie für den Arzt manchmal recht unklar ist, wird von vornherein deutlich, dass die Richter eine ausführliche und gründliche Analyse fordern. Sie hat den Vorteil, dass der Arzt zu einem breiten und eingehenden Aktenstudium gezwungen ist, was zur Gleichbehandlung aller Versicherten beitragen soll.

Tabelle 24-4: Aufgaben des psychiatrischen Gutachters bei der Stellungnahme zum invalidisierenden Charakter somatoformer Störungen nach H.J. Mosimann*

Der medizinische Gutachter:
muss eine Diagnose im Rahmen einer anerkannten Klassifikation stellen
muss sich über den Schweregrad der Erkrankung äussern
muss die Zumutbarkeit der Wiederaufnahme einer Erwerbstätigkeit durch den Versicherten unter Einbeziehung verschiedener Kriterien beurteilen, deren Häufung eine schlechte ungünstige Prognose begründet:
• Persönlichkeitsstruktur, die prämorbide Züge aufweist
• Psychiatrische Komorbidität
• Chronische körperliche Beeinträchtigungen
• Verlust sozialer Eingliederung
• Eventueller Krankheitsgewinn
• Chronischer Krankheitscharakter ohne andauernde Remission
• Krankheitsdauer von mehreren Jahren mit stabilen oder sich veränderlichen Symptomen
• Fehlschlag regelkonformer Behandlungen
hat sich schliesslich über den psychosozialen Rahmen der untersuchten Person zu äussern
muss die Empfehlung, eine Rente zu verweigern, auf verschiedene Kriterien gründen:
• Unterschied zwischen den beschriebenen Schmerzen und dem beobachteten Verhalten
• Behauptung intensiver Schmerzen, deren Charakteristiken ungenau bleiben
• Abwesenheit einer Behandlungsanfrage
• grosse Abweichungen zwischen den Informationen des Patienten und jenen, die aus der Anamnese hervorgehen
• Tatsache, dass sehr demonstrative Beschwerden den Experten nicht beeindrucken
• Vorgabe schwerer Behinderungen trotz einer intakten psychosozialen Umgebung

* Quelle: EVG-Urteil vom 4. Januar 2000 in der Sache R.K. (I 554/98)

EVG 130 V 352

Die Rechtsprechung des EVG differenziert sich weiter in einem am 12. März 2004 auf Deutsch erschienenen Referenzurteil. Die Erwägungen wurden in einem nicht veröffentlichten Urteil vom 21. April 2004 (I 870/02) auf Französisch aufgegriffen. Das EVG-Urteil 130 V 352 greift die Überlegungen, die in den letzten Jahren zu diesem Thema angestellt wurden, wieder auf [92–93].

Der exakte Wortlaut dieses EVG-Urteils lautet: «Das Vorliegen eines fach-ärztlich ausgewiesenen psychischen Leidens mit Krankheitswert – worunter anhaltende somatoforme Schmerzstörungen grundsätzlich fallen – ist aus recht-licher Sicht wohl Voraussetzung, nicht aber hinreichende Basis für die Annah-me einer invalidisierenden Einschränkung der Arbeitsfähigkeit. Namentlich vermag nach der Rechtsprechung eine diagnostizierte anhaltende somatoforme Schmerzstörung als solche in der Regel keine lang dauernde, zu einer Invalidität führende Einschränkung der Arbeitsfähigkeit im Sinne von Art. 4 Abs.1 IVG zu bewirken». Hiermit übernimmt das Eidgenössische Versicherungsgericht die Praxis der meisten Industrieländer, wo das Vorbringen einer Behinderung wegen Schmerzen ohne nachweisbaren Organbefund prinzipiell keinen Rechtsanspruch auf Sozialversicherungsleistungen begründet.

In diesem Urteil führt das EVG weiter aus, dass in den meisten Fällen davon auszugehen ist, dass eine Person mit somatoformem Schmerz zu einem Wieder-einstieg in den Arbeitsprozess imstande sein muss. Die Unzumutbarkeit einer willentlichen Schmerzüberwindung und der Wiederaufnahme einer Berufstätig-keit sei nur in Ausnahmefällen anzunehmen. Eine Ausnahme sei nur bei «Vorlie-gen einer mitwirkenden, psychisch ausgewiesenen Komorbidität von erheblicher Schwere, Intensität, Ausprägung und Dauer oder aber das Vorhandensein anderer qualifizierter mit gewisser Intensität und Konstanz erfüllter Kriterien» gegeben. Gemäss diesen vier weiteren Kriterien muss Folgendes vorliegen:

- chronische körperliche Krankheiten oder ein mehrjähriger Krankheitsverlauf ohne dauerhafte Remission

- ein Verlust der sozialen Integration in allen Belangen des Lebens

- ein verfestigter, therapeutisch nicht mehr angehbarer innerseelischer Verlauf einer an sich missglückten, psychisch aber entlastenden Konfliktbewältigung (primärer Krankheitsgewinn)

- Fehlschlag regelkonform durchgeführter ambulanter oder stationärer Behand-lungen und Rehabilitationsmassnahmen bei vorhandener Motivation und Eigenanstrengungen der versicherten Person, die Auswirkungen der somato-formen Schmerzstörung zu überwinden.

Wie das Bundesgericht selbst hervorhebt, sind diese vier Kriterien neben einer schweren Komorbidität eine Hilfe bei der globalen klinischen Einschätzung. Sie stellen jedoch keinesfalls eine Checkliste dar, die von den Gutachtern wie ein Fragebogen verwendet werden sollte [94].

Tabelle 24-5: Bedingungen, unter denen in Ausnahmefällen von dem Prinzip abgewichen werden kann, dass die Diagnose einer «somatoformen Schmerzstörung» allein keinen IV-rechtlichen Anspruch auf Invalidität begründet*

Die – nur in Ausnahmefällen anzunehmende – Unzumutbarkeit einer willentlichen Schmerzüberwindung setzt voraus:

- Vorliegen einer psychiatrischen Komorbidität von erheblicher Schwere und Dauer
- Mehrere andere Kriterien mit gewisser Intensität oder Konstanz
- Chronische körperliche Begleiterkrankungen und mehrjähriger Krankheitsverlauf ohne längerfristige Remission
- Sozialer Rückzug in allen Belangen des Lebens
- Verfestigter, therapeutisch nicht mehr angehbarer innerseelischer Verlauf einer an sich missglückten, psychisch aber entlastenden Konfliktbewältigung (primärer Krankheitsgewinn)
- Unbefriedigende Behandlungsergebnisse trotz konsequent durchgeführter ambulanter oder stationärer Behandlungsbemühungen und gescheiterte Rehabilitationsmassnahmen bei vorhandener Motivation und Eigenanstrengung der versicherten Person, die Auswirkungen der somatoformen Schmerzstörung zu überwinden

Grundsätzlich ist ein psychiatrisches Gutachten erforderlich, wenn es darum geht, über das Ausmass der durch somatoforme Störungen bewirkten Arbeitsunfähigkeit zu befinden Das Gutachten muss Beweiswert haben** und insbesondere folgende Voraussetzungen erfüllen:

- Wichtige streitige Belange wurden umfassend geprüft
- Das Gutachten beruht auf vollständigen Untersuchungen
- Das Gutachten berücksichtigt auch die geklagten Beschwerden
- Das Gutachten wurde in voller Kenntnis der Vorakte erstellt (Anamnese)
- Die medizinischen Zusammenhänge werden einleuchtend dargelegt
- Die Schlussfolgerungen des Gutachters sind gut begründet

* Quelle: EVG 130 V 352
** Weitere Qualitätsmerkmale siehe speziellen Abschnitt zum ärztlichen Gutachten in diesem Kapitel

Dieses Referenzurteil greift auch die anderen wesentlichen Punkte der Rechtsprechung auf, die eine Entscheidung bezüglich der Invalidität bei somatoformen Störungen erlauben. In Tabelle 24-5 sind die wesentlichen Punkte aufgeführt, die der ärztliche Gutachter kennen muss. Der Wortlaut dieser Bundesgerichts-Urteile, der sich etwas vom Sprachgebrauch in der Medizin unterscheidet, wird im Folgenden genau wiedergegeben.

Bundesgerichts-Urteil vom 6. März 2006 in der Sache M. (I 225/04)

«Hier ist zu erwähnen, dass die verschiedenen Kriterien der Rechtsprechung zu somatoformen Schmerzstörungen oder zur Fibromyalgie ein Hilfsmittel für den Gutachter und die Verwaltung (und gegebenenfalls für den Richter) sind, die dazu dienen, das subjektive Leiden eines Versicherten zu charakterisieren, um zu entscheiden, ob dieser über psychische Ressourcen verfügt, diesen Zustand zu überwinden oder nicht. Diese Kriterien stellen keinen Prüfkatalog dar, sondern sind als Hilfsmittel zur globalen Einschätzung der Schmerzsituation in einem konkreten Fall anzusehen.»

Diskussion

Die Lektüre dieser Bundesgerichts-Urteile wirft eine Reihe Fragen auf. Für Mediziner ist die verwendete Terminologie manchmal unpräzise und schwer verständlich. Sie nimmt gelegentlich Bezug auf theoretische Modelle, die nicht unbedingt evidenzbasiert sind, obwohl Urteile solcher Tragweite doch eigentlich einen universellen und theoriefreien Charakter haben sollten. Die Rechtsprechung des Bundesgerichts trägt dennoch überzeugende Neuerungen bei und tut ihr Bestes, um die Lücke zu schliessen, die der fehlende Konsens in der Medizin zu dieser Frage gelassen hat. Im Folgenden dazu einige persönliche Kommentare des Autors.

Zu den vier Kriterien sind einige Anmerkungen notwendig. Da sie aus ihrem ursprünglichen Kontext gerissen sind, sind sie schwer verständlich. Der Begriff «verfestigter innerseelischer Verlauf» bezieht sich auf die psychoanalytische Theorie und basiert auf der Hypothese, dass die somatoforme Störung einer Neurose gleichzusetzen sei, was nicht unbedingt die herrschende Lehrmeinung in der Medizin ist. «Unbefriedigende Behandlungsergebnisse ... und gescheiterte Rehabilitationsmassnahmen» sollten im Wesentlichen für den Zeitraum vor Eintritt des somatoformen Schmerzes gelten. Ab dem Moment, wo die anhaltende somatoforme Schmerzstörung besteht, hält sie – wie schon ihr Name sagt – meist jahrelang stabil und irreversibel an. Es gibt keine bekannte kurative Behandlung. Unabhängig vom Ausgang des Rentenverfahrens scheint die Mehrzahl der begutachteten Personen nicht wieder in den normalen Arbeitsprozess eingegliedert zu werden. Ein nach Ansicht des Autors relevantes Kriterium ist schliesslich der «soziale Rückzug in allen Belangen des Lebens», weil dies relativ leicht zu erkennen ist und es die soziale Isolation mancher Patienten mit sehr schwerer somatoformer Störung anerkennt.

Der Punkt der depressiven Komorbidität [95–96] wirft schwierige Fragen auf. Die Verbindungen zwischen Schmerz und Depression sind komplex und werden in einem eigenen Kapitel in diesem Buch besprochen. Es gibt einige Hinweise darauf, dass in den meisten Fällen der chronische Schmerz die Depression verursacht und nicht umgekehrt. Diese Erkenntnis spricht für die Position des Bundesgerichts, welches bei einer somatoformen Schmerzstörung keine separate Diagnose einer Depression zulässt, weil es sich um eine «reaktive Manifestation» handeln würde. Jedoch sprechen viele Argumente dafür, dass somatoformer Schmerz und Depression als zwei eigenständige Krankheitseinheiten anzusehen sind. Dies gilt ganz zweifellos dann, wenn es sich um eine typische und schwere depressive Störung handelt. Die Diagnose einer somatoformen Störung kann sogar hinfällig werden, wenn die durch die depressive Störung bedingten Beschwerden die Schmerzbeschwerden in den Hintergrund drängen. Damit tritt der in den Referenzmanualen vorgesehene Fall ein, dass eine andere psychische Störung die Diagnose einer somatoformen Störung ausschliesst.

Während es medizinisch verständlich ist, eine einfache komorbide reaktive Depression (Anpassungsstörung) nicht als Faktor für eine Invalidisierung zu berücksichtigen, ist es nach der herrschenden medizinischen Lehrmeinung sicherlich nicht erlaubt, depressive Störungen als einen normalen Bestandteil somatoformer Störungen anzusehen. Dies wird übrigens vom Bundesgericht in einem neuen Urteil [97] bestätigt. Auch hier wird verlangt, dass die depressive Störung typisch, schwer und dokumentiert ist, und der Gutachter muss klar nachweisen, dass alle diagnostischen Kriterien unzweifelhaft erfüllt sind.

Neben dem Problem der Beurteilungskriterien stellt sich auch die Frage nach dem Anwendungsbereich der neuen Bundesgerichts-Urteile. Diese nehmen nämlich meist Bezug auf die Bezeichnung «somatoforme Schmerzstörung», die ein überholter Begriff aus dem alten DSM-III-R ist [98]. Zweifellos meint das Bundesgericht damit jedoch die «anhaltende somatoforme Schmerzstörung» der ICD-10. Von daher ist wohl problemlos anzunehmen, dass es auch den psychischen Aspekt der «Schmerzstörung» des DSM-IV-TR benennen möchte, die der anhaltenden somatoformen Schmerzstörung entspricht. Logischerweise müssen diese Urteile auf die anderen diagnostischen Einheiten aus dem Abschnitt der somatoformen Störungen ebenfalls anwendbar sein, z. B. auf die «Somatisierungsstörung» und die «undifferenzierte Somatisierungsstörung», die den diagnostischen Entitäten, in denen somatoformer Schmerz beschrieben wird, sehr ähnlich sind. Bis dahin sollte es eigentlich kaum einen Einwand geben.

Fragen ergeben sich bei der «Hypochondrie» bzw. «hypochondrischen Störung», die ebenfalls zu den somatoformen Störungen gehört. Viele würden dieses Krankheitsbild heute gerne in die Nähe der «Zwangsstörung» rücken – wegen der gleichen Vorrangstellung einer starken, zwanghaften und potenziell behindernden Angst. Recht viele angelsächsische Werke haben übrigens den Begriff der Hypochondrie aufgegeben und verwenden den Begriff «health anxiety». Noch schwieriger wird die Frage bei der «Konversionsstörung», die im DSM-IV-TR bei den somatoformen Störungen klassifiziert wird, nicht jedoch in der ICD-10. Auch wenn diese Störung meist reversibel ist, stellt sich die Frage, welche Regeln in den seltenen Fällen angewendet werden sollen, in der sie mit einem Invalidenverhalten verbunden ist. Muss sie dann als somatoforme Störung oder als eine andernorts klassifizierte psychische Störung in den Referenzmanualen behandelt werden?

Der Autor pflichtet der Rechtsprechung der Bundesgerichts zur *Fibromyalgie* [99] vorbehaltlos bei, die auf dieses Krankheitsbild dieselben Regeln anwendet wie auf somatoforme Störungen. Er ist der Meinung, dass das *chronische Fatigue-Syndrom* der *undifferenzierten somatoformen Störung* gleichgesetzt werden muss, deren diagnostische Kriterien sie meist alle erfüllt. Heiklere Fragen stellen sich bei der *gewöhnlichen Lumbalgie* und bei *Spätfolgen nach kraniozervikalem Beschleunigungstrauma (Whiplash-Verletzung).* Diese klinischen Bilder sind bekanntlich nicht durch gut kodifizierte medizinische oder psychiatrische Störungen erklärbar, ebenso wie dies für die somatoformen Störungen gilt. Müssen sie daher separat behandelt werden und von dem ausgenommen werden, was die Rechtsprechung zum Thema der somatoformen Störungen vorsieht? Diese Frage ist noch offen und muss wahrscheinlich je nach Einzelfall beantwortet werden.

Diese vielen noch ungeklärten Fragen zeigen erneut die Schwierigkeit, eine Lehrmeinung und eine Rechtsprechung zu finden, die auf dem Konsens aller Beteiligten beruht. Offensichtlich ist nichts endgültig gelöst und es fehlen immer noch objektive, zuverlässige und universelle Kriterien, nach denen die Arbeitsunfähigkeit und die medizinische Zumutbarkeit bei somatoformen Störungen und ähnlichen klinischen Bildern zweifelsfrei festgelegt werden könnten. Wie die klinische Alltagserfahrung zeigt, wird es wegen der zahlreichen Faktoren, die in diesen Fällen zum Einnehmen eines Invalidenstatus führen, wohl niemals solche Kriterien geben. Die Beurteilung kann bestenfalls in jedem Einzelfall eines individuellen Patienten erfolgen, wo sie sich auf seine Geschichte und seinen soziokulturellen Kontext bezieht.

Dennoch ist die Entwicklung der letzten Jahre zu begrüssen, weil die aktuelle Rechtsprechung eine gründliche Prüfung erfordert, die ein psychiatrisches Gutachten voraussetzt und die Qualitätskriterien für medizinische Gutachten festlegt. Auf jeden Fall wollte das Bundesgericht sämtliche Vorsichtsmassnahmen treffen, um nicht bestimmte Personen von Leistungen auszuschliessen, auf welche diese einen Rechtsanspruch hätten.

24.6 Schlussfolgerungen

Die Behandlung der anhaltenden somatoformen Schmerzstörung ist bei kurzfristiger Arbeitsunfähigkeit problemlos gesichert, dank der Übernahme der Behandlungskosten, die gewöhnlich von den Krankenversicherungen übernommen werden und durch das Entrichten eines Krankentaggelds durch den zuständigen Versicherer. Tritt die Störung nach einem Unfall auf, sprechen zahlreiche Gründe für die juristische Entscheidung, eine Verbindung zwischen dem Unfall und der somatoformen Störung zurückzuweisen. Dies gilt übrigens meist auch für funktionelle psychische (psychogene) Störungen, die nach einem Unfall bestehen bleiben.

Probleme treten jedoch dann auf, wenn eine somatoforme Störung mit einer längeren Arbeitsunfähigkeit einhergeht. Da in den letzten Jahren die Invalidenrenten und die Frühberentungen immer jüngerer Menschen exponenziell zugenommen haben, geht die Tendenz der meisten Sozialversicherungssysteme dahin, Leistungen wegen Krankheiten, die nicht in das herkömmliche Krankheitsparadigma passen, abzulehnen oder zu begrenzen. In diese Richtung entwickelt sich auch die Rechtsprechung und -anwendung.

Die aktuelle Rechtsprechung des Bundesgerichts hat eine Reihe von Punkten geklärt. So begründen heute somatoforme Störungen für das Bundesgericht in der Regel keine längere Arbeitsunfähigkeit. Ausnahmen sind bei einer Komorbidität erheblicher Schwere und Dauer und bei einer Häufung vier genau präzisierter Kriterien vorgesehen. Zudem ist zur Entscheidung über die Arbeitsunfähigkeit bei somatoformen Störungen in der Regel ein psychiatrisches Gutachten erforderlich. Und schliesslich muss dieses Gutachten bestimmte Qualitätskriterien erfüllen.

Auch wenn die Rechtsprechung heute expliziter geworden ist, bietet sie doch nicht immer zuverlässige Entscheidungskriterien. Vieles bleibt der klinischen Einschätzung der Gutachter überlassen, da ja eine Diagnose und die Schwere einer Erkrankung nicht unbedingt mit den verbleibenden Ressourcen des Betreffenden korrelieren. Die abschliessende Stellungnahme des ärztlichen Gutachters beruht eher auf einer Reihe von Hinweisen als auf manifesten Beweisen. Von daher sind multidisziplinäre Beurteilungen nur zu begrüssen. Fachgespräche zwischen Mitgutachtern ermöglichen es, die jeweiligen Positionen zu differenzieren und die Regeln der Gleichbehandlung aller Versicherten so optimal wie möglich zu erfüllen.

Literatur zu Teil 4

1 Weltgesundheitsorganisation. ICD-10 Kapitel V (F). Internationale Klassifikation psychischer Störungen. Klinisch-diagnostische Leitlinien. Bern : Huber, 2005

2 Pridmore S, Skerrit P, Ahmadi J. Why do doctors dislike treating people with somatoform disorder ? Australian Psychiatry 2004, 12, 2, 134-138

3 American Psychiatric Association (APA), Practice guidelines for the treatment of psychiatric disorders. Compendium 2006. APA : Arlington, 2006, 6-19

4 Sass H, Wittchen HU, Zaudig M & Houben I (Hrsg.). Diagnostisches und Statistisches Manual Psychischer Störungen – Textrevision. DSM-IV-TR. Göttingen : Hogrefe, 2003

5 Gagnon J. Relation médecin-malade in Lalonde P, Aubut J, Grunberg F. Psychiatrie clinique. Une approche biopsychosociale. Monréal : Gaëtan Morin, 2001, 19-33

6 Gordon T, S. Edwards. Making the patient your partner. Communication skills for doctors and other caregivers. Westport : Auburn House, 1997

7 World Health Organisation. Regional office for Europe, Copenhagen. Report of a WHO working group. Therapeutic patient education. Continuing education programmes for healthcare providers in the field of the prevention of chronic diseases. 1998. http://www.euro.who.int/document/e63674.pdf, aufgerufen am 04.08.2006

8 Goldman CR. Toward a definition of psychoeducation. Hosp Community Psychiatry 1988, 39, 6, 666-8

9 Lacroix A, Assal JP, L'éducation thérapeutique des patients. Nouvelles approches de la maladie chronique. Paris : Maloine, 2003

10 LeFort SM, Gray-Donald K, Rowat KM, Jeans ME. Randomized controlled trial of a community-based psycho-education programm for the self-management of chronic pain. Pain 1998, 74, 297-306

11 Rao SG, Bennett RM. Pharmacological therapies in fibromyalgia. Best Pract Res Clin Rheumatol 2003, 17, 4, 611-627

12 Fishbain DA, Cutler RB, Lewis J, Rosomoff HL, Steele Rosomoff R. Do antidepressants have an analgesic effect in psychogenic pain and somatoform disorders ? A meta-analysis. Psychosom Med 1998, 60, 503-509

13 Miller LJ, Kubes KL. Serotonergic agents in the treatment of fibromyalgia. Ann Pharmacother 2002, 36, 707-712

14 Salerno SM, Browning R, Jackson JL. The effect of antidepressant treatment on chronic back pain : a meta analysis. Arch Intern Med 2002, 162, 19-24

15 Bryois C, Delacrausaz P, Didisheim S. Antidépresseurs et maladies somatiques. Schweiz Rundsch Med Prax 1999, 19, 88, 34, 1351-1356

16 Mattia C, Paoletti F, Coluzzi F, Boanelli A. New antidepressants in the treatment of neuropathic pain. A review. Minerva Anestesiologica 2002, 68, 105-114

17 Gendreau RM, Thorn MD, Gendreau JF, Kranzler JD, Ribeiro S, Gracely RH, Williams DA, Mease PJ, McLean SA, Clauw DJ. Efficacy of milnacipran in patients with fibromyalgia.J Rheumatol 2005, 32, 10, 1975-1985

18 Brendtsen L, Jensen R. Mirtazapine is effective in the prophylactic treatment of chronic tension-type headache. Neurology 2004, 25, 62, 10, 1706-1711

19 Freynhagen R, Muth-Selbach U, Lipfert P, Stevens MF, Zacharowski K, Tölle TR, von Giesen HJ. The effect of mirtazapine in patients with chronic pain and concomitant depression. Current Med Res Op 2006, 22, 2, 257-264

20 Arnold P, Vuadens P, Kuntzer T, Gobelet C and Deriaz O. Mirtazapine decreases the pain feeling in healthy subjects. Clin J Pain (in press)

21 Fishbain DA, Cutler RB, Lewis J, Cole B, Steele Rosomoff R, Rosomoff HL. Do the second generation «atypical neuroleptics» have analgesic properties ? A structured evidence-based review. Pain Med 2004, 5, 4, 359-365

22 Piguet V, Desmeules J, Allaz AF, Constantin C, Kondo Oestreicher M, Dayer P. Douleurs chroniques et délpendance aux opioïdes : expérience d'une consultation spécialisée. Med Hyg 1997,55, 806-809

23 Gatchel RJ, Turk DC. Psychological approaches to pain management. A practitioner's handbook. New York : The Guilford Press, 1996

24 Thorn BE. Cognitive therapy of chronic pain : a step by step guide. New York : The Guilford Press, 2004

25 Main CJ, Spanswick CC. Pain management. An interdisciplinary approach. Edinburgh : Churchill Livingstone, 2000

26 Morley S, Eccleston C, Williams A. Systematic review and meta-analysis of randomized controlled trials of cognitive behaviour therapy and behaviour therapy for chronic pain in adults, excluding headache. Pain 1999, 80, 1-13

27 Kroenke K, Swindle R. Cognitive behavioral therapy for somatisation and symptom syndromes : a critical review. Psychother Psychosom 2000, 69, 205-216

28 André C. Les thérapies cognitives. Paris : Morisset, 1995

29 Favre C, Cedraschi C. La psychothérapie cognitive dans le traitement de la douleur chronique. Med Hyg 2003, 61, 1358-1363

30 Doucet P. Thérapie psychanalytique in Lalonde P, Aubut J, Grunberg F. Psychiatrie clinique. Une approche biopsychosociale. Monréal : Gaëtan Morin, 2001, 1276-1298

31 Pilowski I, Barrow CG. A controlled study of psychotherapy and amitriptyline used individually and in combination in the treatment of chronic intractable « psychogenic » pain. Pain 1990, 40, 3-19

32 Rudolf G, Henningsen P. Die psychotherapeutische Behandlung somatoformer Störungen. Z Psychosom Med Psychother 2003, 49, 3-19

33 Ausloos G. Thérapie systémique in Lalonde P, Aubut J, Grunberg F. Psychiatrie clinique. Une approche biopsychosociale. Monréal : Gaëtan Morin, 2001, 1364-1378

34 Kerns RD, Payne A. Treating families of chronic pain patients in Gatchel RJ, Turk DC. Psychological approaches to pain management. A practitioner's handbook. New York : The Guilford Press, 1996

35 KirsH G, Geist R. Family-oriented rehabilitation for unexplained chronic pain. Can J Psychiatry 2005,50, 1, 75-76

36 Lavoie G. Hypnose in Lalonde P, Aubut J, Grunberg F. Psychiatrie clinique. Une approche biopsychosociale. Monréal : Gaëtan Morin, 2001, 1408-1425

37 Haley J. Uncommon therapy. The psychiatric technics of Milton H. Erickson, M.D., 1973. Reissued New York : Norton company, 1993

38 Hilgard ER, Hilgard JR. Hypnosis in the relief of pain, Los Altos : Kaufmann, 1994

39 Bondolfi G. Les approches utilisant des exercices de méditation de type «mindfulness» ont-elles un rôle à jouer ? Sante Ment Que 2004, 29, 1, 137-145

40 Segal ZV, Teasdale JD, Williams JMG. La thérapie cognitive basée sur la pleine conscience pour la dépression. DeBoeck, 2006

41 Grossman P, Niemann L, Schmid S, Walach H. Mindfulness-based stress reduction and health benefits. A meta-analysis. J Psychosom Res 2004, 57, 1, 35-43

42 Berrawaerts J, Doumont D, Deccache A. Comment prend-on en charge de façon globale et psycho-socio-éducative les patients souffrant de douleurs chroniques ? Louvain : Université catholique de Louvain. UCL-RESO, Unité d'éducation pour la santé. Sept. 2003, réf. 03-24

43 Rivier G, Nordin M, Rossignol M. Impact socioprofessionnel des programmes de prise en charge des dorso-lombalgies. In : Dégénérescence du Rachis Lombaire et Lombalgies. Edited by Deburge A, Benoist M, Morvan G, Guigui P. Monographies de l'Hôpital Beaujon. Montpellier : Sauramps Medical, 1999, 181-212

44 Psychological or physical treatment of disabling back pain : which is more effective. The back letter 2006, 21, 4, 37-45

45 Brox JI and al. Randomized clinical trial of lumbar instrumented fusion and cognitive intervention and exercises in patients with chronic low back pain and disc degeneration. Spine 2003, 28, 1913-1921

46 Brox JI and al. Lumbar instrumented fusion compared with cognitive intervention and exercises in patients with chronic back pain after previous surgery for disc herniation : a prospective, randomized, controlled trial. Pain 2006, 122, (1-2), 145-155

47 Fairbank J, Frost H, Wilson-MacDonald J, Yu LM, Barker K, Collins R; Spine Stabilisation Trial Group. Randomised controlled trial to compare surgical stabilisation of the lumbar spine with an intensive rehabilitation programme for patients with chronic low back pain: the MRC spine stabilisation trial. BMJ 2005, 28;330(7502):1233-1239

48 Smeets RJ, Vlaeyen JW, Hidding A, Kester AD, van der Heijden GJ, van Geel AC, Knottnerus JA. Active rehabilitation for chronic low back pain: Cognitive-behavioral, physical, or both? First direct post-treatment results from a randomized controlled trialISR-CTN22714229..BMC Musculoskelet Disord 2006, 20;7(1):5

49 Verrier P, Charbonneau J. Troubles somatoformes in Lalonde P, Aubut J, Grunberg F. Psychiatrie clinique. Une approche biopsychosociale. Gaëtan Morin, Monréal. 2001, 481-504.

50 Ledingham J, Doherty S, Doherty M. Primary fibromyalgia syndrome : an outcome study. Br J Rheumatol 1993, 32, 2, 139-142

51 Wolfe F, Anderson J, Harkness D, Bennett RM, Caro XJ, Goldenberg DL, Russell IJ, Yunus MB. Health status and disease severity in fibromyalgia: results of a six-center longitudinal study. Arthritis Rheum 1997, 40, 9, 1571-1579

52 Proctor T, Gatchel RJ, Robinson RC. Psychosocial factors and risk of pain disability. Occup Med 2000, 15, 4, 803-812

53 Gatchel RJ, Polatin PB, Mayer TG. The dominant role of psychosocial risk factors in the development of chronic low back pain disability. Spine 1995, 15, 20, 24, 2702-2709

54 Linton SJ, Bradley LA. Strategies for prevention of chronic pain in Gatchel RJ, Turk DC. Psychological approaches to pain management. A practitioner's handbook. New York : The Guilford Press, 1996, 438-457

55 Cedraschi C, Allaz AF. How to identify patients with a poor prognosis in daily clinical practice. Best Pract Res Clin Rheumatol 2005, 19, 4, 577-591

56 Office fédéral de la statistique. OFAS. Statistique de l'assurance invalidité AI. http://www.bfs.admin.ch/bfs/portal/fr/index/themen/13/02/04/dos/00.html, aufgerufen am 05.10.2006

57 Weltgesundheitsorganisation. ICD-10 Kapitel V (F). Internationale Klassifikation psychischer Störungen. Forschungskriterien. Bern : Huber, 1994

58 Keller T, Chappell T. The rise and fall of Erichsen disease (Railroad spine). Historical perspective. Spine 1996, 21, 13, July 1, 1597-1601

59 Waddel G. The back pain revolution. Churchill Livinston London. Sec. Edition. 2004, 71-88

60 Comité européen des assurances. Minor Cervical Trauma Claims: CEA/AREDOC-CERE-DOC, 2004

61 Genta MS. Gabay C. La fibromyalgie. Rev Med Suisse, 2004, http://revue.medhyg.ch/print. php3?sid=23656, aufgerufen am 29.08.2006

62 Burnier D. Après les nouveaux pauvres, voici les nouveaux invalides. Med et Hyg 1997, 55, 99-101

63 Darioli R, Perdrix J. Le malaise de l'assurance invalidité. Rev med suisse romande 2000, 120, 471-474

64 Bundesgesetz über den Allgemeinen Teil des Sozialversicherungsrechts vom 6. Oktober 2000 (ATSG), http://www.admin.ch/ch/d/as/2002/3371.pdf, aufgerufen am 03. 05.2007

65 Pirrotta J, L'assurance invalidité. Définitions, organisation, prestations et procédures in L'expertise médicale. De la décision à propos de quelques diagnostics difficiles. Ouvrage collectif sous la direction de P. Rosatti. Genève : Medecine et Hygiène, 2005, 1-46

66 Maurer A. Begriff und Grundsatz der Zumutbarkeit im Sozialversicherungsrecht in : Eidgenössisches Versicherungsgericht. Sozialversicherungsrecht im Wandel. Festschrift 75 Jahre Eidgenössisches Versicherungsgericht. Stämppfli+Cie : Bern, 1992

67 Oliveri M, Kopp HG, Stutz K, Klipstein A, Zollikofer J. Principes fondamentaux de l'appréciation médicale de l'exigibilité et de la capacité de travail. 1ère partie. Forum Med Suisse 2006, 6, 420-431

68 Bundesgesetz über die Unfallversicherung vom 20. März 1981 (UVG) http://www.admin. ch/ch/d/sr/8/832.20.de.pdf, aufgerufen am 03.05. 2007

69 Verordnung über die Unfallversicherung vom 20. Dezember 1982 (UVV), http://www. admin.ch/ch/d/sr/832.202.de.pdf, aufgerufen am 03. 05. 2007

70 Meine J, Burri P. Guide LAA pour médecins-consultants, experts et spécialistes d'assurance. 2 édit. Bâle-Zurich : ASA (Association Suisse d'Assurances), 2000

71 SUVA, Caisse nationale suisse d'assurances en cas d'accidents. Guide SUVA de l'assurance contre les accidents, 7 ème édit.. Lucerne : SUVA. 2003

72 Pilet F. Attester ou prescrire un arrêt de travail : le médecin-traitant a-t-il le choix ? Rev med suisse romande 2003, 123, 609-611

73 Buchard P-A. Les sept péchés capitaux de l'incapacité de travail. Rev med suisse romande 2003, 123, 612-616

74 Margairaz C. Le certificat médical d'arrêt de travail in Bertrand D, Harding TW, LaHarpe R, Ummel M. Médecin et droit médical. Genève : Medecine et Hygiène, 2003, 186-190

75 Schweizerisches Strafgesetzbuch (StGB), http://www.admin.ch/ch/d/sr/311_0/a318.html, aufgerufen am 03. 05. 2007

76 Harding TW, Hummel M. Le certificat médical, ses pièges et ce qui le différencie d'une expertise in Bertrand D, Harding TW, LaHarpe R, Ummel M. Médecin et droit médical. Genève : Medecine et Hygiène, 2003, 190-199

77 Meine J. L'expert et l'expertise – Critères de validité de l'expertise médicale in L'expertise médicale. De la décision à propos de quelques diagnostics difficiles. Volume 2 Ouvrage collectif sous la direction de P. Rosatti. Genève : Medecine et Hygiène. 2002, 1-35

78 Pirotta J. L'expertise médicale dans l'assurance invalidité suisse. Cahiers genevois et romands de sécurité sociale 2005, 35, 37-55

79 Hoffmann-Richter U. Die psychiatrische Begutachtung. Eine allgemeine Einführung. Georg Thieme : Stuttgart, 2005

80 Verbindung der Schweizer Ärztinnen und Ärzte (FMH). Standesordnung der FMH, Stand 30. April 2003, http://www.fmh.ch/ww/de/data/pdf/stao_2003.pdf, aufgerufen am 03. 05. 2007

81 ATF 129 V 323

82 Meine J. L'expertise médicale en Suisse : satisfait-elle aux exigences de qualité actuelles ? SVZ 67, 1999, 67, 37-45

83 Ludwig CA. La qualité des expertises dans le secteur de l'assurance-accidents in Informations médicales. Lucerne (Suisse) : SUVA. 2006, 77-2869.f, 5-16, http://wwwitsp1.suva.ch/sap/its/mimes/waswo/99/pdf/02869-77-f.pdf#search=%22Ludwig%20CA.%20SUVA.%20 2006%2C%20informations%20medicales%22, aufgerufen am 29.08.2006

84 ATFA du 19 mars 1993 en la cause O. (I 193/92)

85 ATFA 120 V 119, consid. 2c/cc

86 ATFA du 8 novembre 1999 en la cause D. (K 11/99)

87 Fauchère PA. Trouble somatoforme douloureux et incapacité de travail. Rev med suisse romande 1998, 118, 801-805

88 Fauchère PA. Somatoforme Schmerzstörung und Arbeitsunfähigkeit. Schweiz Rundsch Med Prax 2001 Apr 12;90(15): 627-631

89 ATFA du 4 janvier 2000 en la cause R.K. (I 554/98)

90 Mosimann HJ. Somatoforme Störungen : Gerichte und (psychiatrische) Gutachten (I. Teil). SZS/RSAS,1999, 43, 1-21

91 Mosimann HJ. Somatoforme Störungen : Gerichte und (psychiatrische) Gutachten (II. Teil). SZS/RSAS,1999, 43, 105-129

92 Foerster K. Die Begutachtung bei sozial- und versicherungsmedizinischen Fragen. In : Venzlaff/Foerster : Psychiatrische Begutachtung. Hrsg. K. Foerster. 4. Aufl. Münschen : Urban und Fischer, 2004

93 Schaffhauser R., Schlauri F. Schmerz und Arbeitsunfähigkeit. St. Gallen : IRP-HSG, 2003

94 Bundesgerichtsurteil vom 6. März 2006 im Fall M (I 225/04)

95 Pirotta J « Les troubles somatoformes douloureux du point de vue de l'Assurance invalidité », SZS/RSAS 2005, 49, 517-532

96 Fauchère PA. A propos de l'article de Jean Pirotta «Les troubles somatoformes douloureux du point de vue de l'Assurance invalidité», SZS/RSAS 49/2005, 517-532. Réaction d'un praticien en expertises psychiatriques. SZS/RSAS 2006, 2, 136-137

97 ATFA du 20 avril 2006 en la cause D. (I 805/04)

98 Wittchen HU, Sass H, Zaudig M & Koehler K (Hrsg.). Diagnostisches und Statistisches Manual Psychischer Störungen. DSM-III-R. Weinheim : Beltz, 1989

99 ATF 132 V 65

Fazit

Dieses Buch bräuchte es nicht, wenn Schmerz ein Phänomen wäre, das kartesianischen Prinzipien folgt. Alles wäre viel einfacher, wenn periphere Rezeptoren eine Läsion messen und die Informationen ohne weitere Verarbeitung an Kontrollzentren weiterleiten würden. Grossen Läsionen würden dann starke Schmerzen entsprechen; kleinen Läsionen schwache Schmerzen und der Schmerz würde aufhören, sobald er seine Schutzfunktion verliert.

Dieses Buch bräuchte es auch nicht, wenn sich alle Krankheiten an dem gleichen kartesianischen Modell ausrichten würden. Wir hätten dann eine bekannte Ursache, für diese spezifische Zell- und Gewebeläsionen, diesen Läsionen perfekt entsprechende klinische Zeichen und Symptome und einen klinischen Verlauf, der stets dem mikroskopischen Bild entspricht. Alles wäre messbar, quantifizierbar und vorhersehbar. Es gäbe kaum Probleme zu entscheiden, was eine Krankheit sein sollte und was nicht. Und es wäre überhaupt nicht strittig, was entschädigungsfähig sein sollte und was nicht.

Die menschliche Realität ist ganz offensichtlich komplexer. Die Schmerzwahrnehmung kann durch zahlreiche Faktoren beeinflusst werden, die nicht nur von der betreffenden Person, sondern auch vom jeweiligen Kontext und von kulturellen Merkmalen abhängen. Auch Gesundheitsschäden selbst lassen sich häufig nicht auf das kartesianische Paradigma reduzieren. Erscheinung und Verlauf eines klinischen Bildes werden ständig durch andere als biologische Einflüsse bestimmt. Und schliesslich ist bekannt, dass bestimmte Symptomkonstellationen keine biomedizinische Erklärung haben und sich nicht an die Regeln der evidenzbasierten Medizin halten.

Somit ist die Medizin gezwungen, Syndrome für Symptomkonstellationen zu definieren, die immer wieder als solche auftreten, sich jedoch nicht durch bekannte Ursachen, Läsionen und pathologische Prozesse erklären lassen. Dieser syndromatologische Ansatz hat vor allem das Kapitel der somatoformen Störungen, die Fibromyalgie, das chronische Fatigue-Syndrom und – das Golfkriegssyndrom als überzeichnetes Beispiel – die idiopathische Umweltunverträglichkeit hervorgebracht. Auch wenn alle diese Syndrome eine bestimmte Konstellation von Zeichen und Symptomen beschreiben, können sie sicherlich nicht den Status einer Krankheit an sich beanspruchen. Während die bei diesen Syndromen nötigen Untersuchungs- und Behandlungskosten normalerweise von den Sozialversicherungen übernommen werden, ist eine dadurch bedingte Invalidität meist nicht entschädigungsfähig. Diese Situation ist Anlass für lebhafte Debatten.

Für manche sind diese Störungen nämlich eigenständige Krankheiten, bei denen lediglich die biomedizinische Anerkennung noch aussteht, zu der ihnen die Wissenschaft unverzüglich verhelfen soll. Für andere sind sie Krankheiten wie jede andere, sofern nicht nur biomedizinische Daten, sondern entsprechend einem systemischen Krankheitsparadigma auch psychologische, soziale und kulturelle Dimensionen berücksichtigt werden. Demzufolge wären diese klinischen Einheiten entschädigungsfähig. Und für wieder andere sind dieses Syndrome soziale Konstruktionen als Deckmantel für Patienten, bei denen mehr oder weniger bewusst ein existenzielles Leiden vorliegt. Sie sind dann als Verhalten und nicht als Krankheit anzusehen. Diese Einheiten sollten daher keine Leistungsansprüche begründen. Der Ausgang dieser Debatte ist offen und wird es wohl noch lange Zeit blieben.

Das abschliessende Fazit dieses Buches ist, dass Schmerz und Invalidität bei weitem nicht nur auf biologischen Ursachen beruhen. Ein gutes Beispiel dafür ist die gewöhnliche Lumbalgie, eine der Störungen, die wegen der dadurch bedingten Invalidität in den Industrieländern eine Kostenlawine ausgelöst hat. Heute ist jedoch bekannt, dass sich weder Rückenerkrankungen noch psychiatrische Begleitkrankheiten objektiv verschlimmert haben. Nachgewiesen ist schlicht und einfach, dass heutzutage offenbar eine erhebliche Anzahl von Patienten mit den gleichen Gesundheitsschäden einen Invalidenstatus einnimmt, der früher wahrscheinlich nicht beansprucht worden wäre.

Somatoformer Schmerz wirft daher gesellschaftliche Fragen auf. Wie ist dieser epidemieartige Anstieg in den letzten Jahrzehnten zu erklären? Handelt es sich um eine verstärkte Anfälligkeit des Einzelnen, der eher dazu neigt, sich in eine Krankheit zu flüchten, sobald sich persönliche und sozioprofessionelle Belastungen am Horizont abzeichnen? Handelt es sich um eine verstärkte Prekarisierung unserer Lebensbedingungen, die mit der Gesundheit anfälligerer Menschen nicht mehr kompatibel sind? Das Auftauchen dieser neuen Invaliden sollte letzten Endes Anlass für eine breite soziale Diskussion sein, welche die Kompetenzen und Aufgaben der Ärzteschaft und der Juristen allein weit übersteigt.

Bislang gilt jedenfalls, dass es unserem Sozialstaat nicht immer gelingt, Lebensglück zu sichern, geschweige denn zu versichern.

Nachwort

Dieses Buch von Dr. P.-A. Fauchère wirft ein bemerkenswert klares Licht auf Krankheiten, über die es mehr Kontroversen als Konsens gibt.

Das Problem bei diesen Krankheiten ist nicht, dass sie an sich direkt lebensbedrohlich sind, sondern dass sie im Zentrum einer wichtigen Debatte im Hinblick auf soziale und versicherungsrechtliche Fragen stehen: Was ist der Unterschied zwischen Schmerz und Leiden? Schmerz bezieht sich auf eine anatomische oder physiologische Schädigung. Leiden ist ein weit komplexerer Begriff, bei dessen Entstehung unter anderem Anpassungsdefizite eine Rolle spielen. Man kann daher mit dem Autor die Frage stellen, ob bestimmte Erkrankungen nicht eher «»auf politischem Wege durch Lobbyarbeit und Interessensgruppen» durchgesetzt werden als Krankheiten im eigentlichen biomedizinischen Sinn zu sein. Patientenorganisationen oder andere Interessensgruppen spielen zweifellos eine Rolle, indem sie aus einer Befindlichkeitsstörung eine Krankheit machen möchten und sich wie unentbehrliche Akteure in diagnostische Entscheidungen und dadurch sogar in politische Entscheidungen einmischen oder dies versuchen. Versicherer und insbesondere Unfallversicherer reagieren auf diese Entwicklung sehr empfindlich. Während Versicherer noch akzeptieren, dass Schmerz die Folge einer Gesundheitsschädigung sein kann, ist ihre Haltung sehr viel reservierter, wenn es um «Leiden» geht. Im Allgemeinen übernimmt die Unfallversicherung keine Leistungen für ein Leiden, wenn sie davon ausgeht, dass Anpassungsdefizite, die einer der Gründe für dieses Leiden sind, bereits vor dem Unfall bestanden haben. Der Autor stellte in seinem Buch die Kapitel in eine bewusste Reihenfolge: ausgehend von Störungen, die eine organische Basis haben (Lumbalgie) und bei denen Unfallversicherungen eine Kausalität annehmen können, über Störungen, bei denen psychische Faktoren eine immer grössere Rolle spielen, bis hin zu soziogenen Massenerkrankungen, bei denen jede körperliche Basis fehlt. Diese letzteren Störungen sind von Leistungen der Unfallversicherungen natürlich ausgenommen.

Der Autor hat den Stellenwert von Schmerz, der für ihn symptomwertig und nicht krankheitswertig ist, in dieser nosologischen Herleitung mit Weitblick analysiert. Schmerz in einer Art diagnostischen Extrapolation mit Krankheit gleichzusetzen, würde eine Kostenlawine nach sich ziehen, die die Sozialversicherungen kaum bewältigen könnten.

Dr. Fauchère hat die Grundlagen nosologischer Überlegungen unter kontinuierlichem Bezug auf die heute massgeblichen internationalen Klassifikationen (ICD-10 und DSM-IV) mit Kompetenz und methodischer Strenge neu definiert. Dadurch gelang es ihm, den klinischen Rahmen jeder Störung und ihrer möglichen Zusammenhänge präzise zu positionieren und auf dieser Basis ihre versicherungsrechtliche Handhabung abzustecken. Ohne absolute Wahrheit zu beanspruchen, trägt dieses Buch dazu bei, unsere Konzepte in diesem Schlüsselbereich neu zu definieren und die Dinge an den richtigen Platz zu rücken.

Dieses Buch ermöglicht dem Leser, auf den verschlungenen Pfaden von Störungen an den Grenzen von Fachdisziplinen wie Psychiatrie, Neurologie und Rheumatologie die Orientierung zu behalten.

Ich gratuliere dem Autor zu dieser exzellenten Präzisionsarbeit. Ich bin überzeugt davon, dass sein Wunsch, seinen Kollegen ein Arbeitsinstrument zur Verfügung zu stellen, zu seiner vollsten Zufriedenheit in Erfüllung geht.

Prof. tit. Charles Gobelet
Medizinischer Direktor
Clinique romande de réadaptation (suvaCare)

Anhang

Diagnostische Kriterien der ICD-10 und des DSM-IV-TR für somatoformen Schmerz und ähnliche Kategorien

1. ICD-10

F45.4
Anhaltende somatoforme Schmerzstörung (ICD-10, 1989)*

A. Mindestens sechs Monate kontinuierlicher, an den meisten Tagen anhaltender, schwerer und belastender Schmerz in einem Körperteil, der nicht adäquat durch den Nachweis eines physiologischen Prozesses oder einer körperlichen Störung erklärt werden kann, und der anhaltend der Hauptfokus für die Aufmerksamkeit der Patienten ist.

B. **Häufigstes Ausschlusskriterium.** Die Störung tritt nicht während einer Schizophrenie oder einer verwandten Störung (F20-F29) auf oder ausschliesslich während einer affektiven Störung (F30-F39), einer Somatisierungsstörung (F45.0), einer undifferenzierten Somatisierungsstörung (F45.1) oder einer hypochondrischen Störung (F45.2).

*   Wiedergabe mit freundlicher Genehmigung

F68.0
Entwicklung körperlicher Symptome aus psychischen Gründen (ICD-10, 1989)*

A. Körperliche Symptome, die ursprünglich durch eine gesicherte körperliche Störung, Krankheit oder Behinderung bedingt sind, werden aggraviert oder halten länger an als durch die körperliche Störung selbst erklärt werden kann.

B. Es liegen Hinweise für eine psychische Verursachung der übertriebenen Symptome vor (wie z. B. deutliche Angst vor einer Behinderung oder dem Tod, mögliche finanzielle Entschädigung, Enttäuschung über die erhaltene Betreuung etc.).

*   Wiedergabe mit freundlicher Genehmigung

F68.1
Absichtliches Erzeugen oder Vortäuschen von körperlichen oder psychischen Symptomen oder Behinderungen (artifizielle Störung) (ICD-10, 1989)*

A. Anhaltende Verhaltensweisen, mit denen Symptome erzeugt oder vorgetäuscht werden und/ oder Selbstverletzung, um Symptome herbeizuführen.

B. Es kann keine äussere Motivation gefunden werden (wie z. B. finanzielle Entschädigung, Flucht vor Gefahr, mehr medizinische Versorgung etc.). Wenn ein solcher Hinweis gefunden wird, sollte die Kategorie Z76.5 (Simulation) verwandt werden.

C. *Häufigstes Ausschlusskriterium:* Fehlen einer gesicherten körperlichen oder psychischen Störung, die die Symptome erklären könnte.

*   Wiedergabe mit freundlicher Genehmigung

F54
Psychische Faktoren oder Verhaltenseinflüsse bei andernorts klassifizierten Krankheiten (ICD-10, 1989)*

Diese Kategorie sollte verwendet werden, um psychologische oder Verhaltenseinflüsse zu erfassen, die wahrscheinlich die Entstehung oder den Verlauf von körperlichen Erkrankungen, die in anderen Kapiteln klassifiziert werden, beeinflusst haben.

Die dabei auftretenden psychischen Störungen sind gewöhnlich leicht und langanhaltend (wie z. B. Sorgen, emotionale Konflikte, ängstliche Erwartungen). Sie rechtfertigen für sich allein nicht die Verwendung einer anderen diagnostischen Kategorie des Kapitels F. Eine zusätzliche Kodierung ist zur Kennzeichnung der körperlichen Störung zu verwenden (in den seltenen Fällen, in denen eine psychiatrische Störung vermutlich die Ursache für eine körperliche Störung darstellt, ist für die psychiatrische Störung eine zweite zusätzliche Kodierung anzugeben).

*   Wiedergabe mit freundlicher Genehmigung

2. DSM-IV-TR

F45.4
Schmerzstörung (DSM-IV, 1994 und DSM-IV-TR, 2000)*

A. Schmerzen in einer oder mehreren anatomischen Region(en) stehen im Vordergrund des klinischen Bildes und sind von ausreichendem Schweregrad, um klinische Beachtung zu rechtfertigen.

B. Der Schmerz verursacht in klinisch bedeutsamer Weise Leiden oder Beeinträchtigungen in sozialen, beruflichen oder anderen wichtigen Funktionsbereichen.

C. Psychischen Faktoren wird eine wichtige Rolle für Beginn, Schweregrad, Exazerbation oder Aufrechterhaltung der Schmerzen beigemessen.

D. Das Symptom oder der Ausfall wird nicht absichtlich erzeugt oder vorgetäuscht (wie bei der vorgetäuschten Störung oder Simulation).

E. Der Schmerz kann nicht besser durch eine affektive, Angst- oder psychotische Störung erklärt werden und erfüllt nicht die Kriterien für Dyspareunie.

Codiere wie folgt:

- (307.80) Schmerzstörung in Verbindung mit psychischen Faktoren
- (307.89) Schmerzstörung in Verbindung mit sowohl psychischen Faktoren wie einem medizinischen Krankheitsfaktor

Bestimme, ob:

- Akut: Dauer weniger als sechs Monate
- Chronisch: Dauer sechs Monate oder länger

Schmerzstörung in Verbindung mit medizinischen Krankheitsfaktoren (Diese Störung gilt nicht als psychische Störung und ist hier nur zur Erleichterung der Differentialdiagnose aufgeführt.)

* Wiedergabe mit freundlicher Genehmigung

F68.1
Vorgetäuschte Störungen (DSM-IV, 1994 und DSM-IV-TR, 2000)*

A. Absichtliches Erzeugen oder Vortäuschen körperlicher oder psychischer Symptome.

B. Die Motivation für das Verhalten liegt in der Einnahme der Krankenrolle.

C. Es gibt keine äusseren Anreize für das Verhalten (wie ökonomischer Nutzen, Vermeidung von legaler Verantwortung oder Verbesserung des körperlichen Wohlbefindens wie bei der Simulation).

Codiere entsprechend dem Subtypus:

[300.16] **Mit vorwiegend psychischen Zeichen und Symptomen:**

wenn psychische Zeichen und Symptome in der Symptomdarbietung überwiegen.

[300.19] **Mit vorwiegend körperlichen Zeichen und Symptomen:**

wenn körperliche Zeichen und Symptome in der Symptomdarbietung überwiegen.

[300.19] **Mit sowohl psychischen wie körperlichen Zeichen und Symptomen:**

wenn sowohl psychische wie körperliche Zeichen und Symptome gezeigt werden, aber keines der beiden in der Symptomdarbietung überwiegt.

* Wiedergabe mit freundlicher Genehmigung

F54 [316]
Psychische Faktoren, die medizinische Krankheitsfaktoren beeinflussen
(DSM-IV, 1994 und DSM-IV-TR, 2000)*

A. Ein medizinischer Krankheitsfaktor (codiert auf Achse III) ist vorhanden.

B. Psychische Faktoren beeinflussen in ungnstiger WEise den medizinischen Krankheitsfaktor auf eine der folgenden Arten:

(1) die Faktoren beeinflussen den Verlauf des medizinischen Krankheitsfaktors, was aus einem engen zeitlichen Zusammenhang zwischen den psychischen Faktoren und der Entwicklung, Exazerbation oder der verzögerten Genesung des medizinischen Krankheitsfaktors geschlossen werden kann

(2) die Faktoren beeinträchtigen die Behandlung des medizinischen Krankheitsfaktors

(3) die Faktoren stellen ein zusätzliches Gesundheitsrisiko für die Person dar

(4) körperliche Stressreaktionen lösen Symptome eines medizinischen Krankheitsfaktors aus oder verschlimmern diese

Wähle die Bezeichnung entsprechend der Art der psychischen Faktoren [wenn mehr als ein Faktor vorhanden ist, benenne den ausgeprägtesten].

Psychische Störung, die … [Benenne den medizinischen Krankheitsfaktor] beeinflusst (z. B. eine Achse-I-Störung wie die Major Depression verzögert die Genesung eines Herzinfarkts)

Psychische Symptome, die … [Benenne den medizinischen Krankheitsfaktor] beeinflusst (z. B. depressive Symptome verzögern den postoperativen Verlauf; Angstsymptomatik, die ein Asthma verschlimmert)

Persönlichkeitsmerkmale oder Bewältigungsstile, die … [Benenne den medizinischen Krankheitsfaktor] beeinflusst (z. B. Verleugnung der Notwendigkeit einer Operation bei einem Krebspatienten; Typ-A-Verhalten, das zu einer kardiovaskulären Erkrankung beiträgt)

Gesundheitsgefährdendes Verhalten, das … [Benenne den medizinischen Krankheitsfaktor] beeinflusst (z. B. übermässiges Essen, Bewegungsmangel, risikobehaftete Sexualpraktiken)

Körperliche Stressaktion, die … [Benenne den medizinischen Krankheitsfaktor] beeinflusst (z. B. stressbedingte Verschlimmerungen eines Ulcus, einer Hypertonie, einer Arrhythmie oder eines Spannungskopfschmerzes)

Andere oder unspezifische psychische Faktoren, die … [Benenne den medizinischen Krankheitsfaktor] beeinflusst (z. B. zwischenmenschliche, kulturelle oder religiöse Faktoren)

* Wiedergabe mit freundlicher Genehmigung

Sachregister